卫生部“十二五”规划教材
全国高等医药教材建设研究会“十二五”规划教材
全国高职高专教材 供五年一贯制护理学专业用

U0803858

老年护理学

第2版

主 编 罗悦性
副主编 胡 晓
编 者（以姓氏笔画为序）
朱杰敏（无锡卫生高等职业技术学校）
李佳敏（襄樊职业技术学院）
张小燕（山西太原市卫校）
罗悦性（商丘医学高等专科学校）
胡 晓（山东省青岛卫生学校）
程东阳（黑龙江护理高等专科学校）
窦丽丽（商丘医学高等专科学校）

人民卫生出版社

图书在版编目（CIP）数据

老年护理学/罗悦性主编. —2 版. —北京：人民卫生出版社，2011. 7
ISBN 978-7-117-14451-3

Ⅰ. ①老… Ⅱ. ①罗… Ⅲ. ①老年医学：护理学-高等职业教育-教材 Ⅳ. ①R473

中国版本图书馆 CIP 数据核字（2011）第 091314 号

人卫社官网	www. pmph. com	出版物查询，在线购书
人卫医学网	www. ipmph. com	医学考试辅导，医学数据库服务，医学教育资源，大众健康资讯

老 年 护 理 学

第 2 版

主　　编：罗悦性
出版发行：人民卫生出版社（中继线 010-59780011）
地　　址：北京市朝阳区潘家园南里 19 号
邮　　编：100021
E - mail：pmph @ pmph. com
购书热线：010-59787592　010-59787584　010-65264830
印　　刷：人卫印务（北京）有限公司
经　　销：新华书店
开　　本：787 × 1092　1/16　　印张：16
字　　数：399 千字
版　　次：2004 年 7 月第 1 版　2020 年 1 月第 2 版第 26 次印刷
标准书号：ISBN 978-7-117-14451-3/R · 14452
定　　价：25.00 元
打击盗版举报电话：010-59787491　E-mail：WQ @ pmph. com
（凡属印装质量问题请与本社市场营销中心联系退换）

第二轮全国高职高专五年一贯制护理学专业卫生部规划教材

修订说明

第一轮全国高职高专五年一贯制护理学专业卫生部规划教材是由全国护理学教材评审委员会和卫生部教材办公室 2004 年规划并组织编写的，在我国高职高专五年一贯制护理学专业教育的起步阶段起到了非常积极的作用，很好地促进了该层次护理学专业教育和教材建设的发展和规范化。

全国高等医药教材建设研究会、全国卫生职业教育护理学专业教材评审委员会在对我国高职高专护理学专业教育现状（专业种类、课程设置、教学要求）和第一轮教材使用意见调查的基础上，按照《教育部关于加强高职高专教育人才培养工作的意见》等相关文件的精神，组织了第二轮教材的修订工作。

本轮修订的基本原则为：①体现“三基五性”的教材编写基本原则：基本理论和基本知识以“必须、够用”为度，可适当扩展，强调基本技能的培养。在保证教材思想性和科学性的基础上，特别强调教材的适用性与先进性。同时，教材融传授知识、培养能力、提高素质为一体，重视培养学生的创新能力、获取信息的能力、终身学习的能力，突出教材的启发性。②符合和满足高职高专教育的培养目标和技能要求：本套教材以高职高专护理学专业培养目标为导向，以护士执业技能的培养为根本，力求达到学生通过学习本套教材具有基础理论知识适度、技术应用能力强、知识面较宽、综合素质良好等特点。③注意与本科教育和中等职业教育的区别。④注意体现护理学专业的特色：本套教材的编写体现对“人”的整体护理观，使用护理程序的工作方法，并加强对学生人文素质的培养。⑤注意修订与新编的区别：本轮修订是在上版教材的基础上进行的修改、完善，力求做到去粗存精，更新知识，保证教材的生命力和教学活动的良好延续。⑥注意全套教材的整体优化：本套教材注重不同教材内容的联系与衔接，避免遗漏和不必要的重复。⑦注意在达到整体要求的基础上凸显课程个性：全套教材有明确的整体要求。如每本教材均有实践指导、教学大纲、中英文名词对照索引、参考文献；每章设置学习目标、思考题、知识链接等内容，以帮助读者更好地使用本套教材。在此基础上，强调凸显各教材的特色，如技能型课程突出技能培训，人文课程增加知识拓展，专业课程增加案例导入或分析等。⑧注意包容性：本套教材供全国不同地区、不同层次的学校使用，因此教材的内容选择力求兼顾全国多数使用者的需求。

全套教材共 29 种，配套教材 15 种，配套光盘 12 种，于 2011 年 9 月前由人民卫生出版社出版，供全国高职高专五年一贯制护理学专业师生使用，也可供其他学制使用。

第二轮教材目录

序号	教材名称	配套教材	配套光盘	主编	指导评委
1	人体结构学	√	√	杨壮来　牟兆新	赵汉英
2	病理学与病理生理学	√	√	陈命家	姜渭强
3	生物化学			赵汉芬	黄　刚
4	生理学			潘丽萍	陈命家
5	病原生物与免疫学	√		许正敏	金中杰
6	护理药理学	√	√	徐　红	姚　宏
7	护理学导论	√	√	王瑞敏	杨　红
8	基础护理技术	√	√	李晓松	刘登蕉
9	健康评估	√		薛宏伟	李晓松
10	护理伦理学			曹志平	秦敬民
11	护理心理学		√	蒋继国	李乐之
12	护理管理与科研基础	√		殷　翠	姜丽萍
13	营养与膳食			林　杰	路喜存
14	人际沟通			王　斌	李　莘
15	护理礼仪		√	刘桂瑛	程瑞峰
16	内科护理学	√	√	马秀芬　张　展	云　琳
17	外科护理学	√	√	党世民	熊云新
18	妇产科护理学	√	√	程瑞峰	夏海鸥
19	儿科护理学	√		黄力毅　张玉兰	梅国建
20	社区护理学			周亚林	高三度
21	中医护理学	√		陈文松	杨　军
22	老年护理学	√		罗悦性	尚少梅
23	康复护理学			潘　敏	尚少梅
24	精神科护理学		√	周意丹	李乐之
25	眼耳鼻咽喉口腔科护理学			李　敏	姜丽萍
26	急危重症护理学	√		谭　进	党世民
27	社会学基础			关振华	路喜存
28	护理美学基础		√	朱　红	高贤波
29	卫生法律法规			李建光	王　瑾

第一届全国卫生职业教育护理学专业教材

评审委员会名单

顾　　　问： 郭燕红　卫生部医政司
李秀华　中华护理学会
尤黎明　中山大学护理学院
姜安丽　第二军医大学
涂明华　九江学院

主 任 委 员： 巫向前　上海医药高等专科学校
熊云新　柳州医学高等专科学校

副主任委员： 金中杰　甘肃省卫生厅
夏海鸥　复旦大学护理学院

委　　　员：（按姓名汉语拼音首字母排序）
陈命家　安徽医学高等专科学校
程瑞峰　江西护理职业技术学院
党世民　西安交通大学附设卫生学校
高三度　无锡卫生高等职业技术学校
高贤波　哈尔滨市卫生学校
黄　刚　甘肃省卫生学校
姜丽萍　温州医学院护理学院
姜渭强　苏州卫生职业技术学院
李春艳　北京朝阳医院
李乐之　中南大学湘雅二医院
李晓松　黑龙江护理高等专科学校
李　莘　广东省卫生职业教育协会
刘登蕉　福建卫生职业技术学院
路喜存　承德护理职业学院
梅国建　平顶山学院
秦敬民　山东医学高等专科学校

第2版前言

随着经济的快速发展、社会的进步和生活水平的不断提高，人类的平均寿命逐渐延长，人口老龄化已成为全球性的重大社会问题和人们普遍关心的热点。研究老年人的健康问题，培养能够适应社会需要的高素质的老年护理人员，满足老年人群的健康需求，实现健康老龄化和积极老龄化，已成为护理领域的重要课题。

为了更好地适应高职高专护理教育和老年护理学的发展，我们对高职高专五年一贯制护理学专业《老年护理学》第1版教材进行了修订。本次修订遵循整套教材编写的原则，继承原教材主体框架，以专业培养目标为导向，以职业技能培养为根本，满足3个需要（学科需要、教学需要、社会需要），坚持教材的三基五性（基本理论、基本知识、基本技能；思想性、科学性、先进性、启发性、适用性），体现3个贴近（贴近职业、贴近岗位、贴近学生），做到够用、实用、好用，力求体现护理专业高职技术教育的特色。

本教材始终贯穿从生理、心理、社会多角度维护老年人健康的理念，以整体护理为指导，护理程序为主线，既注重知识系统性，又注重知识的实用性，有利于培养学生分析问题和解决问题的能力。教材有如下特点：①注意与相关专业内容衔接，突出老年护理的特点；②注意学习、借鉴国内外先进的护理理念和经验，结合老年人的健康需求，增加和更新了部分内容；③教材内插入了知识链接，扩大了学生的视野，增加了学习的趣味性；④书末附有实践指导，旨在提高学生的实践能力；⑤编写了配套教材《学习指导及习题集》，与护士执业资格考试接轨，具有较强的启发性和延伸性，力求给教师教学和学生思考留有一定的空间。

全书分为十六章，内容包括：绪论；老化的理论；老年人的健康评估；老年人的健康保健；老年人的心理健康；老年人的日常生活及常见健康问题的护理；老年人的用药安全及护理；老年各系统常见疾病病人的护理；老年人的临终关怀与护理。

本教材主要供高职高专五年一贯制护理学专业使用，也可作为临床护理人员继续教育、老年护理岗位培训及老年护理机构工作人员的参考书。

本书在编写过程中，参考了若干作者的著作，得到了许多有关专家的热情帮助和指导，各编者单位给予大力支持和鼓励，在此一并表示衷心的感谢！尽管编者在编写本书时都高度认真负责，但由于编写时间较紧，编者的能力和水平有限，加之本学科结构和内容没有相对固定的模式，不当、错误和疏漏之处在所难免，敬请专家、读者、同行批评指正。

罗悦性

2011年6月

目录

第一章　绪　　论

学习目标

1. 掌握老年人年龄与老龄化社会的划分标准。
2. 掌握老化与老年护理学的概念。
3. 掌握老年护理的目标与原则。
4. 熟悉老年护理的道德准则。
5. 熟悉老化的特点、人口老龄化的现状与趋势。
6. 了解老年护理学研究的范围、人口老龄化带来的问题与对策。

随着全球经济的快速发展、社会的进步和生活水平的不断提高，人类的平均寿命逐渐延长，人口老龄化已成为全球性的重大社会问题和人们普遍关心的热点。人口老龄化不仅给社会、家庭带来很大压力，同时也给老年护理学的研究和发展提供了机遇与挑战。研究老年人的健康问题，培养能够适应社会需要的高素质的老年护理人员，提供优质的老年护理，满足老年人群的健康需求，实现健康老龄化和积极老龄化，已成为护理领域的重要课题。

第一节　老年人与人口老龄化

生、老、病、死是一切生物物种普遍存在的自然规律，人类在出生、发育、成熟、衰老至死亡的生命历程中，人体结构和功能也会随着年龄的增加而逐渐发生改变。

一、老　　化

（一）老化的概念

老化即衰老，是所有生物种类在生命延续过程中的一种生命现象。人体从出生到成熟期后，随着年龄的增长，在形态和功能上所发生的进行性、衰退性变化，称为老化。

老化可分为生理性老化和病理性老化 2 种类型。生理性老化即机体从成熟期开始，随增龄而发生的渐进性的退行性变化，又称正常老化。病理性老化即在生理性老化的基础上，因某些生物、心理、社会及环境等因素所致的异常老化。两者很难严格区分，往往共同存在，互相影响，从而加快老化的进程。老化的速度不但有很大的个体差异，而且同一个体的不同器官的老化速度也不同步，如脑老化较快，心脏、肾脏等老化较慢。老化是从生殖成熟后才开始和加速的，但这并不意味着生殖成熟即进入老年期。在正常情况下（未发生疾病和意外伤害等），一个人通过实现健康老龄化和积极老龄化，就可能活到大自然赋予的寿限115～120岁，从而实现真正意义上的无疾而终。

（二）老化的特点

老化的基本特点可归纳为：

1. 累积性（cumulative） 老化并非一朝一夕所致，而是在漫长的岁月变迁中，机体结构和功能上的一些轻度或微小变化长期累积的结果，这些变化一旦表现出来，便不可逆转。

2. 普遍性（universal） 老化是多细胞生物普遍存在的生物学现象，且同种生物的老化进程大致相同。

3. 渐进性（progressive） 老化是一个持续渐进的演变过程，往往在不知不觉中即出现了老化的征象，且逐步加重。

4. 内生性（intrinsic） 老化源于生物本身固有的特性（如遗传），不是环境导致的。但环境因素会影响老化的进程，或加速老化，或延缓老化，但不能阻止老化。同一物种所表现出来的老化征象基本相同。

5. 危害性（deleterious） 老化过程是机体的结构和功能衰退的过程，使机体功能下降乃至丧失，往往对生存不利，使机体越来越容易罹患疾病，最终死亡。

二、人口老龄化

（一）老年人的年龄划分

世界卫生组织（WHO）对老年人年龄的划分有2个标准，发达国家将65岁以上的人群定义为老年人，而发展中国家则将60岁以上的人群称为老年人。

（二）老年期的划分

1. 我国老年期的年龄划分标准 我国关于年龄的划分界限自古以来有多种说法。民间多以"年过半百"为进入老年，并习惯以六十花甲、七十古稀、八十为耋、九十为耄称谓老年的不同时期。现阶段我国以60岁以上为老年人。按时序年龄老年分期标准为：45～59岁为老年前期，即中老年人；60～89岁为老年期，即老年人；90岁以上为长寿期，即长寿老年人。

2. 世界卫生组织（WHO）老年期的年龄划分标准 随着人们生活水平和健康水平的提高，根据现代人生理、心理结构上的变化，WHO将人的年龄界限又作了新的划分：44岁以下为青年人；45～59岁为中年人；60～74岁为年轻老年人（the young old）；75～89岁为老老年人（the old old）；90岁以上为非常老的老年人（the very old）或长寿老年人（the longevous）。

WHO及我国老年期的划分比较见表1-1。

表1-1 WHO及我国老年期的划分比较

WHO	划分标准	我国	划分标准
45～59岁	中年人	45～59岁	老年前期（中老年人）
60～74岁	年轻老年人	60～89岁	老年期，即老年人
75～89岁	老老年人	90岁以上	长寿期，即长寿老年人
90岁以上	非常老的老年人或长寿老年人		

WHO的标准兼顾发达国家和发展中国家，既考虑到人类平均预期寿命不断延长的发展趋势，又是人类健康水平日益提高的必然结果。这个标准将会逐步取代我国与西方国家现阶段划分老年人的通用标准。

• 知识链接 •

人类的年龄

1. 时序年龄 又称“日历”年龄，表示这个人出生以后所经历的年限。通常人类个体生存的时期是以时序年龄来计算的。

2. 生理年龄 亦称生物学年龄，是以各人的器官组织结构和生理功能的老化程度来衡量其生物学年龄，常能如实地反映个体的实际衰老程度。有的人时序年龄较大，但机体的功能衰老程度却较慢，即生理年龄较时序年龄为小，外貌看上去显得年轻。有的人却相反。

3. 心理年龄 是根据个体心理活动的程度来确定的个体年龄。心理年龄是以心理过程(如思维、想象、记忆、情感等)和个性为其主要测量内容。心理年龄和时序年龄的含义是不一样的，如时序年龄为60岁的人，他的心理年龄可能只有四五十岁。

4. 社会年龄 是根据一个人在与其他人交往的角色作用来确定的个体年龄。也就是说一个人的社会经验越丰富，思维越深刻，办事越老练，社会年龄就越成熟。

(三) 人口老龄化和老龄化社会

1. 人口老龄化的概念 人口老龄化(aging of population)简称人口老化，是指社会人口年龄结构中，老年人口占总人口中的比例不断上升的动态过程，实际上是人口年龄结构的老龄化。出生率和死亡率的下降，平均预期寿命的延长是人口趋向老龄化的直接原因，但也受人口迁徙的影响。

2. 度量人口老龄化的常用指标

(1)老年人口系数：又称老年人口比例，是指某国家或地区的总人口构成中，老年人口数占总人口数的比例，其是反映人口老龄化的主要指标。计算公式为：

老年人口系数(%)＝60(或65)岁以上人口数÷总人口数×100%

(2)老年人口负担系数：又称老年抚养系数，是指老年人口数占劳动人口数的百分比，反映劳动者负担老年人的轻重程度。计算公式为：

老年人口负担系数(%)＝60(或65)岁以上人口数÷[15～59(或15～64)]岁人口数×100%

(3)长寿水平：又称高龄老年人比，即80岁以上人口数与60岁以上人口数之比。计算公式为：

长寿水平(%)＝80岁以上人口数÷60岁以上人口数×100%

长寿水平的高低，直接反映一个国家(或地区)医疗卫生保健水平的高低，特别是反映老年保健服务水平的高低。该指标＜5%时属于较低水平；5%～9.9%时属于中等水平；≥10%时属于较高水平；＞20%时即为高水平，目前发达国家的长寿水平均已达20%～25%。

(4)平均期望寿命(average life expectancy)：简称平均寿命，是指通过回顾性死因统计和其他统计学方法，计算出一定年龄组的人群能生存的平均年数。一般常用出生时的平均预期寿命，作为衡量人口老化程度的重要指标。它是反映人类健康水平及死亡水平的综合指标。平均期望寿命是以死亡作为终点。

(5)健康期望寿命(active life expectancy):是指在健康条件下的期望寿命,即个人在良好状态下的平均生存年数,也就是指老年人能够维持良好的日常生活活动功能的年限。健康期望寿命是以日常生活能力的丧失作为终点。

3. 老龄化社会的标准 老年人口系数是评价一个国家(或地区)人口老龄化的重要指标。WHO针对发达国家和发展中国家的不同人口年龄结构的状况,制定了不同的人口老龄化标准:发达国家65岁及以上人口达到或超过总人口的7%;发展中国家60岁及以上人口达到或超过总人口的10%,该国家(或地区)即成为老龄化国家(或地区),达到这个标准的社会即称为老龄化社会(表1-2)。

表1-2 老龄化社会的划分标准

	发达国家	发展中国家
老年人年龄界限	65岁	60岁
青年型	<4%	<8%
成年型	4%~7%	8%~10%
老年型	≥7%	≥10%

注:表中百分比为老年人口系数

(四) 人口老龄化的现状与趋势

人口老龄化是当今世界人口发展的趋势,这种人口年龄结构的变化正在广泛而深刻地影响着人类社会生活的各个方面,人口老龄化已经日益成为世界各国关注的重大人口问题。21世纪人口发展的特点是发达国家高龄人口比例明显增加,而发展中国家的老年人口增长速度最快。

1. 世界人口老龄化的现状与趋势

(1)世界人口老龄化的速度加快:人口老龄化与总人口数的增长密切相关。第二次世界大战后,良好的和平环境使世界人口迅速膨胀。据统计,1900年世界实际人口为17亿,WHO宣布1987年7月11日为"第50亿人口日",世界人口老龄化也随之日趋严重。1900年全世界60岁以上的老年人口约有1亿,1990年则为4.8亿,2000年增加到5.9亿,2002年已达6.29亿,占全世界人口的10%,预计2050年可达19.64亿,全世界的老年人口将占总人口数的21%,并将超过14岁以下儿童人口总数。世界人口老化始于欧洲,从1985年法国成为世界上第一个老龄化社会的国家以来,据统计,2006年全世界老年人口比例达到或超过20%以上的国家有27个,其中19个为发达国家。老年人口比例达到或超过10%以上的国家有74个,10%~20%的国家47个,发达国家13个,占27.66%。老龄化程度10%以下的国家有118个,均为发展中国家。

(2)发展中国家老年人口增长速度快:目前,世界上65岁以上的老年人以每月80万的速度增长,其中发展中国家占66%,至2000年发展中国家的老年人口数已占世界老年人口总数的60%。到2050年,预计全球80%的老年人将生活在发展中国家。2009年至2050年期间,发展中国家的老年人口预计将从4.81亿增至16亿,而发达国家的老年人口预计将从2.62亿增至4.06亿。现在,发展中国家的老年人口增长率是发达国家的2倍,也是全球总人口增长率的2倍。

(3)世界人口老龄化的区域分布不均衡:在世界各主要地区中,欧洲一直是老年人口比例最高的地区，其次是北美洲和大洋洲，但在撒哈拉沙漠以南的非洲地区，老年人口增长则非常缓慢。据预测，至2030年亚洲、拉丁美洲及加勒比海地区的老年人口将会增长2倍多。世界65岁以上老年人口各大洲排列顺序为：欧洲占14%，北美洲占13%，大洋洲占10%，亚洲占6%，拉丁美洲和加勒比海地区占5%，非洲占3%。目前日本是世界老龄化问题最严重的国家，其60岁以上人口占总人口的27%；意大利约占本国人口总数的26%；德国约占本国人口总数的25%。世界老龄化问题最轻的国家是科威特、卡塔尔、阿拉伯联合酋长国等。

(4)人口平均预期寿命延长：从20世纪初到1990年，发达国家男性平均预期寿命增长66%，女性增长71%。世界上人口平均预期寿命为66岁左右，其中男性64岁，女性68岁，较发达地区75岁，欠发达地区64岁。世界各大洲人口平均预期寿命统计，最高为北美洲77岁(男性74岁，女性79岁)，最低为非洲52岁(男性51岁，女性54岁)。世界卫生组织公布的《2006年世界卫生报告》显示，日本、摩纳哥和圣马力诺，平均寿命为82岁，日本女性平均86岁，日本、冰岛和圣马力诺男性平均79岁，澳大利亚居第4位。瑞典、安道尔和斐济虽然退出排行，但平均寿命也居世界前列。据国家统计局最新统计资料，我国人口平均预期寿命提高到71.40岁，比世界平均水平高5岁，比发展中国家和地区高7岁。这不但反映了我国人民生活水平和生活质量的提高，也反映了我国疾病预防、控制、治疗水平的提高。

(5)女性老年人增长速度快：一般而言，男性老年人死亡率高于女性。由于存在着性别间的死亡差异，使女性老年人成为老年人口中的绝大多数。如美国女性老年人平均预期寿命高于男性6.9岁，日本5.9岁，法国8.4岁，中国3.4岁。

(6)高龄老年人快速增长：世界的高龄老年人占老年人口总数的16%，其中发达国家占22%，发展中国家占12%。我国从1953年到1998年，80岁以上高龄人口年平均增长速度为3.97%，特别是从1982年到1998年，高龄老年人口年平均增长速度达到4.79%，预计到21世纪40～50年代，高龄老年人增长速度会更快。据未来学家的预测，百岁老年人将从2002年的21万增长到2050年的210万。

2. 我国人口老龄化的现状与趋势 我国是世界上老年人口最多、增长最快的国家。1980年以来，我国60岁以上的老年人口以每年3%的速度持续增长，于1999年底进入了人口老龄化国家的行列。据中国老龄办公室提供的数据显示，截至2008年，我国老年人口总数已达1.59亿，占总人口的12%，全国已有21个省、自治区、直辖市成为人口老年型地区。我国与西方发达国家相比，老龄化速度快，具有突发性，超前于工业化和现代化，这必将给我国经济和社会发展带来严峻的挑战。

(1)我国人口老龄化发展进程：我国人口老龄化发展进程，可分为以下3个阶段：

第一阶段：从1982年至1999年，人口由成年型向老年型过渡阶段。此阶段60岁及以上老年人口数从7663万增加到1.26亿，占总人口数的比例由7.64%上升为10.1%。

第二阶段：从2000年至2025年，人口老龄化发展阶段。此阶段60岁及以上老年人口数将增加到2.84亿，占总人口数的19.3%，2020年劳动年龄人口将达到峰值，然后开始下降，致使劳动人口快速老化，高龄老年人口比重上升。

第三阶段：从2026年至2050年，为人口老龄化快速增长阶段。此阶段60岁及以上老年人口数将增加到3.8亿，约占总人口数的比例为25.2%。我国人口老龄化达到高峰阶段，人口老龄化中的高龄化趋势尤为突出。

(2)我国人口老龄化的特征：

1)我国老年人口绝对值为世界之最:我国是世界上人口最多的国家,加之人口平均预期寿命日益延长,老年人口在逐年增加,居全球之首,占世界老年人口总数的1/5,约等于欧洲各国全部老年人口的总数,占亚洲老年人口总数的1/2。至2025年将达到24%,意味着世界上每4～5个老年人中,就有一位中国老年人。

2)人口老龄化速度快,来势猛:据统计,我国人口年龄结构从成年型转变为老年型仅用了18年左右的时间,与发达国家相比,速度十分惊人。据1998年联合国卫生组织人口资料统计,65岁以上老年人口比重从7%上升到14%,法国经历了127年,瑞典85年,美国72年,英国47年,日本24年,我国只用25年左右的时间,并将长时间保持高速递增,属老龄化速度最快国家之列。

3)区域分布不均衡,差异大:中国各地区经济文化发展不平衡,导致人口老龄化的程度有较大差异。我国东部沿海经济发达地区人口老龄化的速度和程度远远快于西部经济欠发达地区。1990年全国第四次人口普查结果表明,全国60岁以上老年人口为7.6%,但上海为13.96%、浙江为10.44%、北京为10.27%、江苏为10.24%、天津为10.21%,这些省市在全国已率先迈入老年型行列。1979年最早进入人口老年型行列的上海和最迟2012年进入人口老年型行列的宁夏比较,时间跨度长达33年。可见,中西部地区人口老龄化的程度偏低。

4)人口老龄化城乡倒置:绝大多数国家的城镇老龄化高于农村。我国虽然农村地区的平均生育水平高于城市,但是,由于大量青壮年人口由农村流向城市,农村的人口老龄化比城市地区更为严重。据统计,农村老龄化要比城镇高1.24%,而且这种状况将持续到2040年。由于城乡老年人的主要经济来源存在明显差异,故农村人口老龄化的问题日益突出。

5)老年人口明显呈现高龄化趋势:我国老年人口高龄化的趋势也十分引人注目。目前,我国高龄老年人口以每年5.4%的速度增长,快于60岁及以上老年人口的增长速度,远高于发达国家2%的平均水平。2000年世界80岁及以上的老年人口总数达6000万人,而我国有1343.4万人,占世界80岁以上老年人总数的22.3%。据专家估计,到2050年,我国80岁及以上的老年人口总数将达到9448万,占老年人口的21.78%。由于高龄老年人生活自理能力差,因此,他们不仅需要经济上的供养,而且需要生活上的照顾。

知识链接

世界长寿乡

目前,拥有25万人口的被誉为“世界第五长寿之乡”的广西巴马瑶族自治县,现有76位百岁以上老人。国际上“世界长寿乡”的标准是每10万人中至少应有7位健康的百岁老人,而该县每10万人中拥有百岁老人的数量为31.7位,是“世界长寿乡”标准的4.5倍。巴马人长寿除了特殊的阳光、地磁、水质、风景等自然因素外,不辍劳作,乐观豁达也是巴马人长寿的原因之一。

6)女性老年人比例高:老年人口中女性多于男性,随着年龄的增大,女性老年人的比例不断上升。据统计,在我国80岁及以上老年人口中,男性所占比例为36.9%,女性为63.1%,百岁老年人中女性比例达到77%。

7)文化程度低:由于历史的原因,我国老年人多数未受过良好教育,文盲和半文盲的比例高，占 68.28％，尤以农村女性更为突出，文盲高达 80％。

8)老年人婚姻状况稳定，丧偶率高：由于受传统文化的影响，我国老年人的婚姻关系稳定，离婚率低。老年人丧偶比例高达 35％以上，且随增龄不断提高。

9)我国人口的发展是未富先老：发达国家在人口老龄化程度不高时，经济已达到较高的水平，即“先富后老”。发达国家进入老龄社会时人均国民生产总值一般在 5000～10 000 美元，而我国是在经济条件欠发达时跨入了老龄化社会，即“未富先老”，我国在进入老龄化社会时，人均国民生产总值尚不足 1000 美元，即使到 2020 年全面实现小康的时候，人均 GDP 也只有 2000 多美元。

(五) 人口老龄化带来的问题与对策

1. 人口老龄化带来的问题　老龄化社会的到来，必然会给社会、家庭、医疗保健等带来巨大压力，同时也对老年护理事业提出了新的挑战。

(1)社会负担加重：人口老龄化使劳动年龄人口的比重降低，老年人口负担系数增高，1982 年老年人口负担系数为 7.94％，2001 年已达 26.4％，即每 100 个劳动力人口要赡养 26.4 个老年人，预计 2050 年将达 38.88％，此时劳动年龄人口与老年人口之比还不到3∶1，即平均 3 个劳动年龄人口要赡养 1 个老年人。这不但加重了劳动人口的经济负担，而且对投资、消费、储蓄和税收都带来一定影响。

(2)社会保障费用增加：人口老龄化使国家用于老年人的保障费用增加，政府负担加重。据统计，1990 年到 1999 年，我国离退休职工数由 3201 万人增长到 3727 万人，年均增长了 5.5％；与此同时，养老金支出由 396 亿元增加到 2421 亿元，年均增长 22％，退休金支出相当于职工工资总额的比例由 1990 年的 13.4％上升到 1999 年的 24.5％。现在退休人员每年以 6％的速度递增，每年新增退休人员 300 多万人。截止到 2005 年底，全国共有离退休人员 5088 万人，预计到 2030 年，我国离退休人员将猛增到 1.5 亿多人，届时离退休人员将相当于在职人员的 40％以上，这将给国家造成沉重的负担。

(3)现有产业结构需要调整：老年人特殊的生理、心理和行为特征，产生了不同于其他人口群体的特殊物质需求和精神需求。为了满足老年人口日益增长的物质和精神文化的需要，国家需要增加相应的投资，调整现有的产业结构，大力发展老龄产业，来满足老年人群的特殊需要。如改造不适合老年人居住的住宅、街道，增加老年人所需要的产业、社会服务业等。

(4)传统养老模式受到影响：养老问题是老龄化社会面临的最主要的经济和社会问题。“老有所养”应该包含 2 个方面的内容：经济保障和生活照顾(包括精神慰藉)。现在，我国城市家庭的人口代际结构模式呈“倒金字塔”形的 4∶2∶1 模式(即一对夫妇赡养两对老年人和抚养一个子女)，随着少子化家庭、”空巢”家庭的增多，传统的家庭养老功能日趋削弱，养老负担越来越多地依赖于社会，急需发挥社会养老功能，来满足日益增强的社会养老需求。我国的养老模式正处于转型阶段，在今后一个较长的时期内，将呈现家庭养老与社会养老并存的局面。

(5)对保健服务需求增加：老年人是社会的脆弱群体，根据卫生部门的统计，60 岁以上老年人慢性病患病率是全国人口患病率的 3.2 倍，伤残率是全国人口的 3.6 倍。老年人住院率为 7.62％，明显高于其他年龄组平均年住院率(4.36％)。老年病又多为肿瘤、心脑血管疾病、糖尿病、精神障碍等慢性病，花费大，消耗卫生资源多，对社会国家和家庭构成极大负担。老年人消费的卫生资源是全国人口平均消费卫生资源的 1.9 倍。80 岁以上老龄人因体弱多病需要特殊照顾者的比例是65～79岁老年人的5倍。同时，老年人心理健康状况也令人担忧，有不同程度抑郁症状的老年人占所调查人群的10%～23%。这些说明，老年人口对医疗、保健、护理及生活服务的需求大大超过其他人群。

(6)老龄工作资源不足，水平不高：我国的老龄工作起步较晚，专职老龄工作人员缺乏，老龄工作经费投入不足，基层服务网络薄弱，针对老年人所开展的服务项目少，覆盖面窄，服务水平低。专门为老年人提供的活动场所和服务设施严重不足，老年人的参与率和受益率不高。全国约有三分之一以上的城市街道办事处和约一半的社区居委会没有建立老年服务机构和设施，农村的乡镇则更少。发达国家每千名老年人中拥有的养老床位是50～70张，而我们只有10张，与发达国家相比差距很大。

此外，人口老龄化也对老年护理事业提出了挑战。如何全方位地护理老年人，解决其健康问题，提高其生活质量，是摆在我们面前的一项重要课题。整体而言，目前在我们的养老服务机构中，提供护理服务的专业人员数量缺乏，总体素质偏低。再者，我国社会养老服务的各种服务事业的整体水平也比较低，服务质量不高。难以满足广大老年人多种养老服务的需求，这些都有待于我们去研究和解决。

2. 我国人口老龄化的对策

(1)加速经济发展：从现在起到2025年左右，是我国劳动年龄人口比重较大，老年人口负担系数低，国家负担较轻的“人口红利”黄金时期。因此，要充分利用这个经济发展的“黄金时期”，发挥我国劳动力资源极为丰富的优势，抓住机遇，加快经济发展的步伐，为迎接老龄化高峰的到来奠定雄厚的物质基础。

(2)建立和完善养老福利政策和社会保障制度：让更多的人“老有所养”是中国养老保障制度改革的目标。国家要尽快完善有关政策，各级政府要出台优惠政策，广泛动员社会各方面的力量，多渠道筹措资金，发展养老福利事业，增设养老福利服务设施，不断健全社会养老机制，加快社会养老服务的法制化进程，建立适合我国国情及经济发展水平的社会保障制度。对农村“三无”老人(无生活来源、无劳动能力、无子女依靠)，继续实行“五保”制度。提高老年人的经济保障能力，使老年人能够共享社会发展成果。

(3)建立与健全老年人医疗保险和保健制度：医疗保健是老年人众多需求中最为突出和重要的需求，为老年人提供基本医疗保险，满足他们的基本医疗需求，使老年人及其家庭不要因为疾病导致个人及家庭经济危机。但目前老年人“看病难，住院难”的问题尚未完全解决。所以，应加快深化医疗卫生改革，建立和健全老年医疗保险制度，加强老年人的医疗保健与护理服务，健全社区卫生服务体系和组织，构建医疗保健防护体系，为老年人提供方便、快捷的综合性社区卫生服务，同时建立和发展多种形式的医疗保障制度，以缓解老年人患病后对家庭和个人造成的经济压力，妥善解决看病就医的费用问题。

(4)完善老年相关的法律法规体系：加大有关老年法律法规的执法力度。法律部门要坚决制裁侵害老年人合法权益的不法行为，依法合理调整老年群体与其他群体、老年人之间的关系，依法惩处残害和虐待老人行为，营造出健康老龄化的良好社会环境。加快完善老年立法步伐，尽快出台养老保险、医疗保险、社会救济、老年人福利等有关社会保障方面的法律法规，使老年人的生活得到切实保障。制定出老年人参与社会发展法、新的老龄事业发展纲要等大部分老年法律法规，形成以老年人权益保障法为基本法的老年法律体系。

(5)家庭养老和社会养老相结合：建立以家庭养老为基础，社区养老服务网络为辅助。为了使老年人起居方便，住宅设计要充分考虑方便老年人和满足老少户可分可合的需求，公共设施要安排方便老年人活动的场所。继续发挥家庭养老功能,使得绝大多数老年人生活在自己的家庭里。倡导健康的生活方式,完善具有尊老敬老传统的家庭养老体系。社区养老服务包括提供家务劳动、家庭医疗保健、老人照料、护理等,还包括在社区兴办敬老院、托老所、老年食堂、老年病防治站、法律咨询服务站以及各种老年文体设施等,为老年人提供全方位、多功能、多形式的系列服务。

(6)积极发展老龄产业,开拓老年消费市场:老龄产业是为了满足老年人物质和精神生活需求而形成的产业,既包括生产性产业,也包括服务性产业,是解决人口老龄化问题的重要手段。老龄产业现今还无法满足老年人的需求。我们缺乏专门为老年人服务的专业医护和服务人员,缺乏足够的养老机构,缺乏上门服务的保健机构。在老年消费方面,老年人很难买到合适的服装鞋帽,老年食品也很少研究开发,老年药品、老年保健护理用品以及其他各种老年商品都处于匮乏状态。所以,我们应当积极发展老龄产业,开拓老年消费市场,这不但能够创造许多新的工作机会,缓解社会就业压力,而且可以为老年人提供更周到更优质的服务。

(7)创建健康老龄化与积极老龄化:健康老龄化(aging of the health)是世界卫生组织提出并积极推行的老年人健康目标。它是指在老龄化社会中,多数老年人的生理、心理和社会功能均处于完好状态,同时,社会和经济发展不受过度人口老龄化的影响。联合国提出,将健康老龄化作为全球解决老龄问题的奋斗目标。积极老龄化是在健康老龄化基础上提出的新观念,它强调老年群体和老年人不仅在机体、社会、心理方面保持良好的状态,而且要积极地面对晚年生活,作为家庭和社会的重要资源,继续为社会做出有益的贡献(详见第四章)。

第二节 老年护理学概述

一、老年护理学及其相关学科的概念

(一) 老年护理学

老年护理学(gerontological nursing)是研究、诊断和处理老年人对自身存在和潜在的健康问题反应的学科。它是护理学的一个分支,与自然科学、社会科学相互渗透,是一门跨学科、多领域、同时又具有其独特性的综合性学科。

老年护理学起源于现有的护理理论和社会学、生物学、心理学、健康政策等理论。美国护士协会1987年提出用“老年护理学”概念代替“老年病护理(geriatric nursing)”概念,因为老年护理学涉及的护理范畴更广泛,包括评估老年人的健康和功能状态,制定护理计划,提供有效护理和其他卫生保健服务,并评价照顾效果。老年护理学强调恢复、保持和促进健康,预防和控制由疾病引起的残疾,发挥老年人的日常生活能力,实现老年人机体的最佳功能,保持人生的尊严和舒适的生活,直至死亡。

(二) 老年学

老年学(gerontology)是一门研究老年及相关问题的一门学科,是包括自然科学、社会科学的新兴交叉综合性学科,涉及生物学、社会学、心理学、医学等多种学科。

(三) 老年医学

老年医学(geriatrics)是研究人类衰老机制,人体老化改变,老年人卫生保健和老年病防治的科学,它是医学的一个分支,也是老年学的主要组成部分。它包括老年基础医学、老年

临床医学、老年康复医学、老年预防保健医学、老年流行病学、老年社会医学等内容。虽然涉及的层面相当广泛,但它强调的疾病部分多于健康。

(四) 老年心理学

老年心理学(elder psychology)是研究老年期个体心理特征及其变化规律的科学,又称为老人心理学和衰老心理学。它是心理学的一个分支,又是老年学、心理学和老年社会学的一门交叉科学。其研究内容包括老年人的心理特点、心理变化、心理疾病以及老年人的心理保健和心理卫生。

二、老年护理学研究的内容

1. 以老年医学对衰老机制和抗衰老的研究为基础,通过护理干预来延缓老年期的衰老性变化。

2. 研究老年人生理、心理和社会适应能力方面的问题及护理,减少各种危险因素给老年人的健康带来的负面影响。

3. 研究如何发挥机体功能,增强自我照顾能力,提高老年人的生活质量。

4. 研究老年人保健和健康教育,维护和促进老年人的身心健康。

总之,老年护理学是以老年人为对象,从老年人生理、心理、社会文化以及发展的角度出发,研究自然、社会和生理、心理因素对老年人健康的影响,探讨用护理手段和措施解决老年人的健康问题。

三、老年护理的目标

(一) 增强自我照顾能力

对于老年人的需求,专业老年工作人员常常想到其他社会资源的协助,而很少考虑到老年人本身的资源。老年人在很多时候都以被动的形式生活在依赖、无价值、丧失权力的感受中,自我照顾意识逐渐淡化,久而久之将会丧失生活自理能力。因此,要善于利用老年人本身的资源,以健康教育为干预手段,采取多种措施,尽量强化、巩固和维持老年人的自我照顾能力及自我护理能力,避免过分依赖他人,从而增强老年人生活的信心,保持老年人的尊严。

(二) 延缓恶化及衰退

广泛开展健康教育,提高老年人的自我保护意识,改变不良生活方式和行为,增进健康。通过三级预防策略,避免和减少危害健康的因素,做到早发现、早诊断、早治疗,防止病情恶化,预防并发症的发生,防止伤残,积极恢复健康。

(三) 提高生活质量

护理的目标不仅仅是疾病的好转、寿命的延长,而应促进老年人在生理、心理和社会适应方面的完美状态,提高生活质量,体现生命的意义和价值。老年人要在健康基础上长寿,而不是单纯满足人们长寿的愿望,让老人抱病生存。

(四) 做好临终关怀

对待临终老年人,护理人员应从生理、心理和社会多方面做好服务,综合评估分析、识别、预测并满足临终老人的需求,确保老人生命终末阶段有人陪伴和照料,能够无痛苦、舒适地度过人生的最后时光,并给家属以安慰,让他们感受到医护人员的关心和爱护。

四、老年护理的原则

针对老年护理工作特殊的规律和专业要求,为了实现老年护理目标,在护理实践中应遵循相关的护理原则。现代护理学基本理论如系统理论、需要理论、自护理论等，为护理实践活动提供了总的方向和方法论指导，可作为制定老年护理原则的依据。

(一) 满足需求

健康与人的需求满足程度关系非常密切。因此，护理人员首先应满足老年人的各种需求。护理人员应增强对老化的认识，将正常和病态老化过程及老年人独特的心理、社会特性与一般护理学的知识和技术相结合，及时发现老年人现存的和潜在的健康问题和各种需求，使护理活动能及时提供满足老年人的各种需求和照顾，从而有助于老年人的健康发展。

(二) 社会护理

老年护理的对象不仅包括老年患者，还应包括健康的老年人、老年人的家庭成员、家庭照料者。因此老年护理必须兼顾到医院、家庭和人群，老年护理工作不仅仅是在病房，而且也应包括社区和全社会，从某种意义上讲，家庭和社会护理更有其重要性，因为不但本人受益，还可大大减轻家庭和社会的负担。

(三) 整体护理

因为老年人的健康受生理、心理、社会适应能力等方面因素的影响，尤其老年病具有临床表现不典型、多种疾病并存、病程长、病情重、易发生意识障碍和水、电解质紊乱等特点，所以，护理人员必须树立系统化整体护理的理念，研究多种因素对老年人健康的影响，提供多层次、全方位的护理。一方面要求护理人员对患者全面负责，在护理工作中注重患者身心健康的统一，解决患者的整体健康问题；另一方面要求护理业务、护理管理、护理制度、护理科研和护理教育各个环节的整体配合，共同保证老年护理水平的整体提高。

(四) 个体化护理

影响衰老和健康的因素错综复杂，衰老是全身性的、多方面的、复杂的退化过程，老化程度因人而异，因此，既要遵循一般性护理原则，又要注意因人施护，执行个体化护理的原则，做到有的放矢的护理。

(五) 早期防护

衰老起于何时，尚无定论，又由于一些老年病发病演变时间长，如高脂血症、动脉粥样硬化、高血压、糖尿病、骨质疏松症等一般均起病于中青年时期，因此，一级预防应该及早进行，老年护理的实施应从中青年时期开始入手，进入老年期更加关注。要了解老年人常见病的病因、危险因素和保护因素，采取有效的预防措施，防止老年疾病的发生和发展。对于慢性病患者、残疾老人，根据情况实施康复医疗和护理的开始时间也越早越好。

(六) 持之以恒

随着衰老，加之老年疾病病程长、并发症及后遗症多，多数老年患者的生活自理能力下降，有的甚至出现严重的生理功能障碍，对护理工作有较大的依赖性，老年人需要连续性照顾，如医院外的预防性照顾、精神护理、家庭护理等。因此，开展长期护理(longtermcare)是必要的。对各年龄段健康老人、患病老人均应做好细致、耐心、持之以恒的护理，减轻老年人因疾病和残疾所遭受的痛苦，缩短临终依赖期，对生命的最后阶段提供系统的护理和社会支持。

五、老年护理的道德准则与执业标准

(一) 老年护理的道德准则

老年人由于生理、心理、社会的特殊性，使他们处于弱势群体。因此，老年护理是一种更具社会意义和人道主义精神的工作，对护理人员的道德修养提出了更严格的要求。奉献、关怀、尊重、真诚、平等是老年护理道德的基本原则。

1. 奉献精神 由于老年人生理功能减退，动作迟缓，依赖性强；老年人常患多种慢性疾病，病程冗长，使护理工作变得更为繁重；且老年人已形成的人格类型难以改变，人生观、价值观也可能与现代护士的自身观念相反。这一切使护理老年人更为艰辛，所以，奉献精神是从事老年护理工作者首先应具备的素质。

2. 尊老敬老 每个人都有被尊重的需要，老年人更是如此。不论在任何情况下，护士都必须关心、理解、尊重老年人，不使老年人处于尴尬、难堪的境地。如礼貌的称谓、关切的目光、耐心的倾听，努力为老年人提供最佳护理服务。老年人一生操劳，对社会作出了很大的贡献，理应受到社会的尊重和敬爱，医护人员必须为他们争取各种权利。

3. 热忱服务，一视同仁 热忱服务是护理人员必须的工作态度，也是尊老爱老的具体表现。在护理工作中要始终贯穿诚心、爱心、细心、耐心、责任心的原则，尽量满足要求，保证老年人的安全和舒适。对老年人应一视同仁，无论职位高低、病情轻重、贫富贵贱、远近亲疏、自我护理能力强弱，都要以诚相待，尊重人格，体现公平、公正的原则，并提供个性化护理，始终给老年人留下亲切温和、热情可信的感觉。

4. 高度负责，技术求精 老年人反应慢，不善于表达自己的感受，加之许多疾病临床表现不典型，病情发展迅速，很容易延误病情。这不仅要求护理人员具有较高的护理知识水平和熟练的护理操作技能，更要有强烈的责任心。在护理中做到仔细、审慎、周密，千方百计地减轻和避免后遗症、并发症，绝不能因为工作中的疏忽而给老年人带来不良后果。

5. 良好的沟通技巧和合作精神 老年人面临的健康问题通常是比较复杂的，有时甚至是十分危急的，必须及时发现与处理，因而需要各学科、各专业以及医护之间的密切合作，还需要亲属的理解与配合。护理人员所处地位独特，是架于各类人员之间的桥梁，因此必须具有良好的沟通技巧和合作精神，才能促进专业人员、老人、亲属之间的沟通与交流，让他们相互理解、相互协作，才能及时发现与解决问题，更好的实现维持老年人健康，促进老年人康复的最终目标。

（二）老年护理执业标准

老年护理人员必须通过学校教育、在职教育、继续教育和岗前培训等增加老年护理的知识和技能。我国尚无老年护理执业标准，目前主要参照美国的老年护理执业标准，该标准是1967年由美国护理协会提出，1987年修改而成。它是根据护理程序制定的，强调增加老年人的独立性及维持其最高程度的健康状态（附录一）。

六、老年护理的发展

（一）国外老年护理发展

老年护理学作为一门具有独立理论体系的综合性应用学科，它的发展大致经历了4个时期：①理论前期（1900～1955年）：这一时期没有任何理论作为执行护理业务活动的基础；②理论基础初期（1955～1965年）：老年护理的理论随着护理学专业理论和科学研究的发展也开始研究、建立、发展，出版了第一本老年护理教材；③推行老年人医疗保险福利制度后期（1965～1981年）：这一时期老年护理的专业活动与社会活动相结合；④全面发展和完善的时期（1985年至今）：老年护理学全面发展，形成了比较完善的老年护理学理论，用来指导护理实践。

1900年在美国，老年护理作为一个独立的专业需要被确定下来，至1966年，美国已经形成了比较成熟的老年护理专业。1961年美国护理协会设立老年护理专科小组。1966年美国护理协会成立了“老年病护理分会”，确立了老年护理专科委员会，老年护理真正成为护理学中一个独立的分支。1975年开始颁发老年护理专科证书，同年《老年护理杂志》创刊，“老年病护理分会”更名为“老年护理分会”，服务范围由老年患者扩大至老年人群。1976年美国护理协会提出发展老年护理学，从护理的角度与范畴执行业务活动，关注老年人对现存和潜在的健康问题的反应。美国老年护理的发展，对世界各国老年护理的发展起到了积极的推动作用。在许多国家，老年护理内容是大学本科护理课程中一个重要的组成部分。而且有老年护理专业的硕士学位和博士学位的项目。美国护理协会每年为成千上万名护理人员颁发老年护理专科证书。1993年，美国护士就已经可以参加证书考试以取得特殊的老年护理的执业执照。对这一考试的要求包括现有的注册护士的执照和2年从事老年护理工作的经验。

（二）各国老年护理模式的发展

1. 瑞典 在1990年就建立了健康护理管理委员会（简称HCB），主要负责家庭护理（nursing care at home）、老人护理院及其他老年护理机构的事务，其中包括精神和智力残障老人的护理。

2. 日本 近30年来，日本对高龄化社会进行摸索，并建立了医疗、保健、福利、介护、教育等一系列福利措施，提供“医院-社区护理机构-家庭护理机构”的一条龙服务，建立了“疾病护理-预防保健-生活照顾”为一体的网络系统。

3. 澳大利亚 老年卫生保健的服务方式包括：社区服务、医院服务、护理之家和老年公寓。社区护理模式主要为居住性老年护理和老年病房的治疗与护理。

4. 美国 老年护理模式有社区诊所、附属于某机构的社区护理中心，如附属于医院、健康维持机构和教育机构等，常见附属于护理学院（系）及私人社区护理中心，由护士企业家管理。

（三）我国老年护理的发展

据记载，我国老年医疗、强身、养生活动已有3000多年历史，但作为现代科学的中国老年学与老年医学的研究开始于20世纪50年代中期。我国老年护理学长期以来被划入成人护理学范围，发展较慢。80年代以来，我国政府对老年工作十分重视，在政策指引、机构发展、人力配备、国内外交流、人才培养和科研等方面，卫生部、民政部、国家科委以及各级政府都给予了关心和支持，成立了中国老龄问题委员会，建立了老年学和老年医学研究机构，促进了我国老年学的发展，老年护理也随之得到了发展。中国老年护理体系的雏形是医院的老年人护理，如综合性医院设的老年病科，主要以系统划分病区，按专科管理患者。20世纪80年代中期，在一些大城市设立老年病专科医院与老年病门诊，按病情的不同阶段进行有针对性的护理，即：急性期，主要加强治疗护理；恢复期，主要加强康复护理；慢性期，主要加强生活护理；终末期，主要实施以心理护理及家属护理为主的临终关怀。我国是世界上老龄人口绝对数最多的发展中国家，经济还不发达，老年护理院、老年医院起步较晚。从1984年起，北京、上海、广州等城市相继成立了老年病医院，沿海城市的一些街道还成立了老年护理中心，对管辖区域内的高龄病残、孤寡老年人提供上门医疗服务，设立家庭病床，送医上门。对老年重患者建立档案，定期巡回医疗护理，老年人可优先入院并接受相应的治疗、护理和临终关怀服务。据1991年卫生部统计，全国有家庭病床60.8万张，其中81.2%为老年人占用。为了迎接老龄化社会的挑战，党和国家高度重视老年护理学的发展，近年来，老年专科护理书籍陆续出版，如《老年中医护理学》、《老年骨科护理学》、《老年护理学》等。

随着我国人口老龄化问题日益严重，老年护理遇到了前所未有的挑战，我国老年护理的发展还远不能满足老年人的需求，老年护理教育还比较滞后，老年护理研究进展缓慢，在中国还没有老年护理资格证书的考试，老年护理专业人员的数量不足，质量不高。老年护理的发展应及时适应新时期的变化，重视老年护理教育和专业老年护理人员的培养，借鉴国外的先进老年护理经验，构建具有中国特色的老年护理理论与实践体系，不断推进我国老年护理事业的发展。

（四）老年护理学的发展趋势

1. 老年护理学的发展会逐步引起人们观念的转变，加深对老年护理的必要性、特殊性及专业性的认识。

2. 老年护理人员具有角色功能 老年护理人员除了自身的专业角色之外，有时还要承担健康保健人员、老师、训练者、研究者甚至是社会活动者等角色，以最大程度满足老年人的需要。服务对象也由过去的老年人群扩展为老年人及其主要照顾者，承担主要照顾者的咨询和教育，研究他们的压力和需要等。

3. 学科间的合作加强 老年护理作为一个专业领域，正在逐步向各专科领域渗透。老年护理学将是多门领域之间的结构重组。老年护理人员除了强调自己的专业之外，还要学会与其他学科的合作，为老年人提供更优质的护理。

4. 随着老年护理学的发展，研究内容由注重延长生命到注重提高生命的质量，在传统养老观念的基础上新的护理观念已逐步形成（表1-3）。

表1-3 老年护理学的发展趋势

项目	传统观念	新观念
护理观念	不需要护理知识、技能	强调专业性、技能性
指导理论	护理（弥补缺失）全方位满足老年人的需要（需要理论）	自理理论（强调现有能力），活跃理论，持续理论、社会环境适应理论
研究的内容	注重延长生命	注重老年人的精神、心理健康，兼顾生命质量
角色	单一护理	多元化（照顾者、执业人员、老师或训练者研究者、甚至是社会活动者、政治上的活动者、咨询者和教育者）
对象	老年人	老人及照顾者，强调个案和家庭的照顾
服务提供者	单一（护士或护理员）	团队（医生、精神心理、社会工作者、理疗师等）
部门	单一（护理）	多学科合作
专业要求	无	有
专业教育	无	有（多层次）

（张小燕 罗悦性）

思考题

1. 某发达国家，老年人口系数为7.3%，请对照老龄化社会的划分标准，分析该国属于哪种类型？

2. 举例说明健康老龄化和积极老龄化的内涵。

3. 概述老年护理的目标与原则。

4. 作为一名护理人员，如何应对老龄化社会的到来？

第二章　老化的理论

学习目标

1. 熟悉马斯洛的人的基本需要层次论，掌握其对护理工作的重要意义。
2. 了解老化的生物学、心理学、社会学理论。

老化是指在整个生命周期中随着时间的推移而表现出来的形态和功能不断衰退、恶化甚至死亡的过程，是一种普遍存在的生命现象。到目前为止，关于老化的机制以及老化发生过程中老年人出现的生理、心理、社会的变化，还没有一个确切的理论可以解释，一般认为，它是多种因素共同作用的结果。有关老化的理论有待于老年工作者继续研究，但是现有的老化理论可以帮助护理工作者在制定护理措施时提供一定的理论依据。

第一节　老化的生物学理论

老化的生物学理论是用来阐述老化发生机制以及影响寿命因素的理论，主要研究老化过程中人体器官生理改变的原因和特点，对老化的生物学理论学习有助于认识和理解老化的生命现象，解释老年人对疾病的易感性，为制定合理的护理计划提供依据。目前关于老化的生物学理论：基因理论、体细胞突变理论、分子串联理论、细胞耗损理论、自由基学说、免疫理论、脂褐质和游离放射理论、神经内分泌理论、长寿和衰老理论、错误成灾理论、修饰基因理论、线粒体 DNA 损伤理论等。

一、基因理论

基因理论强调基因在机体老化过程中的作用。基因理论代表学说有细胞定时老化论、遗传程序衰老学说和基因突变论。细胞定时老化论认为：动物有预先设定的生命周期，细胞基因有固定的生命期限，并以细胞分化次数决定个体寿命。例如：人类的基因在其最长生命期限中，正常细胞分裂约 50 次，达到分裂最高次数后，即停止分化，细胞开始退化、衰老，人开始老化、最后死亡。遗传程序衰老学说认为：体内“生物钟”支配着所有生命现象的循序展开，目前实验表明，这个“生物钟”就是细胞核内的脱氧核糖核酸，它控制着生物个体的衰老程序。基因突变理论认为：衰老是体细胞突变或细胞 DNA 复制错误引起的损伤，造成老年人体内细胞特性的变化，从而影响细胞功能，该理论可用来解释老年人记忆力减退、学习和适应能力下降的原因等。

知识链接

生　物　钟

能够在生命体内控制时间、空间发生发展的质和量叫生物钟。地球上的所有动物都有一种叫“生物钟”的生理机制，也就是从白天到夜晚的一个24小时循环节律，比如一个光-暗的周期，与地球自转一次吻合。生物钟是受大脑的下丘脑“视交叉上核”（简称SCN）控制的，和所有的哺乳动物一样，人类大脑中SCN所在的那片区域也正处在口腔上腭上方。我们有昼夜节律的睡眠、清醒和饮食行为都归因于生物钟作用。

二、体细胞突变理论

该理论认为老化是由体细胞显性突变引起的。生物的体细胞不断受到内、外环境中理化因素和生物学因素的影响，从而引起基因损伤，导致体细胞突变、染色体畸变、细胞功能下降等，当基因损伤累积到一定数量，就会影响细胞的正常功能，导致机体的老化。

三、分子串联理论

该理论于20世纪60年代被提出，于70年代得到迅速发展。分子串联论是指正常状态下处于分离的细胞分子结构因某些因素而结合在一起，串联的分子成分附着于DNA分子的单链上，导致细胞突变，使细胞丧失正常运转电子与排泄废物的功能，胶原蛋白丧失弹性，使组织器官功能衰退。此理论适用于解释老年人为什么容易发生动脉粥样硬化及皮肤松弛等现象。

四、细胞耗损理论

细胞耗损理论是19世纪末由Weismann提出。他认为生命的死亡是由于组织细胞耗损来不及修复，不能再生，导致细胞或者细胞分子结构的损坏或者耗损、细胞衰老，无法发挥正常功能。该理论认为，机体就像机器一样，在一定的时间内能够正常工作，当超过了一定的时限后，机器就不能正常地运转。但是人毕竟不同于机器，当进入老年期后，机体仍然可以自我调节，在一定限度内可以保持正常功能。所以，对老年人进行合理的护理将可以直接影响老年人的健康状态。

五、自由基学说

自由基学说由英国学者Harman于1956年首先提出。该理论认为身体的老化及疾病的发生，与体内氧自由基的存在有很大的关系，内源性的和外源性的自由基都可加速衰老的进程。

自由基是具有高度活性的、带有不成对电子的原子或分子，因其反应能力极强，且易产生连锁反应，可使体内存在的多种高度不饱和脂肪酸氧化，从而破坏生物膜，影响细胞的正常功能。随着年龄的增加，体内自由基水平也不断增高，老年人对自由基的防御功能则逐渐下降，因此自由基引起的损伤日益严重。根据自由基学说的理论，要延缓老化现象或者避免疾病的发生，就要减少体内的氧自由基，最常见的方法就是减少食物中脂肪的摄取，降低新陈代谢率，多食用蔬菜、水果等，以减少氧自由基的形成。

六、免疫理论

免疫理论主要是由Walfold和Burnet提出，其认为衰老与机体免疫功能减退和自身免疫增强有关。随年龄增长,机体免疫系统功能下降,如T细胞功能下降,对外来异物的辨认和反应降低,对疾病感染的抵抗力降低,导致感染与癌症患病率增加。另外,由于机体免疫功能减退,与自身免疫有关的某些疾病随年龄增长而增多,自身抗体的发生率也随年龄增大而上升,因此老年人容易患系统性红斑狼疮、类风湿关节炎等疾病。

七、脂褐质和游离放射理论

脂褐质和游离放射理论于19世纪中提出。游离放射物质是原子分裂时所产生的一种高度不稳定、极易反应的氧化分子,因其带有额外电能或游离电子,会伤害其他分子或者DNA片段,造成杂质积累在细胞质或细胞核内产生基因病变,导致正常细胞受损死亡。所堆积的杂质即是被称为脂褐质的色素,外观显示为皮肤上的老年斑。目前认为,细胞中脂褐质的沉积是细胞老化的具体表现。随年龄增长,体内游离放射物增加,抗氧化物减少,引起脂褐质沉积,细胞损伤,老化现象出现。

八、神经内分泌理论

该学说认为老化现象是由于脑内神经传导物质不平衡,大脑和内分泌腺体的功能失调所致,尤其是脑垂体前叶的激素干扰体细胞功能失调。有学者认为,下丘脑-垂体轴随着年龄增长而发生衰退,使内分泌系统的功能逐渐减退,认为少数控制着机体全部生理功能的细胞是不能被其他细胞所取代的,这些细胞受损可引起机体老化。另有学者指出,下丘脑就是"老化钟"的所在部位。此外,有关脑容积的研究表明,脑细胞数量与脑内体液会随着年龄增长而减少,因而脑萎缩的发生率也随年龄的增长而增高。

九、长寿和衰老理论

长寿和衰老理论是老化的生物学理论中很重要的理论之一。Kohn于1982年提出衰老理论,用于解释老化、健康观、健康行为之间的关系。此理论认为:当人进入老年期开始衰老的时候,自然会伴有疾病。该理论不仅研究人长寿的原因,而且注重老年人的生活质量,通过研究发现,健康长寿者与以下因素有关:遗传因素、物理环境、终身参与运动、适量饮酒、维持性生活至高龄、饮食因素、社会环境因素等,其中遗传因素最重要。如果老年人能保持开朗的心态,笑口常开,生活饮食起居有规律,有健康的信仰,维持家庭和睦,有积极的人生观等,必将延缓老化的进程。

十、错误成灾理论

错误成灾理论首先由Medvedev提出,Orgel于1963年做了系统阐述,该学说从分子生物学水平解释了老化的原因。错误成灾理论认为在核酸、蛋白质的生物合成时不断产生的差错可能是细胞老化的因素之一,这些错误在复制时逐渐积累扩大。例如,与DNA合成有关的酶,在合成过程中发生错误而活性改变,体内便会产生许多异常蛋白质,这种改变可以干扰另一些核酸与蛋白质的合成,导致再一次错误,形成恶性循环,此类异常蛋白质组织不能执行正常的生理功能,而且阻碍正常生理功能,引起机体老化。

十一、修饰基因理论

修饰基因理论由Medawar于1952年提出。此学说认为动物在性成熟之前,由某种"修饰基因”来抑制加速衰老基因的有害作用。随着年龄的增长，“修饰基因”的这种抑制作用就会逐渐丧失，加速衰老的基因就会起作用，因而机体日渐衰老。目前，此假说尚缺乏有说服力的实验依据。

十二、线粒体 DNA 损伤理论

线粒体 DNA 损伤理论是近年来国际上研究衰老机制的热点，有学者认为它是细胞衰老与死亡的分子基础。从细胞生物学角度来讲，线粒体 DNA 损伤时，能量(ATP)减少，影响细胞的能量供给，导致细胞、组织、器官功能的衰退。我国学者也做了相关研究，认为衰老并非单一基因所决定，而是一连串基因激活或者抑制及其通过各自产物相互作用的结果。

老化的生物学理论有助于认识、理解老化的生命现象。根据上述老化的机制，护士了解引起老化的因素，可以对老年人进行指导，从而提高老年人自身对老化的理解和认识；这些知识还可用于对老年人的健康教育中，帮助老年人维护健康，提高生活质量；某些理论可以解释老年人对某些疾病的易感性，应用这些知识，护士在老年护理工作中能有意识的防范感染，并注意观察老年人早期出现的感染症状；某些老化理论还可以为护理人员制定护理目标和护理计划作为依据，使护理质量得到进一步的提高。

第二节　老化的心理学理论

老化的心理学理论主要解释及探讨老化过程对老年人的认知、思维、智力行为与学习动机的影响，与老化的生物学理论和老化的社会学理论密切相关，同时还包括应用适应能力来进行行为控制或自我调节。护理人员在对老年人进行护理的时候，不仅应该关注老年人的生理功能变化，而且应该更多的关注心理因素对他们的影响。目前，老化心理学理论的代表有人的需要理论、自我概念理论和人格发展理论。

一、人的需要理论

人的需要理论主要强调动力和人的需求等概念。根据心理学家研究发现，促使人类学习和产生行动的动力，首先是人的本能；其次是人的需要。人在生存发展过程中，当需要得到满足时，个体就处于一种平衡安静的状态，这种平衡有利于机体的健康。反之，个体则将陷入焦虑、恐惧等负性情绪中，这种情绪将扰乱机体的正常生理功能，严重者可以诱发疾病。

在人的需要理论中，最具代表性的是马斯洛的“人的基本需要层次理论”。该理论于1954 年提出，主要观点是：人类受许多基本需要支配，这些需要引导人类发生行为，直到需要获得满足。理论中指出人类的需要有 5 个不同的层次，从低到高分别为：生理的需要、安全的需要、爱与归宿的需要、自尊的需要、自我实现的需要。马斯洛认为：这些需要是人类普遍存在的，并有先后层次的区分，当较低层的需要获得满足后，更高层次的需要才会出现；不同的人生阶段有不同的需要，这些需要不断变化，总是向更高层次的需要发展；人的基本需要应该得到满足，满足的需要有利于治疗疾病，反之会引发疾病；只有完全成熟并具有自主、独立、创造以及良好人际关系的个体，才会有自我实现的需要。老年人属于成熟的个体，所以该理论比较适应于解释老年人的某些需要。

二、自我概念理论

自我概念是指个人对自己角色功能的认知和评价，该理论认为这种具有组织性、动力一致性和连续性的心理意识并非出生时就已经存在，相反，它随着个体心理成长、人格发展而逐步形成，自我概念是通过社会互动与社会沟通交流而形成的。每个人在社会上同时扮演许多不同的社会角色，扮演的角色不同，自我概念也不同。当人类进入老年期，由于扮演的社会角色逐渐减少甚至丧失，再加上本身生理功能的衰退，健康水平逐年下降，致使老年人自我概念减弱，老化心态也随之出现。

三、人格发展理论

人格发展理论又称发展理论。心理学家 Ericson 将整个人生过程从出生到死亡分为 8 个主要阶段：婴儿期、幼儿期、学龄前期、学龄期、少年期、青年期、成年期和晚年期。每一个发展阶段都有其特定的发展任务，若能顺利完成，个体将呈现正性的自我概念及对生命产生正性的态度，人生趋向完美和成熟；反之，则个体将呈现负性的自我概念及对生命的负性态度，人生就会出现失败的停滞或扭曲发展的现象。年纪大的老年人处在晚年发展阶段，是一个人回顾和评价自己一生的时期，如果老年人对自己的一生评价是满意的，就会对老年生活产生满足并且会有良好的生活态度；若对自己的以往经历充满懊悔，老年人将失去自我，这样会对老年生活产生失望、愤怒甚至产生惊恐的行为表现。

老化的心理学理论可以帮助护士理解老年人的行为表现，在进行健康教育时，护士可以应用相关的理论对老年人进行护理。如马斯洛的人的基本需要层次论既可以用于对住院老年患者进行指导，又可用于家庭中老年人的健康指导，利用马斯洛的人的基本需要层次论，对护理工作有着重要的意义：①可以分清护理问题中的轻重缓急；②有利于全面的收集评估资料，及时发现老年人的需要，并尽量满足他们的需要；③可以帮助老年人满足需要，解决健康问题。因此，只有当老年人对各层次的需要得到满足后，才能保证老年人的良好健康状态。

第三节 老化的社会学理论

老化的社会学理论着重研究及解释社会活动、社会期待、社会制度以及社会价值观对老化过程适应的影响。早期老化的社会学理论出现在 20 世纪 60 年代，此阶段老化的社会学理论有隐退理论、年龄阶层论、积极主动论、继续发展论、次文化理论等，这些理论主要研究老年人离退休后失去原来的角色和社会群体后，重新适应调整的过程。20 世纪 70 年代，理论研究范围扩大，代表老化的社会学理论是年龄层次理论，该理论集中研究社会大环境对老化过程的影响。老化的社会学理论可以帮助护士了解社会因素对老年人生活的影响，从而制定出完善的护理计划来指导护理活动。

一、隐退理论

隐退理论于 1961 年由 E. Cumming 和 W. Henry 在一本关于老化的社会学理论论著中首先提出。该理论认为：社会平衡状态的维持，决定于社会与老年人退出之间互相作用所形成的利于双方的过程。该过程不因个人意愿而改变，是不可避免的，当老年人社会交往的数量、性质、方式逐渐改变，他们与社会交往的机会就会减少，隐退即将开始。因此，老年人生活到某一年龄段后，就会从社会中逐渐退出，从以往的社会角色与交往中隐退出来，这是成功老化必须经历的过程。有关隐退理论应对策略是护理工作者应关爱老人，帮助老年人适应退休后所面临的种种生活改变和社会角色的改变。

二、角色理论

角色是指个人在社会上扮演各种社会期待的行为模式。研究发现，人的人格与行为模式会随年龄的增长而改变，这些改变与角色功能的改变关系非常密切。人在不同的阶段扮演不同的角色，如退休前，一个人的成熟社会化行为主要是功能性角色，如为人父母、医务工作者或者教师、领导等，在该阶段社会对个人的期待较重视工作能力与责任，个人的表现偏向积极进取的行为模式。随着年龄逐渐增长，情感性角色逐步取代了功能性角色，老年人的行为特点则变为保守谦和。该理论主张老年人若能对所承担的角色有所认识，并对角色改变的自然过程有所认知并接受，将有助于对老年生活的适应。护理工作者应对策略是帮助老年人适应角色变化，如适应老化、适应退休、适应"空巢"和丧偶等。

三、持续理论

持续理论是由 Neugarten 等学者于 1968 年提出的，该理论补充说明老年人能否成功适应老化与老年人的人格改变，持续理论认为一个人的人格及行为特征是由环境影响与社会增强结果所塑造出来的。人的人格会随年龄的增加而持续地动态改变，如果个体能适时改变人格，适应人生不同阶段的生活，则能较成功地适应老化。护理工作者应对策略是要理解、接纳老年人的言行和举止。

四、活跃理论

活跃理论是由 Havighurst 等人于 1963 年提出，他们认为老年人的生理、心理及社会需求，不会因为生理、心理及身体健康状况的改变而改变。一个人进入老年期后仍然期望积极参加社会活动，保持中年的生活形态，维持原有的角色功能，以证明自己并未衰老。该理论认为：老年人因年龄大而失去原有角色功能，会使老年人失去生活的信心与意义，如果能让老年人有机会参与社会活动，贡献自己的力量，他们对晚年生活的满意度就会增加，而不会觉得自己是没有用的人，从而能很好的适应老年生活，更好的提升老年人的生活品质和满意度。护理工作者应对策略是成立多种形式的老年活动团体，帮助老年人积极寻求替代角色，从事一些有意义的工作，继续发挥专长甚至创业。

五、次文化理论

次文化理论是由 Rose 于 1962 年提出，他认为老年人在社会团体中是一群非主流人群，他们有自己特有的文化特点，如生活信念、习俗、价值观及道德规范等，从而自成一个次文化团体。在这个文化团体中，个人社会地位的认定由过去的职业、教育程度、经济收入转移至健康状态或患病情况等方面。研究显示，同一次文化团体中，群体间的相互支持和认同与适应老化过程呈正相关。护理工作者应对策略是成立各种文化组织，例如我国的老年大学、美国的退休者协会等。

六、年龄阶层理论

年龄阶层理论由 Riley 等人于 1972 年提出。此理论将人群按一定年龄间隔分成不同的年龄阶层，其主要观点为：①同一年代出生的人除了具有相似的年龄外，还具有相似的生理特点、心理特点和社会经历；②新的年龄层群体不断出生，并会对历史有不同的感受；③社会可根据不同的年龄及其所属的角色被分为不同的阶层；④社会不断变化，各年龄阶层的人群以及他们的角色也不断变化；⑤人的老化与社会变化之间的相互作用是呈动态的，老年人与社会总是不断的相互影响。老年人作为社会团体中的一个年龄阶层，按照年龄阶层理论，老年人会影响其老年社会化过程，使得老年群体间拥有某些特定的普遍性行为模式。护理工作者应对策略是成立各种年龄阶层文化组织。

七、社会环境适应理论

社会环境适应理论是阐述不同的环境背景，会塑造出不同人格与行为特点的老年人群。因此，除生理、遗传特点外，环境也是影响人类人格社会化过程的重要因素之一。当环境改变时，人类为了适应环境的需求，会激发出许许多多的潜能，以满足生存和发展的需要。所以，老年人为了适应生理、心理以及社会的改变，而会产生出相应的老年特有的行为模式。护理工作者应对策略是对老年人实行多元文化护理，成立多种形式的老年活动团体。

在老化的社会学理论中，不同的社会对老年人的角色期望与行为规范有所不同，影响老化及其适应过程的因素有人格特征、家庭、教育程度、社区规范、角色适应、文化与政治经济状况等。因此，照顾老年人时，要充分收集资料并详细了解发展的文化背景，才能因人而异的拟定合理的护理计划并实施。

本章主要介绍了老化的生物学理论、老化的心理学理论、老化的社会学理论。以上老化的相关理论是以不同角度以及不同老年人群来研究的，各种老化的理论都有其局限性，护理人员在应用老化理论的时候需要谨慎选择，并应用不同的老化理论指导不同的老年人。同时，护理人员在临床工作要不断地验证理论的实用性，为进一步研究相关的理论课题提供实践证据的支持。

（胡 晓）

思考题

1. 简述老化的概念。
2. 什么是马斯洛的人的基本需要层次论？其对护理工作的重要意义有哪些？
3. 用于解释老化、健康观、健康行为之间的老化理论是
   A. 免疫理论　　B. 错误成灾理论　　C. 神经内分泌学说
   D. 长寿和衰老理论　　E. 修饰基因学说
4. 下列哪种理论认为衰老在机体内类似一种“定时钟”
   A. 免疫理论　　B. 差错灾难理论　　C. 预期寿命和功能健康理论
   D. 长寿和衰老理论　　E. 遗传程序衰老理论
5. 依据下列哪种理论护士可以指导老年人从事一些有意义的工作，继续发挥专长
   A. 持续理论　　B. 角色理论　　C. 活跃理论
   D. 次文化理论　　E. 社会环境适应理论
6. 依据下列哪种理论护士可以指导老年人适应老化、适应退休、适应“空巢”和丧偶等变化
   A. 次文化理论　　B. 角色理论　　C. 年龄阶层理论
   D. 活跃理论　　E. 隐退理论

第三章　老年人的健康评估

学习目标

1. 掌握老年人躯体健康评估的内容。
2. 熟悉老年人生活质量的内涵和综合评估的内容。
3. 熟悉老年人角色功能、环境、文化与家庭的评估。
4. 了解老年人健康评估的注意事项。
5. 学会正确使用各种量表对老年人相关方面进行评估。
6. 能正确运用评估的技巧，熟练对老年人实施健康评估。

由于老年人机体老化、生理功能衰退、感官功能缺损和某些慢性疾病的影响，其对周围事物认知能力、接受外界信息和沟通的能力均有所下降，因此，护理人员通过询问、体格检查收集、评估老年人的健康资料时，要注意运用恰当的方法和沟通技巧，准确的判断老年人的健康状况及功能状态。

第一节　老年人健康评估的注意事项

护理人员在老年人健康评估过程中，应结合老年人身心变化的特点，注意以下事项：

1. 提供适宜的环境　由于老年人的感觉功能逐渐减退、血流缓慢、代谢率及体温调节功能降低，很容易受凉感冒，因此在体检时应注意调节室内的温度，以保持在22～24℃为宜。另外，老年人多有视力和听力下降，评估时应避免直接光线照射。评估环境尽可能要安静、安全、舒适、无干扰，注意保护老人的隐私。

2. 安排充分的时间　由于老年人感官退化、反应较慢、行动相对迟缓、思维能力下降，因此，所需评估时间一般长。另外，老年人往往患有多种慢性疾病，很容易感到疲劳甚至产生不耐烦的心理。因此要求护理人员应根据老人的具体情况，应该安排充分的时间，每次评估时间不宜过长，可分次进行评估，这样既可以避免老人疲惫，又可以获得详尽的健康史。

3. 选择得当的方法　在对老年人进行躯体评估时，应根据评估的需求，选择相应的体位，检查口腔和耳部时，要取下义齿和助听器。重点检查易于发生损伤的部位。但有些老年人部分触觉功能消失，需要做出较强的刺激才能引出，因此在进行感知觉检查特别是痛觉和温觉检查时，应严格注意不要误伤老人。

4. 运用沟通的技巧 老年人的视觉、听觉功能逐渐衰退，因此在交谈时往往会有不同程度的沟通障碍。护理人员应尊重老人，在与老人沟通时采用关心、体贴的语气，语速宜慢，语音要清晰，语言通俗易懂，注意适时的停顿和重复。适当运用耐心倾听、触摸、拉近空间距离等沟通技巧，并注意观察非语言性信息，使其有信任感，促进与老人之间的情感交流，以便收集到完整且准确的评估资料。对于存在认知功能障碍的老人，在收集评估资料时，尽可能由老人自己回答，必要时可由其家属或照顾者协助提供相应的资料。与老年人交流的沟通技巧包括语言交流和非语言交流。进行语言交流时应做到：讲述清楚，认真倾听、鼓励表扬、表示感谢、反应与重复。评估时还要注意观察老人的表情、坐姿、手势等，适当运用非语言交流进行沟通，做到：面对面坐、微笑、身体倾向患者、目光接触、坦率、平易近人、放松、自然、大方（详见第六章）。

第二节 老年人躯体健康的评估

护理人员通过对老年人的健康评估，可以更好的了解其身体的状况，并且为进一步形成护理诊断、制定合理的护理计划提供依据。在对老年人进行躯体健康评估时，除了要对老年人的生理功能及疾病做出评估外，还应对其日常生活能力即老年人的自理程度进行评估。对老年人进行健康评估的方法和内容同一般患者的评估，另外还应注意：

一、健 康 史

健康史的主要内容包括被评估者的健康状况、影响健康的有关因素及被评估者对自己健康状况的认识与反应，主要有：

（一）现病史

仔细询问老年人目前的日常活动能力、健康状况，有无急性或慢性病。疾病发生的时间、主要症状、疾病的治疗情况及恢复程度，疾病有无加重，疾病对日常生活所产生的影响。个人活动能力，有无独立生活的能力，心理状况和参与社会活动情况。

（二）过去史

询问老人曾患过何种疾病，疾病治疗及恢复情况。了解老人有无外伤史、手术史、食物及药物过敏史，以及参与日常功能活动和社会活动的能力。

（三）家族史

了解家族中有无遗传性疾病，家族中人口的死亡年龄及死亡原因。如家族中有无肿瘤、心血管疾病史，还需了解家庭人员尤其是家属对其关心照顾情况等。

二、身 体 评 估

一般情况下，老年人应1～2年进行一次全面的健康体格检查，体格检查内容包括：

（一）一般状况和形态

包括体位、步态、活动度，有无行动不便、体力活动丧失等情况。疾病可导致体位的改变，步态类型对于疾病的诊断也有一定的意义。如心、肺功能不全的老年人，会出现强迫坐位，慌张步态见于帕金森病，醉酒步态可见于小脑病变。

（二）智力、意识状态

评估老年人的记忆力、定向力有助于对老年人早期痴呆的诊断。老年人的意识状态可以反映其对周围环境的认识及对自身所处状况的识别能力，对判断有无颅内病变及代谢性疾病有帮助。

（三）营养状态

评估老年人饮食状况，有无饮食限制及每日活动量。测量身高、体重。老年人的身高一般从50岁起逐渐缩短，男性平均缩短2.9cm，女性平均缩短4.9cm。由于肌肉和皮下脂肪组织减少，80～90岁的老年人体重明显减轻。

（四）生命体征

老年人生命体征有以下特点：

1. 体温　老年人基础体温比青年人低。70岁以上的患者虽感染但可无发热表现，如果午后体温比清晨高1℃以上，应视为发热。

2. 脉搏　脉率接近正常成年人，脉搏可呈不规则，因此测脉搏的时间不应少于30秒。

3. 呼吸　呼吸次数比正常成人稍增多，老年人正常的呼吸频率为16～25次/分。如果老年人呼吸＞25次/分，虽无其他临床症状和体征，也可能是下呼吸道感染、充血性心力衰竭或其他病变的先兆。

4. 血压　老年人血压偏高，收缩压一般在140～160mmHg。高血压和直立性低血压在老年人群中较为常见。平卧10分钟后测量血压，在直立后1、3、5分钟各测量一次血压，如果直立时有任何一次收缩压比卧位所测结果降低≥20mmHg，称为直立性低血压。

（五）体表

评估老年人的皮肤颜色、温度、湿度，皮肤的完整状况，有无癌前病变、癌病变。对于久病卧床不起的老年人应全面检查易于发生损伤的部位，重点观察有无压疮的发生。

1. 皮肤　老年人由于弹性组织丧失，汗腺和皮脂腺的萎缩、分泌减少，皮肤粗糙而干燥、皱纹增加、弹性降低、没有光泽。老年人常有皮损，常见的皮损有老年色素斑（老年斑）、老年性白斑、老年疣等。老年斑常见于脸部、手背、前臂、小腿、足背等处，呈边缘清楚、圆形或椭圆形、稍隆起似扁豆至蚕豆大小的淡褐色或黑色疣状物。

2. 毛发　头发变成灰白，发丝变细，头发稀疏甚至秃发。毛发变白先后顺序为头发—鼻毛—睫毛。秃发一般从额头或额顶部开始，逐渐扩展，最后累及枕部。

3. 指甲　变黄、厚、硬，灰指甲在足趾部会更为明显。

（六）头面部

1. 眼睛及视力　由于老年人眼窝内的脂肪组织减少，眼睛呈凹陷状；结膜呈现微黄，角膜敏感度降低，使角膜反射迟钝；瞳孔直径缩小，反应相对迟钝；眼睑下垂；泪腺分泌减少，容易出现眼干；角膜外侧因脂质沉淀而形成一圈灰白色的环称老年环。眼的晶状体混浊，柔韧性变差，睫状肌肌力减弱，瞳孔缩小，眼的调节能力逐渐下降，迅速调节远、近视力的功能下降，眼部老化使老年人视力减退，出现“老花眼”；角膜周围有类脂性浸润，随着年龄的增加角膜上会出现白灰色云翳；且老年人因瞳孔缩小、视网膜紫质的再生能力减退，导致老年人在区分色彩、暗适应的能力有不同程度的衰退和障碍。

2. 耳及听力　对老年人进行外耳检查可发现耳廓增大，耳垢干燥，皮肤干燥，失去弹性。由于外耳道萎缩，耳蜗纤毛细胞萎缩，小听骨萎缩，老年人的听力会随着年龄的增加逐渐减退，出现老年性耳聋，对高音量或噪音易产生焦虑、耳鸣，甚至听力丧失。特别是在安静的环境下会更加明显。

3. 鼻腔　鼻腔黏膜逐渐萎缩变薄、干燥，嗅觉减退。

4. 口腔 老年人由于唾液腺萎缩，唾液分泌减少，加之毛细血管血流减少，致口腔黏膜干燥；口唇周围失去红色，口腔黏膜及牙龈呈苍白色；味蕾的退化和唾液的减少使味觉减低；牙齿颜色逐渐变黄、变黑及不透明，常有牙齿缺失，多有义齿。因此在评估口腔时，应注意检查口腔局部有无齿龈肿胀出血、牙齿松动或牙齿断裂、经久不愈的黏膜白斑等。

（七）颈部

老年人的颈部结构与成年人相似，无明显的改变。在对老年人进行颈部检查时应注意有无颈部强直。颈部强直可见于脑膜刺激征、痴呆、脑血管病、颈部肌肉损伤、颈椎病和帕金森患者等。

（八）胸部

1. 观察胸廓有无异常 老年人胸廓常呈桶状胸改变，尤其是患有慢性支气管炎、肺气肿的患者尤为严重。随着年龄的增长，女性乳房会逐渐变长和平坦，乳腺组织减少，应注意检查有无乳头溢液和包块。如发现肿块应高度重视，疑为癌变。如果男性有乳房发育，可能是由于体内激素的改变所致，或是药物副作用。

2. 肺部 听诊肺部有无呼吸音改变及啰音。老年人肺活量降低，纤毛运动功能下降，残气量增多且胸腔前后径增大、胸廓横径缩小，导致胸腔扩张受限，运动耐力下降，呼吸音强度减弱，易发生肺部感染等。由于老年人生理性无效腔增多，肺部叩诊常为过清音。

3. 心脏 检查心尖冲动位置、心界是否增大，心音、心率、心律有无改变，有无心脏杂音等。老年人生理性改变如驼背或脊柱侧弯可引起心脏下移，导致心尖冲动出现在锁骨中线旁。加之胸廓坚硬，导致心尖冲动幅度减小。老年人因由于心输出量减少、主动脉瓣硬化，很容易发生缺血性心脏病、心律失常，严重时会出现心力衰竭等严重后果。

（九）腹部

检查时应注意腹部外形、有无压痛，有无肿块，听诊肠鸣音有无亢进或减弱。随着老年人运动量减少、脂肪的堆积，往往会有肥胖的发生，腹壁肌肉松弛，这些现象会掩盖一些腹部体征。而消瘦者由于腹壁变薄松弛，发生腹膜炎时也不容易产生腹壁紧张，但肠梗阻时则很快会出现腹部膨胀。随着年龄的增加，膀胱容量减少，因此很难触到膨胀的膀胱。由于肺扩张，膈肌下降，故可触及肝脏。老年人常出现胃肠功能减退。

（十）脊柱四肢

观察有无脊柱后凸，关节有无触痛、畸形、活动受限，肌肉有无萎缩、运动障碍等。老年人由于肌张力下降，腰脊变平，导致头部和颈部脊柱前倾。椎间盘进行性改变导致脊柱后凸。加之关节炎及累积的损伤，导致部分关节活动范围受限。

（十一）泌尿生殖器

老年女性由于雌激素降低，使外阴发生一系列变化：阴毛稀疏，呈灰色；阴蒂变小，阴唇皱褶增多；由于组织纤维化，导致阴道变窄、褶皱不明显，阴道壁干燥苍白；子宫颈变小，子宫和卵巢都逐渐萎缩缩小。

男性外阴的改变也与体内激素水平的下降有关，可表现为：阴毛稀疏、灰白，阴茎、睾丸变小；阴囊无皱褶及晃动。老年男性泌尿生殖器最主要的改变是前列腺增生，增生的组织可引起排尿阻力增大而导致下尿道梗阻，出现排尿困难等现象。

（十二）神经系统

老年人随着年龄的增加，神经传导速度减慢，感觉敏感性下降，对刺激反应的时间延长，特别是四肢末梢“恢复正常”的反射减慢，可以出现温觉反应慢、动作不协调等现象。老年人精神活动能力也会逐渐下降，如反应变慢、动作缓慢不协调、注意力不集中、记忆力减退、易疲劳、生理性睡眠缩短等。

老年人躯体健康一般状态评估见表3-1。

表3-1　老年人躯体健康一般状态评估表

评估项目	评估内容
一般评估	姓名　性别　年龄　伴侣(有、无、去世)　文化程度 身高　cm 体重　kg　入院时间：　年　月　日 入院方式：步行　扶走　背来　轮椅　车送　家庭联系电话
生活自理评估	1. 饮食：早餐　两，中餐　两，晚餐　两。进食：自理　护理 2. 大便：　次/日，质：正常　稀　便秘　失禁　大便：自理　护理 3. 小便：　次/日，夜尿　次，小便：自理　护理(失禁　尿潴留　插尿管) 4. 穿衣：自理　护理 5. 修饰：自理　护理 6. 沐浴：　次/周，自理　护理 7. 压疮：无　有　个，分度　自行翻身　护理翻身
活动评估	1. 可以活动　完全不能活动(原因：瘫痪、骨折、恶病质，其他：　) 2. 活动情况：①床上活动；②轮椅活动；③室内活动；④院内活动；⑤到处活动 3. 活动方式：①被动活动；②散步；③跳舞；④太极拳(剑)；⑤健身操；⑥下棋；⑦打球；⑧器械运动；⑨其他运动： 4. 活动时间：　分钟/次；　次/周
睡眠评估	睡眠　小时/日，入睡困难　易醒　多梦　失眠　用药物辅助睡眠
健康意识	1. 吸烟：无　有　支/日 2. 饮酒：无　有　两/日 3. 看电视健康栏目：经常 偶尔 基本不看　看健康杂志：经常　偶尔　基本不看
疾病评估	1. 身体　基本健康 2. 有病(高血压　糖尿病　冠心病　慢性支气管炎　骨折　胃溃疡　风湿性疾病　关节痛　肿瘤　脑卒中　老年性痴呆　白内障　耳聋　其他 1.　2.　)
家族疾病	无　有(高血压　糖尿病　冠心病　精神病　胃溃疡　肿瘤　其他　)
心理状态	平和　悲哀　易激动　焦虑　恐惧　孤独　沮丧　欣快　抱怨　痴呆
社交能力	单独居住　多人居住　与同住朋友关系：很好　一般　有点矛盾 希望与更多的人交往　不愿与人交往
入院顾虑	无　有(经济原因　自理能力　家庭关系问题　想家　其他) 目前每月住院费用约　元(自己支付　元，家庭支持　元，社会支持　元)
营养状况	良好　中等　欠佳　肥胖　消瘦　恶病质
护理体检	T　℃；P　次/分；R　次/分；入院：BP 最高　mmHg，最近　mmHg 神志：清楚　痴呆　恍惚　模糊　昏迷
五官功能	正常　视力下降　失明(左、右)　失聪(左、右)　失语 假牙：无　有　颗义齿　全部义齿
用药	无　有(药名：1.　2.　3.　)　自己服药　护士喂药

1979 年美国护士协会曾提出护士在实施评估、护理时需要注意的问题是：

1. 个人生活自理能力受限，如不能自己穿衣、梳洗、进食、如厕等。
2. 休息、睡眠、呼吸、循环及其他系统功能的减退。
3. 有无疼痛及不适。
4. 由于疾病或其他意外事件引起的应激情绪，如恐惧、悲伤、孤独、焦虑等。
5. 表达功能的改变及语言障碍。
6. 判断及选择功能降低。
7. 由于健康状况影响个人的形象，如脱发、截肢等。
8. 对健康缺乏感觉适应，如听觉、视觉、触觉、味觉、嗅觉功能减退等。
9. 生活过程中出现的各种压力而引起的身心反应。

三、实验室检查

实验室检查是诊断老年病的重要依据，也是护理评估的重要方面。因此，要了解老年人与其他人群实验室检查结果的差异。老年人实验室检查结果的异常常有 3 种可能：①正常的老年期变化；②疾病引起的异常改变；③受老年人服用的某些药物的影响所致。但现在关于老年人实验室的检查结果参考值的资料相对较少，其完善性还有待于提高。目前对于老年人检查参考值可以通过年龄校正可信区间或者参照范围的方法来确定。但是每个个体都是有一定差异的，因此对于每个临床病例都应个别看待。这也就要求护理人员应通过长期观察和反复检查，结合病情变化，全面评估老年人的实验室检查数据，判断实验室检查值的异常是属于生理性老化还是病理性改变所致，以避免延误病情的诊断和治疗。

（一）常规检查

1. 血常规 在老年人群中出现血常规检查值异常是十分常见的，如贫血并非是老年期生理性变化，因而还需要进行全面而系统的评估和检查，一般以红细胞$<3.5\times10^{12}$/L、血红蛋白$<$110g/L、红细胞比积$<$0.35 来作为老年人贫血的标准。多数有关学者认为白细胞、血小板计数无增龄性变化。在白细胞的分类中，T 淋巴细胞相对减少，B 淋巴细胞无增龄性改变。白细胞的参考值为$(3.0\sim8.9)\times10^{9}$/L。

2. 尿常规 老年人尿蛋白、尿胆原测量值标准与成年人之间无明显差异。老年人尿沉渣中的白细胞$>$20 个/HP 有病理意义，而正常成年人$>$5 个/HP 才有病理意义。清洁中段尿培养菌落计数$\geqslant10^{5}$/ml 为判断真性菌尿的界限。由于老年人中段尿培养污染率高，可靠性也相对较低。

3. 血沉 在健康老年人中，血沉变化范围较大，一般老年人血沉正常值为 30～40mm/h，在此之间无病理意义。如果血沉超过 65mm/h 应考虑感染、肿瘤及结缔组织病的可能性。

（二）生化与功能检查

老年人生化与功能检查结果中常见的生理变化见表 3-2。

四、功能状态的评估

老年人的功能状态与健康水平的改变有关，定期对老年人的功能状态进行准确客观的评估，是对老年人进行良好护理的开始。老年人的功能状态受年龄、躯体疾病、运动功能、视力、情绪等因素的影响，因此，对老年人的评估要全面结合机体健康、心理健康及其社会健康状态进行。

表 3-2　老年人生化与功能检查结果中常见的生理变化

检验内容	成人正常值范围	老年期生理变化
总蛋白	60～80g/L	轻度升高
空腹静脉血糖	3.96～6.1mmol/L	轻度升高
低密度脂蛋白	<3.1mmol/L	60～70 岁达高峰，随后逐渐降低
高密度脂蛋白	1.1～1.7mmol/L	60 岁后稍升高，70 岁后开始降低
肌酐清除率	80～120ml/min	降低
血尿酸	120～240μmol/L	轻度升高
乳酸脱氢酶	50～150U/L	轻度升高
碱性磷酸酶	20～110U/L	轻度升高
总胆固醇	2.8～6.0mmol/L	60～70 岁达高峰，随后逐渐降低
甘油三酯	0.23～1.24mmol/L	轻度升高
甲状腺激素 T_3	1.08～3.08nmol/L	降低
甲状腺激素 T_4	63.2～157.4nmol/L	降低
促甲状腺素	(2.21±1.1)mU/L	轻度升高或无变化

（一）功能状态评估的内容

功能状态的评估包括基础日常生活能力、功能性日常生活能力和高级日常生活能力 3 个方面。

1. 基础日常生活能力（basic activities of daily living，BADL）　是老年人最基本的自理能力，主要是指老年人的自我照顾、从事每天必须的日常生活的能力，如穿脱衣物、进食、行走、变换体位、上下楼及洗漱、沐浴、控制大小便、保持个人卫生等日常生活的能力。正常人应在没有任何帮助情况下独立完成，而老年人或因疾病造成身体功能受限的人需要依赖他人或辅助性器具才能完成。BADL 不仅是评估老年人功能状态的指标，也是评估老年人是否需要补偿服务或评估老年人死亡率的指标。一旦这一层次的功能受限，将会影响到老年人基本生活需要的满足。

2. 功能性日常生活能力（instrumental activities of daily living，IADL）　是指老年人在家中或寓所内进行自我护理活动的能力。这一层次的功能提示老年人是否能独立生活并具备良好的日常生活功能。IADL 包括做饭、洗衣、家庭清洁和整理、使用电话、购物、旅游等。

3. 高级日常生活能力（advanced activities of daily living，AADL）　主要反映老年人的智能能动性及社会角色功能。随着老年期的生理变化或疾病的困扰，这种能力会逐渐丧失。主要包括职业、娱乐活动、主动参加社交活动等。

一般情况下，高级日常生活能力的丧失，会比基础日常生活能力和功能性日常生活能力的缺失出现得早，但是高级日常生活能力的丧失一旦出现，就预示着更为严重的功能下降。因此，一旦发现高级日常生活能力的下降，就需要作出进一步的功能性评估，包括基础日常生活能力和功能性日常生活能力的评估。

（二）常用评估工具

在医院、社区、康复中心等开展老年护理时，有多种标准化的评估量表可供护理人员使用(表 3-3),使用最广泛的工具包括 Katz 日常生活功能指数评价量表(Katz ADL 量表,附录二量表 1)和 Lawton 功能性日常生活能力量表(Lawton IADL 量表,附录二量表 2)。

表 3-3 常用评估日常生活能力量表

量表	功能
Katz ADL 量表(Katz ADL Scale)	基本自理能力
Barthel 量表(Barthel index)	自理能力和行走能力
Kenny 自护量表(Kenny self-care Scale)	自理能力和行走能力
IADL 量表(IADL Scale)	烹饪、购物、家务等复杂活动
Lawton IADL 量表(Lawton IADL Scale)	IADL 能力

第三节 老年人心理健康的评估

心理健康是反映人群健康的一个重要方面,同时也是最难确定和评估的一个方面。特别是对于进入老年期的人群来说,在面对和适应各种压力事件的过程中,老年人常会有一些特殊的心理活动,出现一些老年的相应的个性心理特征。老年人的心理健康又直接影响着其躯体健康和社会功能状态,这也是实现健康老龄化不可缺少的指标之一。老年人心理健康评估的具体内容详见第五章。

第四节 老年人社会健康的评估

在对老年人进行社会健康评估时,除要进行生理、心理功能评估外,还应评估其社会状况,要全面的认识和衡量老年人的社会功能水平。社会健康评估应对老年人的社会健康状况及其社会功能进行评定,具体包括角色功能、文化背景、家庭状况、所处环境等各方面。

一、角色功能的评估

角色功能是指从事正常角色活动的能力,包括家务活动、社会活动、正式的工作等。而角色功能受限的影响因素主要来源于躯体健康,严重的心理障碍也会破坏其承担特定角色功能的能力。对老年人进行角色功能的评估,其目的是为了明确被评估者对角色的感知、对承担的角色是否满意、有无角色适应不良等情况,以便及时采取相应的干预措施,避免角色功能障碍等不良因素给老年人带来的生理和心理两方面的负面影响。

(一)角色的内涵

1. 角色 角色(role)一词源于戏剧舞台上的用语,又称为社会角色。后来被社会心理学家引用来表示对具有某种特定社会职位的个体所规定的标准和期望。角色不能单独存在,需要存在于与其他人之间的相互关系之中。角色是社会对个体或群体在特定场合下职能的划分,它代表了个体或群体在社会中的地位以及社会期望所表现出的符合其地位的行为。老年人一生中经历了多个角色的转变,从婴儿期到青年期、中年期直至老年阶段;从学生到踏上工作岗位直至退休;从儿子或女儿到父母亲直至祖父母等人生的不同阶段,适应对其角色功能起着相当重要的作用。

2. 角色功能　是指从事正常角色活动的能力，包括正式的工作、社会活动、家务活动等。老年人由于老化及身体器官功能的退化而使这种能力下降。个体对老年角色的适应与性别、个性、文化背景、家庭情况、社会地位、经济状况等因素有关。

(二) 角色功能的评估

角色功能评估是以了解个体角色行为是否正常，有无角色适应不良和角色冲突，以便找到其原因和影响因素为目的。对于老年人角色功能的评估，可以通过交谈、观察两种方法收集所需的资料。评估的内容包括：

1. 角色的承担

(1)一般角色：通过了解老年人过去的职业、现在有无工作、离退休年份等，有助于防范由于退休所带来的一些不良影响，也可以确定老年人对目前的角色是否适应。通过询问对他而言什么事情是重要的、什么事情很困难、最近一星期内做了什么事、哪些事占去了大部分时间、有无兴趣爱好等问题来评估角色的承担情况。

(2)家庭角色：评估时要求护士持非评判、尊重事实的严谨的态度，来询问老年人过去以及现在的情况。老年人离开工作岗位以后，家庭也就随之变成了主要的生活场所，并且大部分的家庭有了第三代，老年人由父母的地位上升到了祖父母的位置，老年人的家庭角色也相应增加，常常担当起照顾第三代的任务；同时老年期又是丧偶的主要阶段，若老伴去世，就要失去一些角色。另外，通过对性生活的评估，可以了解老年人的夫妻角色功能，有助于判断老年人社会角色及家庭角色形态。

(3)社会角色：社会关系形态的评估，可提供有关自我概念和社会支持资源的相关信息。收集老年人每日活动的资料，对其社会关系形态进行评价。不明确的反应，也可提示是否有认知或其他的精神障碍。如果被评估的老年人对每日活动不能明确的表述，则提示社会角色的缺失或是不能融合到社会活动中去。

2. 角色的认知　让老年人自己描述对自己角色的感知和别人对其所承担的角色的期望，进入老年期后对自己生活方式、人际关系方面的影响以及询问是否认同别人对他的角色期望。

3. 角色的适应　让老年人描述对自己所承担的角色是否满意以及与自己的角色期望是否相符，并观察有无角色适应不良的身心行为反应，如头晕、头痛、疲乏、焦虑、抑郁、睡眠障碍、忽略自己和疾病等问题存在。

二、环境的评估

老年人的健康与其所生存的环境存在着密切的联系，如果环境因素的变化超过了老年人体的调节范围和适应能力，就会引起疾病。通过对环境进行评估，可以更好地改善影响生活行为的因素，创造发挥补偿机体缺损功能的有利因素，达到促进老年人生活质量提高的目的。

(一) 物理环境

物理环境是指一切存在于机体外环境的物理因素的总和。但是由于人口老龄化的出现、丧偶及“空巢”家庭的日益增多，大量老年人面临着独立居住生活的问题。居住环境是老年人的生活场所，是学习、社交、休息、娱乐的地方，因此在评估时应了解其生活环境、社区中的特殊资源及其对目前生活环境、社区的特殊要求，通过家访可以获得这方面的材料。其中居家安全环境因素(附录二量表3)是评估的重点。

(二) 社会环境

社会环境又称人文环境,包括经济、教育、文化、制度、法制、生活方式、社会支持等诸多方面。这些因素与人的健康有着密切的关系,最主要的是对经济、生活方式、社会关系和社会支持的评估。

1. 经济 经济因素是在诸多社会环境因素中,对老年人的健康以及患者角色适应影响最大的。这是由于老年人因退休、固定收入减少、疾病所需的医疗费用所带来的经济困难,可能导致失去社会地位、家庭、或生活上的独立性。护理人员可以通过询问以下问题来了解经济状况:①经济来源有哪些?单位工资福利如何?②对于收入较低的老年人,要询问这些收入是否足够支付食品、生活用品和所需的医疗费用?③家庭有无经济困难?是否有失业、待业人员?④医疗费用的支付形式是什么?

2. 生活方式 通过交谈或直接观察来评估饮食、睡眠、休息、活动、娱乐等方面的习惯以及有无吸烟、酗酒等不良嗜好。如有不良生活方式及危及健康的危害因素,应进一步了解对老年人带来的各方面的影响。

3. 社会关系与社会支持 评估老年人的社会关系及是否有良好的社会支持网络,如家庭成员是否互相尊重、家庭关系是否稳定、家庭成员向老年人提供照顾、帮助的能力以及对老年人的态度;与亲戚、邻里、老同事之间的关系;社区配套建设是否完善,社区是否提供医疗保健服务、家务照护的社会服务;护理人员提供给老年人的照顾帮助及支持性服务。

三、文化与家庭的评估

文化是特定人群为适应社会环境和物质环境而形成的共同的行为和价值模式,包括知识、信念、习俗、艺术、道德、法律和规范。文化和家庭因素可以直接影响到老年人的身心健康和健康保健。

人们的价值观、信念、信仰和习俗是文化的核心要素,与健康密切相关,这些因素都决定着人们对健康、疾病、老化和死亡的观点及信念,是文化评估的主要内容。老年人的文化评估和成年人相同。但是应该注意的是,老年住院患者容易发生文化休克。

(一) 文化休克与文化评估

文化休克是个人生活在一个陌生的文化环境里所产生的迷惑与失落的经历。特别是对于住院患者,刚从一个熟悉的环境进入一个陌生的环境,加之医患沟通障碍、与家人分离的孤独与恐惧感、日常生活活动的改变、习惯与信念的差异等因素给患者带来的压力,称为住院患者的文化休克。

1. 原因 文化休克是属于精神紧张综合征的一种,多见于老年人生活环境的突然改变,如住院、探亲等。当个体从一个原本熟悉的环境到一个陌生环境,由于年龄增加导致的沟通障碍,日常生活活动的改变,孤独,风俗习惯、信仰、信念、态度的差异等各种因素,导致个体产生生物、心理、情绪等几个方面的反应。

2. 文化休克的症状 焦虑、恐惧、绝望、沮丧等情感反应,虽然缺乏特异性的体征,但根据临床症状不难判断。

3. 分期

(1)陌生期:当患者刚刚入院时,对医院里的医护人员、周围的环境、仪器设备比较陌生,对自己即将要进行的检查治疗都很陌生,心里充满了恐惧感。

(2)清醒期:患者由于对与家人的分离而产生的焦虑和分离,不得不改变自己的习惯而产生强烈的挫折感。这一阶段是住院患者文化休克综合征最难度过的一个阶段。

(3)适应期：患者经过一段时间的调整和适应，逐渐从心理上、身体上及精神上适应所处的环境。

护理是护患之间相互作用的一个过程，这也就要求医护人员在整个护理过程中首先要认识到患者可能与自己分属于两个不同的环境中，有着不同的文化背景，因而对健康观念、治疗方法、生活习惯等都存在着很大的文化差异，因此应仔细观察，结合实际进行询问；如果老年人是独居，应详细询问是否有亲近的朋友、亲属能为老年人提供帮助及支持。同时，文化评估还可以促使护理人员制定出符合老年患者文化背景、切合个人实际的护理措施。

(二) 家庭评估

对家庭的评估包括家庭成员的基本资料、家庭类型与结构、家庭成员的关系、家庭压力与家庭功能及资源等方面。常用于家庭功能评估的量表为 APGAR 家庭功能评估(附录二量表 4)，包括家庭功能的 5 个重要部分：适应度(adaptation)、合作度(partnership)、成长度(growth)、情感度(affection)和亲密度(resolve)。

第五节　老年人生活质量的综合评估

随着医学模式的逐渐转变，医学的目的与健康的概念也不再是单纯指生命的维持和延长，而且同时要提高生活的质量，即促使和保持老年人在生理、心理、社会功能诸多方面状态的完好。

一、生活质量的内涵

生活质量是比健康更为广泛的概念，除了健康所包含的内容外，生活质量还包括生活水平、居住环境、社会关系等人在社会中所经历的各个方面。生活质量作为生理、心理、社会功能的综合指标，可用来评估老年人群的健康水平、临床疗效以及疾病的预后。

(一) 生活质量的概念

生活质量(Quality of Life，QOL)是指在生物-心理-社会医学模式下所产生的一种新的健康测量技术。

世界卫生组织对其定义：生活质量是指不同文化和价值体系中的个体对他们的生存目标、期望、标准以及所关心的事情相关的生存状况的感受。

中国老年医学会的定义：老年人生活质量是指 60 岁或 65 岁以上的老年人群身体、精神、家庭和社会生活满意的程度和老年人对生活的全面评价。

(二) 生活质量的特点

1. 生活质量具有一定的文化依赖性，其评价是深入于个体所处的文化和社会环境中的，它既体现出个体健康的不良状态，又能反映出健康良好的方面。

2. 生活质量是一个包含着生理、心理、社会功能的综合性的概念，从之前单一的强调个体生活的客观状态发展到同时注意个体的主观感受。

3. 老年人生活质量测量中公认的是躯体健康、心理健康、社会功能、综合评价 4 个维度，本节主要介绍生活质量的综合评价。

二、生活质量的综合评估

生活质量可以采用生活满意度量表、幸福度量表以及生活质量综合问卷进行调查评估。

(一) 生活满意度的评估

生活满意度指数是由英国社会心理学家阿德里安·怀特(Adrian White)建立的。

生活满意度是个人生活的综合认知判断,主要是个体生活的一个总体的概括认识和评价。作为一个认知因素,它常被看成是主观幸福感的关键指标,是对快乐的补充,是主观幸福感的一种更有效的衡量标准。

目前,国内外学者对生活满意度已经形成了一个比较一致的看法:生活满意度是指个人依照自己选择的标准对自己大部分时间或持续一定时期生活状况的总体性认知评估,它是衡量某一社会人们生活质量的重要参数。

生活满意度是个人对生活总的观点以及现在实际情况与希望之间、与他人之间的一种差距。生活满意度指数是老年研究中的一个重要指标,用来测量老年人心情、兴趣、心理、生理主观完美状态的一致性。常用的量表是生活满意度指数(Life Satisfaction Index,LSI)(附录二量表5),它从对生活的兴趣、决心和毅力、知足感、自我概念、情绪等方面进行评估,通过20个问题反映生活的满意程度。

(二) 主观幸福感的评估

主观幸福感(Subjective Well-Being,SWB),主要是指人们对其生活质量所做的情感性和认知性的整体评价。在这种意义上,决定人们是否幸福的并不是实际发生了什么,关键是人们对所发生的事情在情绪上做出了何种解释,在认知上进行了怎样的加工。主观幸福感日益受到重视,因而SWB是一种主观的、整体的概念,同时也是一个相对稳定的值,它是评估相当长一段时期的情感反应和生活满意度。

主观幸福感是反映某一社会中个体生活质量的重要心理参数,它包括认知和情感2个基本成分。Kozma于1980年制定的纽芬兰纪念大学幸福度量表(Memorial Unversity of Newfoundland Scale of Happiness,MUNSH)(附录二量表6),作为老年人精神卫生状况的恒定的间接指标,已经成为老年人精神卫生测定和研究的有效工具之一。

(三) 生活质量的综合评估

生活质量(Quality of Life,QOL),又被称为生存质量或生命质量,是一个全面评价生活优劣的概念。通常指社会政策与计划发展的一种结果。生活质量有别于生活水平的概念,生活水平回答的是为满足物质、文化生活需要而消费的产品和劳务的多与少,生活质量回答的是生活得“好不好”。生活质量须以生活水平为基础,但其内涵具有更大的复杂性和广泛性,它更侧重于对人的精神文化等高级需求满足程度和环境状况的评价。

生活质量是一个带有个性的和易变的概念,老年人的生活质量不能单方面从躯体、心理、社会功能等方面获得,评估时最好以老年人的体验为基础进行评价,也就是说不仅要评定受试者生活的客观状态,同时还要注意其主观评价。

常用的适合老年人群生活质量评估的量表有生活质量综合评定问卷(Generic Quality of Life Inventory-74)和老年人生活质量评定表(附录二量表7)。

三、生活质量评估的意义

生活质量所包含的概念非常广泛,生活质量评估方法作为一种新的健康测量和评价技术有着独特的优越性,可以体现在以下几个方面:

1. 生活质量可以测量负向健康,也反映健康积极的方面。
2. 生活质量注重疾病造成的结果,为卫生服务和社会服务需求提供了间接性的依据。

3. 生活质量是多维性的，它包括躯体健康、心理健康以及社会适应能力，还包括生存环境的状况，如生活情况、经济收入、邻里关系、住房情况、卫生服务的可及性、社会服务资源的利用情况等各方面。

4. 生活质量评价的主体是被测量者。在很多健康测量中，医护人员、流行病学家往往是健康测量的主体，他们通过躯体健康检查和心理测量来确定个体是否存在生理及心理疾病。然而在新的医学模式下，人们不仅仅被视为生物的人，也被视为社会的人，这也就动摇了在健康测量中的主体地位。

5. 传统模式下的健康测量主要是以物理检查、生化检查、免疫学实验等仪器检查作为反映健康的主要手段，而并没有顾及受试对象个体对本身健康状况的评估。通过生活质量研究的方法进行评估在利用各种诊断结果的同时，也可以搜集被测量者的主观感受资料，以获得其他检查方法不能得到的信息，如满意度、幸福感、疼痛、情绪等。而且获得资料的方式简单、方便、费用低，不会给受试者带来任何的躯体痛苦。

6. 生活质量评价既可以反映出群体的健康，又可以揭示个体生活质量的高低。这不但反映出特定人群的健康水平，还可以对个体的健康状况进行测定，获得更完善的信息资料。

（窦丽丽）

思考题

1. 对老年人进行健康评估时应注意哪些事项？
2. 简述老年人功能状态评估的内容。
3. 引起老年人实验室检查结果异常的原因有哪些？
4. 王某，女性，70岁，近来因头痛、头晕、胸闷、血压升高为主诉入院，入院后患者出现焦虑、恐惧、绝望、沮丧等情感反应。请问，这些情绪表现提示老人出现了什么问题？出现这些情感反应的原因是什么？
5. 刘某，男性，65岁，现退休在家，与妻子和儿子一家三口生活在一起。请问刘某在家庭中扮演了什么角色？应如何适应老年期角色转变？

第四章　老年人的健康保健

学习目标

1. 掌握老年保健、健康老龄化、自我保健的概念。
2. 掌握老年自我保健的内容及措施。
3. 熟悉老年保健的基本原则、策略及社区老年保健的预防原则。
4. 了解社区老年保健的服务需求、服务对象及国、内外老年保健的发展概况。

第一节　健康老龄化

一、健康老年人的标准

老年人处在老化和多病的年龄阶段，是相对脆弱的群体。有些老年人虽然患有多种慢性疾病，但食欲好、睡眠好、心情舒畅，能适应各种复杂的社会和家庭生活环境。有的老年人看起来健康，但某些器官却有明显的退行性改变和生理功能减退。判断是否属于健康老年人的难度很大，有关部门和学术界提出了一些标准：

（一）中华医学会老年医学会提出的标准

1996年中华医学会老年医学会提出了修改的健康老年人的十条标准：

1. 躯体无明显畸形，无明显驼背等。
2. 无偏瘫、老年性痴呆及其他神经系统疾病，神经系统检查基本正常。
3. 心脏基本正常，无高血压、冠心病（冠状动脉供血不足、心绞痛、陈旧性心肌梗死）及其他器质性心脏病。
4. 无慢性肺部疾病，无明显肺功能不全。
5. 无肝肾疾病、内分泌代谢疾病、恶性肿瘤及影响生活功能的严重器质性疾病。
6. 有一定的视听功能。
7. 无精神障碍，性格健全，情绪稳定。
8. 能恰当地对待家庭和社会人际关系。
9. 能适应环境，具有一定的社会交往能力。
10. 具有一定的学习、记忆能力。

(二)社会医学家的多维评价标准

1. 日常生活功能方面 有独立的生活能力及生活上有自理的能力,能操持一定的家务劳动,并能自理经济,购买生活用品,打电话、取报等。

2. 精神、心理健康 自我意识良好,能自尊、自信、自制,能自我心理平衡,不固执、多疑,能克服自私和偏执等不良心理状态,遇事能自我排解,不焦虑,不抑郁,能保持良好的心理状态。

3. 躯体健康 从老年人健康自我评价、医学症状、慢性病患病情况,以及因健康不济、活动受限和卧床休息、医疗服务的利用等方面得到反映。躯体健康不佳,可表现为多种器质性疾病和症状,如高血压、冠心病、气管炎、糖尿病、肿瘤等。

4. 社会健康 主要指个体人际关系的数量与质量及社会参与的程度。包括能建立良好的人际关系,以促进身心健康;能适应社会环境和家庭环境的变化;能注重礼仪,重视仪表和着装使自己跟上时代的变化;不守旧,勇于参与社会各种活动,能老有所为,老有所乐;能与不同年龄,不同职业的人群相处,乐于学习,注重道德修养。

5. 经济状况良好 老年人的经济状况对其物质生活和精神生活有着密切而广泛的影响,老年人健康的新概念还包括子女赡养、敬老、爱老等社会美德。否则,老年人不可能有全面的健康。

二、健康老龄化

随着医学的发展、科学养生知识的普及、物质条件的改善,老年人对科学养老更趋认同。从追求生活质量向追求生命质量转化。2050 年全球的老年人口将达到 20 亿,世界上 60 岁以上的老年人将首次超过 15 岁以下的青少年,发展中国家的老年人口将是现在的 4 倍。因此,人口老龄化问题越来越引起人们的关注,健康老龄化已成共识。

健康老龄化是于 1987 年 5 月召开的世界卫生大会上首先提出的,1990 年 9 月,世界卫生组织在哥本哈根老龄大会上第一次把"健康老龄化"作为一项战略目标提出来,1992 年联合国第 47 届大会通过了《2001 年全球解决老龄化问题的奋斗目标》,强调要"开展健康老龄化运动"。1993 年,第 15 届国际老年学学会布达佩斯大会上,进一步倡导"科学要为健康的老龄化服务"。1996 年 3 月中国老龄协会提出"面向 21 世纪,积极倡导和促进健康老龄化是我国老龄化的战略方向"。

(一)健康老龄化的含义

1. 健康老龄化的概念 健康老龄化是指个人在老年期时,躯体、心理、智力、社会、经济五方面的功能仍能保持良好的状态。

2. 健康老龄化的标准 目前有 3 种论述:

(1)Rowe 观点:Rowe 等从生物-心理-社会医学模式,提出健康老龄化的标准,包括 3 个方面内容:①低患病率及疾病相关残疾率;②高水平认知功能和躯体功能;③积极参与社会活动。

(2)Jorm 观点:Jorm 等将健康老龄化具体定义为:①生活在社区的老年人;②自我健康评价良好;③日常生活能力(ADL)评价无损害;④简易智能状态检查分数 28 分以上。

(3)我国学者观点:学者吴文元结合我国的文化背景,对健康老龄化下的定义是:良好的日常生活能力、认知功能、心理状态,并且无疾病相关的躯体残疾。

3. 健康老龄化的内涵 我国学者何慧德教授指出,健康老龄化有 2 个方面的含义:

(1)个体健康老龄化:体现为老年期的健康时段延长,伤残或功能丧失只出现在生命晚期,且持续时间很短,老年人生存质量提高,晚年生活更加有意义。

(2)群体的健康老龄化:老年人群中健康者的比例越来越大,老年人口的健康预期寿命延长。

4. 健康老龄化的外延 包括3部分:

(1)老年人个体健康:老年人具有良好的身心健康和社会适应能力。

(2)老年人群体健康:即老年健康预期寿命延长,并与社会整体相协调。

(3)人文环境健康:有良好的老龄化的社会氛围以及社会发展的持续性、有序性并符合规律。

(二)影响健康老龄化的因素

1. 社会及卫生服务体系 老年期是人类的一个正常生命过程,在预防疾病、促进健康方面人人享有平等的、有质量的初级保健和长期保健的权利。

2. 个人因素 个人的不良生活方式如酗酒、吸烟、缺乏运动、营养不均衡、不良的从医行为等;个人的文化程度、性别等则决定着个人的社会地位、经济地位和危险因素的暴露程度;个人遗传因素与心理因素等。

3. 社会环境 周围人群的文化程度很大程度上决定一个特定社会如何看待老年人和老龄化过程;社会支持不足使老年人老无所养、老无所医,增加各种疾病的发病率、死亡率。

4. 居住环境 饮用水、空气、食品质量等。

5. 经济收入和经济环境 老年人的收入普遍偏低,失去工作及社会保障不完善等。

(三)实现健康老龄化的主要途径

实现健康老龄化,从婴幼儿、青少年到成年都要做好准备。为了实现健康老龄化,使广大老年人保持生活自理能力,广泛参与社会活动,我国实现健康老龄化的目标必须从个体、家庭、社区、社会等多层面共同努力,采取相应的措施:

1. 增强自我保健意识 老年人自身应增强自我保健意识,加强身体锻炼,注重个人修养,其中关键之处是树立健康信念,追求良好的生活方式和行为方式。世界卫生组织曾于1997年宣布每个人的健康与寿命60%取决于自己。因此,要健康,自身因素就成为第一要素。

2. 家庭支持 家庭应主动承担养老责任,在生活、精神和经济上给予支持。家家有老人,人人都会老,关爱老年人,尊重老年人,就是关爱我们自己。

3. 健全各种保障体系 加强老年人的社会保障,积极发展老年医疗保险制度,重视老年人的精神文化生活,营造健康老龄化的环境,开展健康老年人的研究,重视老年病研究,加强和发展老年医学和护理教育,普及全科医疗和社区护理,提高老年人社区医疗服务质量,充分发挥老年群体的力量,积极开发健康老年人力资源,达到自我管理,自我服务的目的。

三、积极老龄化

2002年4月在西班牙举行的第二届国际老龄大会上提出积极老龄化。积极老龄化是在健康老龄化基础上提出的新观念,它强调老年群体和老年人不仅在机体、社会、心理方面保持良好的状态,而且要积极地面对晚年生活,作为家庭和社会的重要资源,继续为社会做出有益的贡献。

积极老龄化政策的核心是参与,是有所作为,旨在倡导老年人继续参与社会、经济、文化、精神等各个领域的活动。通过参与各种经济的、社会的活动，可以提高老年人的自信和自尊，在活得潇洒的同时也增加经济收入，提高自我保障的能力。各级政府和全社会各行各业要根据老年人的需要、愿望和能力，充分发挥他们的余热，使他们活得有价值，有意义。老年人不只是被关怀照顾的对象，也是社会发展的参与者和创造者；健康老龄化也不只是我们的终极目标，让老龄化迅速迸发出积极的政治、经济和文化的影响力，进一步增强社会可持续发展的能力，使老年人成为社会发展的建设性力量，才是解决老龄化问题的重要途径。倡导“积极老龄化”战略，需要各级政府和老龄工作协调机构按照政府主导、社会参与、全民关怀的老龄事业发展方针，以及“老有所养、老有所医、老有所教、老有所学、老有所为、老有所乐”的目标，贯彻落实《老年人权益保障法》和地方老年法规，切实采取措施，保护老年人的合法权益，提高了他们的生活质量和生活水平。

世界卫生组织认为，为了让积极老龄化深入人心，必须首先向社会大众阐明和普及积极老龄化概念，走出传统的对人口老龄化的认识误区，树立积极老龄化的新观念。既要看到人口老龄化是社会发展的必然，又要看到它给人类社会带来了严峻的挑战；既要看到老年人过去对社会经济发展所作的贡献，又要看到继续发挥老年人余热的必要性。

第二节　老年保健概述

一、老年保健的概念

世界卫生组织(WHO)老年卫生规划项目提出，老年保健是指在平等享用卫生资源的基础上，充分利用现有的人力、物力，以维护和促进老年人健康为目的，发展老年保健事业，使老年人得到基本的医疗、护理、康复、保健等服务。老年保健的目标并非单纯延长老年人的预期寿命，而是最大限度地延长老年期独立生活自理的时间，缩短功能丧失和生活上依赖他人的时间，提高老年人生命质量，进而实现健康老龄化。

实施老年保健，不仅能维持和促进老年人的健康，达到预防、治疗、和功能锻炼的目的，同时也可以促进老年福利事业的发展。这需要全社会的努力，即在医疗机构、社区和家庭等各个环节中进行。

老年保健组织对于保障老年人的健康和生活具有重要意义。在老年保健组织中，护理人员应该发挥更大的作用，把“老有所养、老有所医”的要求具体地落实到实处。

二、老年保健的基本原则

老年保健的原则是开展老年保健工作的行动准则，为老年保健工作提供指导。

(一) 全面性原则

老年人健康包括生理、心理和社会三方面的健康，因此老年保健也应该是多维度、多层次的。全面性原则包括：

1. 老年的躯体、心理及社会适应能力和生活质量等多方面的问题。

2. 疾病和功能障碍的治疗、预防、康复及健康促进。因此建立一个统一的、全面的老年保健计划是非常有益的。

(二) 区域化原则

老年保健的区域化是指为了使老年人能方便、快捷的获得保健服务，要以社区为中心来组织实施老年保健服务。社区老年保健工作的重点是针对老年人独特的需要，确保在要求的时间、地点，为真正需要服务的老年人提供社会援助。主要体现在通过家庭、邻里与社区建立医疗保健和生活照料服务，便于帮助老年人克服困难，更好的生活。为此，受过专门训练的人员是十分必要的。

（三）费用分担原则

由于日益增长的老年保健需求和紧缺的财政支持，老年保健的费用应采取多渠道筹集社会保障基金的办法，即政府承担一部分、保险公司的保险金补偿一部分、老年人自负一部分。这种“风险共担”的原则越来越为大多数人所接受。

（四）功能分化原则

老年保健的功能分化是在对老年保健的全面性充分认识的基础上，对老年保健的各层次有足够的重视。它体现在老年保健计划、组织和实施及评价等方面，如老年人可能存在特殊的生理、心理和社会问题，不仅需要从事老年医学研究的医护人员，还要有心理学家、精神病学家及社会工作者参与老年保健。老年保健的功能分化随着老年保健的需求而增加。因此，在老年保健的人力配备上要有明确的功能分化。

（五）联合国老年政策原则

1. 独立性原则

(1)老年人应当借助收入、家庭和社区支持及自我储备去获得足够的食物、住宅及庇护场所。

(2)老年人应当有机会继续参加工作或其他有收入的事业。

(3)老年人应当能够参与决定何时及采取何种方式从劳动力队伍中退休。

(4)老年人应当有机会获得适宜的教育和培训。

(5)老年人应当能够生活在安全和与个人爱好及能力变化相适应以及丰富多彩的环境中。

(6)老年人应当能够尽可能长地生活在家中。

2. 参与性原则

(1)老年人应当保持融入社会，积极参与制定和实施与其健康直接相关的政策，并与年轻人分享他们的知识和技能。

(2)老年人应当能够寻找和创造为社区服务的机会，在适合他们兴趣和能力的位置上做志愿者服务。

(3)老年人应当能够形成自己的协会或组织。

3. 保健与照顾原则

(1)老年人应当得到与其社会文化背景相适应的家庭和社区的照顾保护。

(2)老年人应当能够获得卫生保健护理服务，以维持或重新获得最佳的生理、心理与情绪健康水平，预防或推迟疾病的发生。

(3)老年人应当能够获得社会和法律的服务，以加强其自治性、权益保障和照顾。

(4)老年人应当能够利用适宜的服务机构，在一个有人情味和安全的环境中获得政府提供的保障、康复、心理和社会性服务及精神支持。

(5)老年人在其所归属的任何一种庇护场所、保健和治疗机构中都能享受人权和基本自由，包括充分尊重他们的尊严、信仰、利益、需求、隐私，以及对其自身保健和生活质量的决定权。

4. 自我实现或自我成就原则

(1)老年人应当能够追求充分发展他们潜力的机会。

(2)老年人应当能够享受社会中的教育、文化、精神和娱乐资源。

5. 尊严性原则

(1)老年人应当能够生活在尊严和安全中,避免受到剥削和身心虐待。

(2)老年人无论出于任何年龄、性别、种族背景、能力丧失或其他状态,都应当能够被公平对待,并应独立评价他们对社会的贡献。

三、老年保健的任务

老年保健的任务就是要运用老年医学护理学知识开展老年病的防治工作,加强老年病的监测,控制慢性病和伤残的发生;开展老年人群的健康教育,指导老年人的日常生活和健康锻炼,提高自我保健能力和健康意识,延长老年人的健康期望寿命,提高老年人的生活质量,为老年人提供满意的医疗保健服务。开展这些保健服务,需要依赖一个完善的医疗保健服务体系,即需要在老年医院或老年病房、中心服务机构、社区家庭中充分利用社会资源,做好老年保健工作。

1. 老年人医院或老年病房的保健护理 医院内医护人员应掌握老年疾病的临床特征,运用老年医学及护理学知识有针对性的做好住院老年患者的治疗、护理工作和健康教育工作。

2. 中间服务机构的保健护理 中间服务机构介于医院与社区家庭之间,比如老年人护理院、老年疗养院、日间老年护理站、敬老院、老年公寓等,中间老年服务机构的老年保健护理,可以增进老年人对所面临健康问题的了解和调节能力,指导老年人每日按时服药、康复锻炼,帮助老年人满足生活需要。

3. 社区家庭中的医疗保健护理 社区家庭中的医疗保健服务是方便老年人医疗服务的主要形式,能提供老年人基本的医疗、护理、康复、健康保健等服务,是老年保健工作重要内容之一,它可以减轻社会医疗负担,满足老年人不想脱离家庭环境、社区的心理需求。

四、老年保健的策略

根据老年保健目标,针对我国国情和老年保健体系,将我国老年保健策略归纳为6个"有所",即"老有所医"、"老有所养"、"老有所乐"、"老有所学"、"老有所为"和"老有所教"。

1. 老有所医——老年人的医疗保健 老有所医关系到老年人的生活质量,因为大多数的老年人的健康状况随着年龄的增长而下降,健康问题和疾病逐渐增多。要改善老年人口的医疗状况,就必须首先解决好医疗保障问题,只有深化医疗保健制度的改革,逐步实现社会化的医疗保险,运用立法的手段和国家、集体、个人合理分担的原则,将大多数的公民纳入这一体系中,才能改变目前支付医疗费用的被动局面,真正实现"老有所医"。

2. 老有所养——老年人的生活保障 家庭养老仍然是我国老年人养老的主要形式,但是由于家庭养老功能的逐渐弱化,养老必由家庭养老转向社会养老,特别是社会福利保健机构。建立完善社区老年服务设施和机构,增加养老资金的投入,保证老年人的基本生活和服务保障,将成为老年人安享幸福晚年的重要方面。

3. 老有所乐——老年人的文化生活 老年人在离开劳动生产岗位之前,奉献了自己的一生，因此有权继续享受生活的乐趣。国家、集体和社区都有责任为老年人的“所乐”提供条件。积极指导老年人正确和科学地参加社会文化活动，提高身心健康水平和文化修养。“老有所乐”的内容十分广泛，如社区内可建立老年活动中心，开展琴棋书画、阅读欣赏、体育娱乐活动，饲养鱼虫花草，组织观光旅游，参与社会活动。

4. 老有所学和老有所为——老年人的发展与成就 老年人在人生岁月中积累了丰富的经验和广博的知识，虽然在体力和精力上不如青年人和中年人，但仍是社会的宝贵财富。因此，老年人仍然存在一个继续发展的问题。

(1)老有所学：老年人可根据自己的兴趣爱好，选择学习内容，如医疗保健、绘画、烹调、下棋、少儿教育等，这些知识又给老有所为创造了一定的条件或有助于潜能的发挥。

(2)老有所为：可分为 2 类：①直接参与社会发展，将自己的知识和经验直接用于社会活动中，如从事各种技术咨询服务、医疗保健服务、人才培养等；②间接参与社会发展，如献计献策、社会公益活动、编史或编写回忆录、参加家务劳动支持子女工作等。老有所为既提高老年人在社会和家庭中的地位，又增加了个人收入，对进一步改善自身生活质量起到了积极的作用。

5. 老有所教——老年人的教育及精神生活 一般来说，老年群体是相对脆弱的群体，身体脆弱、心理脆弱、经济脆弱。由于经济分配不公、政治上的忽视、情感上淡漠、观念的歧视等都可能造成老年人的心理不平衡，从而不利于代际关系的协调，不利于社会的发展，甚至会造成社会的不安定因素。国内外研究表明：科学的、良好的教育和精神文化生活是老年人生活质量和健康状况的前提和根本保证。因此，社会有责任对老年人进行科学教育，帮助他们建立健康的、丰富的及高品位的精神文化生活。

第三节 社区老年保健

一、社区老年保健的服务需求

(一) 社区是老年保健实施的最主要场所

老年人的主要生活场所是社区，1992 年，联合国第 47 次大会通过的《2001 年全球解决人口老龄化问题方面的奋斗目标》中有 8 项目标，其中第三项是：“支持以社区为单位，为老年人提供必要的照顾，并组织由老年人参加的活动。”由于老年人常患有不同的疾病，需要长期的预防、医疗、保健、康复等照护，并且老年人多数愿意留在家中，不愿住进老年保健机构，因此，社区成为老年保健实施的最主要的场所。

(二) 依托社区服务的家庭养护是老年人保健的主要形式

为满足老年人的医疗保健要求，解决老年人就医不便的困难，家庭将成为社会最基本的卫生保健“结构”单位。家庭老年保健职能的拓展不仅可降低社会对医疗的负担，而且有利于满足老年人不脱离熟悉的社区及家庭环境的心理要求。依托在社区服务基础上的家庭养护是解决老年人保健和养护最主要、最具有可操作性的形式。

(三) 社区老年保健的主要需求

老年保健的目标是使老年人的躯体、心理、社会三方面经常处于最佳状态，其内容包括：健康和保健需求、预防和医疗需求、护理需求、康复需求、心理健康服务需求。可在社区实施的，并能满足这些需求的方式是多种多样的(表 4-1)。

表 4-1　社区老年保健的主要需求及应对方式

需求	主要方式	主要目标	主要内容
健康和保健需求	周期性体格检查和健康教育	维护和促进老年人健康，延缓老化，保持良好的独立生活能力，提高生活质量	消除各种对人体有害的因素，提高人体对外界环境的适应力，掌握一些常见病的预防方法，提高自我保健意识和能力
预防和医疗要求	门诊、出诊、巡回医疗、家庭访视	老年期感染、药物不良反应、精神心理障碍的预防；慢性病的及时诊治和坚持治疗	提供和承担老年人出现卫生问题时的首次服务，或称一级接触，为具有综合性、连续性的医疗服务
护理要求	采用在社区的医院、卫生站和家庭中能开展的适宜护理技术	使老年人得到一般护理和防治疾病所需的特殊护理服务	社区专业卫生保健人员执行并指导家庭人员和老年人学会在力所能及的范围内可实施的护理技术
康复需求	体育锻炼和功能体操；应用康复器材或手术进行康复；高级精神活动康复	保持健康老年人正常的机体功能，延缓衰退；促进病残机体功能的恢复和代偿功能的发挥	以推广适合老年人本人、家庭人员开展的康复技术为主，专业医疗机构要提供有效的康复服务和康复指导、功能康复评估
心理健康服务需求	开展心理咨询业务、配合社区健康教育活动，进行心理健康教育	保持老年人最佳的心理健康状态，减少不良因素对心理健康的损害	认识心理健康和身体健康的关系、维持良好心态的重要性，重点使老年人和家庭人员对疾病有正确理解，尽量减少因疾病而带来的心理问题或障碍

二、社区老年保健的服务对象

（一）高龄老年人

高龄老年人是指 80 岁以上的老年人。高龄老年人是体质脆弱的人群，多数同时患有几种疾病，易出现系统功能衰竭，住院时间也较其他人群长，对医疗、护理、健康保健的需求量大。

（二）独居老年人

随着社会的发展和人口老龄化、高龄化，我国推行计划生育政策带来的家庭结构变化，家庭已趋于小型化，单独生活的老人家庭比例增加。特别是农村，青年人外出打工的越来越多，导致老年人单独生活的现象比城市更加严重，由于交通不便，独居老年人很难外出看病。因此，定期巡诊、送医送药、开展家庭护理是非常必要的。

（三）丧偶老年人

丧偶老年人随年龄增高而增加，女性丧偶的几率高于男性。丧偶对老年人的生活影响很大，带来的心理问题也非常严重，丧偶老年人的孤独感和心理问题发生率均高于有配偶者，这种现象对老年人是有害的，尤其是近期丧偶者，常导致原有疾病的加重或复发。

(四) 新近出院的老年人

新近出院的老年人因疾病未完全恢复，身体状况差，常需继续治疗和及时调整治疗方法，如遇到经济困难等不利因素，极易导致疾病复发，甚至死亡。因此，社区保健服务工作者应掌握本区域内的近期出院的人员的情况，并根据具体情况定期随访。

(五) 老年精神障碍者

老年人中的精神障碍者主要是痴呆，包括血管性痴呆和老年性痴呆。随着老年人数的增加和高龄老年人的增多，痴呆老年人也会增加。重度痴呆的老年人，生活失去规律，并且生活不能自理，常伴有营养障碍，会加重原有的躯体疾病，使平均寿命缩短。因此，痴呆老年人需要的社区保健服务明显高于其他人群，应引起全社会的重视。

三、社区老年保健的预防原则

(一) 预防是社区老年保健的重要内容

慢性病仍然将成为21世纪老年人的主要死因。通过健康教育和咨询，建立健康的生活方式可以有效地阻止慢性病的发生，及时筛选出无症状的患者，能及时阻止慢性病的进程，从而大大提高慢性病的诊治效果和逆转由慢性病导致的功能残疾和生活能力的下降。

(二) 老年保健的四级预防原则

与成人保健不同，老年期卫生保健大大突破了原有的三级预防的原则和界限，起源于中青年时期的老年期主要疾病如心脑血管病已失去了一级预防（病因预防）的机会，而二级（早期诊断、早期治疗和控制发展）和三级预防（防止残疾）也变得模糊起来，因而应重视规范和充实适合老年的四级预防保健。

1. 一级预防 又称病因预防，主要目的是切断各种健康危险因素和病因作用的途径，同时针对机体采取一些增进健康的措施。对未患病老年人要做好健康宣传教育及健康促进工作。首先要提高老年人对有害健康的生活方式或物质、不良行为与疾病发生关系的认识，改变对膳食、不良卫生行为的态度，继而采取一些干预措施，防止不良因素加速老化。老年人中的特殊问题还有预防错误和大量用药，指导使用辅助工具，改善环境，预防意外（如跌倒）等。

2. 二级预防 即在疾病发生以后，通过早期发现、早期诊断、早期治疗等措施使疾病得到及时有效的控制，减少危害。

3. 三级预防 主要是在疾病后期采取各种康复手段预防并发症，防止病残，使之早日康复。

4. 四级（终极）预防 到了需要他人帮助的时候，老年人进入长期照料期。按照世界卫生组织的定义，长期照料（long term care，LTC）是指由非正式照料者（家庭、朋友和邻居）、正式照料者（卫生、社会和其他工作者）以及志愿者为因健康问题需要长期照料者提供的卫生和社会生活的服务。尽可能地减轻工作伤害感觉，减缓心理压力，实施适宜的特殊安养方案，善终其最后人生岁月。

第四节 老年人的家庭护理

随着老龄化社会的到来，家庭护理的优势将更加突出，老年人由于各项功能的衰退，容易患各种慢性疾病，如糖尿病、心脑血管疾病等，这些慢性疾病多数不能完全治愈，急性发作期需住院治疗，病情相对稳定后在家中疗养。老年家庭护理主要是针对老年人的身体状况及患病特点，在家中为老年人提供相应的预防性照顾和健康教育。

一、家庭护理的必要性和可行性

（一）老年家庭护理的必要性

1. 老年人常患多种慢性病　老年人随着年龄的增大，户外活动逐渐减少，体质逐渐衰退，视力、记忆力及对外界变化的应变能力也逐渐减退；老年人大多数都患有慢性疾病，这些慢性疾病多数不能完全治愈，致使相当部分的老年人生活不能自理，或者需要在家里长期治疗。因此，要维持老年人的健康和疾病的康复，家庭护理是非常重要的，而且，慢性疾病急性期需住院治疗，但不可能长期在医院治疗，大多数时间还需在家中继续进行康复治疗，就需要家庭的照护。

2. 传统观念的影响　中国人对家庭非常重视，一般老年人都不愿离开家庭去养老机构，希望能在家中和家人生活在一起。

3. 医疗机构不足　我国人口众多，老年人口的数量又非常庞大，对医疗及养老机构的需求很大，但目前医疗水平相对滞后，很难满足老年人对医疗保健服务的需求。

4. 经济因素　我国经济还不发达，老年人的经济条件还很有限，看病难、吃药难的情况还时有发生。

（二）老年家庭护理的可行性

1. 传统习惯　我国家庭历来就有照顾老人和赡养老人的优良传统，家庭护理就是发扬我们民族尊老、爱老、敬老的精神，这种精神对促进家庭和社会的和谐，促进精神文明建设是非常重要的。

2. 熟悉的生活环境　家庭护理是老年人比较容易接受的保健活动之一。老年人离退休后家庭成为他们主要的生活场所，家庭的生活环境是他们熟悉和习惯的，而且和家人生活在一起也比较融洽，这样就避免了到陌生环境中所引起的孤独和焦虑等不良心理反应等情况。

3. 家庭护理对老年人的照顾极为有利　家庭护理要求照顾的内容很多，照顾者要对老年人的脾气习性、兴趣爱好有较深的了解，这样照顾起来也比较周到；护士应熟悉患者的各方面情况，为患者创造舒适安全的休养环境，指导老年人合理的膳食，利用简便的医疗器械，对各种不同的疾病进行特殊护理，同时可以对老年人及家属进行健康教育，充分发挥家庭护理的优越性。

二、家庭护理的原则

老年人最关心的问题是健康，因此，家庭护理就要从促进老年人健康为出发点，在做家庭护理时应注意以下原则：

1. 全方位、多视角原则　老年人的健康不仅包括躯体健康，还包括心理与社会等多个方面，每个方面又有很多层次。所以，照顾老人也要兼顾多层次多侧面的特点。

2. 持之以恒的原则　老年人的慢性疾病都是长期积累下来的，有功能性的，也有器质性的，都需要长期的护理。因此，家庭护理就要做好长期护理的准备，应持之以恒给予老年人适当的照顾。

3. 个体性和普遍性相结合的原则　护理的服务对象应是全体老年人，包括生病的老年人，也包括健康的老年人；护理的内容不仅包括治疗的护理，还有预防与康复护理。因为，老年人的家庭环境、健康水平、文明程度等具体情况都不相同，所以护理工作也要因人而异、因时而异，具体问题具体分析和处理。

4. 调动老年人的主动性　在老年人的护理过程中，一定要充分调动老年人自己的主观能动性，主动配合、自我训练、自我康复。他们自己能完成的日常活动，就让他们自己完成，部分能完成的护理人员应协助其完成，避免患者对护理人员过分依赖。

三、家庭护理的内容

(一) 老年家庭护理的内容

1. 综合评估老人的健康和功能状态，以确定老人所需要的服务项目。

2. 提供治疗、药疗及生活上的护理等。

3. 根据老人的活动能力调整家居环境，使之更适合老人的生活起居；提供日常生活自理的辅助性工具，如助行器、沐浴椅等提高老人的日常生活自理能力。

4. 协调安排供餐、购物及家居清洁等服务。

5. 检查与改进家居安全，配备急诊呼救系统、安装烟火探测装置等。

6. 对老人和家属做保健与护理指导。

7. 对长期照顾生活不能自理的老年人的亲属要给予心理、技术、经济上的支持，必要时安排老人短期入住养护机构，以使其主要照顾者得到一定的休息。

(二) 老年家庭护理的注意事项

1. 尊重老年人 老年人为国家的建设和家庭做出了自己的贡献，理应受到下一代的尊敬和热爱，尊敬老人能给老人心理带来安慰，也体现了护理的职业道德，所以护理老人时要使老人有亲切感、安全感、舒适感、信任感，像对自己的长辈一样敬重老人，在尊敬与体谅的环境中做好护理工作。

2. 注意观察病情的变化 老年人的病情和身体状况容易发生突然变化，并且先兆往往不明显，患者又不能清晰说出自己的症状，因此对老人的一般主诉都不能疏忽，要及时倾听老人主诉，注意观察病情，对任何异常变化和新出现的症状都要及时发现。

3. 细心、耐心对待患者 由于老年人听力减退、记忆力减退、语言表达不清晰、理解力下降，常常不能确切回答问题。因此，与老人交谈时一定要耐心、细致、体贴。进行生活护理时要动作轻柔，使老年人感到舒适。进行技术服务时要稳、准、快、好。

4. 重视预防，减轻患者痛苦 护理老人要从整体考虑，及时发现危害因素，预防并发症的出现。如在了解病情的同时，还要了解其精神状态、卫生习惯、睡眠质量、营养状况、居住环境、活动能力等，发现可能的问题及时采取相应的护理措施；老年人的许多疾病是不能完全治愈的，所以护理工作中应尽最大努力减轻患者痛苦，如对癌症晚期和其他疾病终末期的老年人，不仅要使用药物和其他疗法缓解患者痛苦，还要注意心理护理，给予患者精神上的支持和安慰。

5. 心理安慰 老年人由于外界环境的改变和生理上的老化的变化，在思想、情绪、人际关系及生活习惯等方面产生不能迅速适应这些改变的心理变化，护理人员应理解和同情老年人，采取有效措施，尽力减轻老年人的痛苦。

6. 防止并发症 护理老人时要积极采取防护措施，如对久卧的老年人要协助他们勤翻身、勤按摩、勤擦洗。老人如厕、外出要有人搀扶。防止老人坠床等。

四、对家庭照料者的帮助与指导

家庭照料者是指在家庭中对老年人进行护理照顾的家属、子女、保姆等，不包括专业护士在内。如果家庭护理有家庭照料者负担，则护士必须给家庭照料者以支持、帮助和指导。

照料者在长期照料老人的过程中会感受到体力疲乏、情绪抑郁、睡眠不好、身心疲惫，健康状况很快会下降，还会面对社会和经济等方面的巨大压力。因此，为了提高家庭护理质量，减少或避免照料不当的发生，照料者应正确进行自我调节，维持良好的心态，这样才能有效长期承担起照顾老人的重任，对照料者应进行评估并从以下几个方面进行调解：

1. 研究减少老年人依赖性措施，以减轻照料者的护理工作量。

2. 协调照料者与家庭其他成员间的关系与分工　指导照料者必要时寻求社会支持机构的帮助。社会支持的来源除家人、亲戚外，还有社会服务机构、日间托老所、老人福利院、老人康复院等。使照料者获得一定时间、一定程度的松弛和休息，心理上也能得到平衡。

3. 指导照料者进行有益于身心健康的文体活动　照料老人虽然需花很多时间，但照料者也应考虑自己的需求，忙里偷闲，适当抽出一定的时间做一些自己喜欢的事情，与亲友一起出去活动或者做一些运动来缓解身心压力，促进健康。

4. 对照料者的情绪变化进行相应的指导　照料者有事会感到沮丧、生气、恐惧、愤恨等情绪波动，要让他们能正确理解自己的情绪波动，可以将自己的内心感受向信赖的朋友倾诉，必要时可以看心理医生。

5. 及时发现并纠正照料不当　对老年人的照料不当有两种情况：虐待与疏忽。虐待包括躯体和精神上的虐待，如将老年人长时间捆绑于椅子上或床上，对老年人动作粗野，甚至动手打老年人，向老年人高声喊叫、呵斥，威胁老年人，或不理老人及把老年人当小孩看待。忽视也包括躯体和精神两个方面，身体的忽视包括：不能满足老年人的正常生理需要，如不能给予充足的营养、不能提供安全的居住环境及安排好洗浴和排便用具等；延误医疗保健方面的需要，如不能定期进行健康检查、不能及时发现老年人生病或虽已发现生病而未及时进行诊治等。精神的忽视包括对老年人的存在的忽视、剥夺老年人应有的权利与选择等。

照料不当的发生，大多数是由于照料者身体与精神等方面压力过大、过久，而出现了应激反应，或者由于照料者缺乏卫生保健知识而引起的。因此，对照料者应进行相关的卫生保健知识的培训，还应以同情和关怀的态度，采取合适的措施，减轻其压力，来达到纠正照料不当的目的。

第五节　老年自我保健

一、自我保健的概念

WHO组织的定义是：自我保健是指个人、家庭、邻居、亲友和同事自发的卫生活动，即指人们为保护自身健康所采取的一些综合性的保健措施。自我保健注重提高个人和家庭的自我心理调适，提高心理素质和社会适应能力，建立身体、心理、行为和社会的全面健康意识和健康行为；注重致病因子出现之前的预防，以推动个人、家庭及社区改变不良个人生活方式和卫生习惯。

老年自我保健是指健康或罹患某些疾病的老年人，利用自己所掌握的医学知识和科学的养生保健方法，简单易行的康复治疗手段，依靠自己和家庭或周围的力量对身体进行自我观察、诊断、预防、治疗和护理等活动。通过不断调适及恢复生理和心理平衡，逐步养成良好的生理习惯，建立起一套适合自身健康状况的养生方法，从而达到防病治病，增进健康，提高生活质量，推迟衰老和延年益寿的目标，最终实现健康老龄化。

二、自我保健的内容

（一）适应环境变化，增强自立意识

老年人应调整好心理状态，安排好晚年生活。面对不断变化的环境，老年人应采取积极

的生活态度，尽可能保持独立的生活能力，以自立为荣。自立程度提高的同时，也有利于提高自己的生活质量、尊严和家庭中的地位。

（二）保持和促进健康的行为习惯

健康行为指个体和群体表现出的客观上有利于自身和他人健康的行为。老年人的健康行为主要表现在日常生活行为上，如戒烟限酒、合理膳食、生活规律、适量运动、充足睡眠、心理平衡、回归自然、培养良好兴趣爱好等。

（三）积极参加社区保健活动

老年人应积极参加社区的健康教育、健康体检及改善环境卫生等活动，从而不断提高自我保健意识，达到增强自我保健能力的目的。

（四）重视晚年健康知识的学习

健康保健知识的学习是自我保健的重要环节，因此要重视学习。在当今社会中，有多种疾病和不健康的生活方式有关，如癌症、心脑血管病的发生与吸烟、酗酒、膳食结构不均衡、精神紧张及缺少运动有关；意外死亡，特别是交通意外与工伤意外等也与行为不良有关。老年人可通过社区组织的健康知识讲座，老年刊物中的保健知识宣传，电视传播及网络保健知识的查询等途径，提高保健知识水平，促进自我保健。

知识链接

美国老年学会推荐的“老年保健标准”

1. 锻炼　一是体能，每天要做操或散步，活动每一个关节和每一块肌肉；二是头脑，每天要看书报或学习一门新课；三是精神，回忆过去或幻想未来，探讨一个新问题或新概念，尽量使自己融入多彩的世界，而不脱离于生活之外。

2. 娱乐　要学会“玩”，玩得投入、放松、痛快、潇洒。要心情愉快，开怀大笑。

3. 睡眠　定时睡眠，尽量不用安眠药，睡眠时间因人而异，不必固定，以醒来感觉舒服为标准，白天也要注意休息。

4. 氧气　使生活环境充满新鲜空气，室内要经常通风换气。要常到大自然中去呼吸新鲜空气。

5. 营养　定时定量摄取合乎营养的膳食，提倡平衡饮食，包括奶、蛋、肉、水果蔬菜和五谷杂粮，做到低脂肪、少盐、高蛋白质。

6. 目的　生活要有目的性，做到“老有所为”，精神有所寄托。

三、自我保健的措施

（一）自我观察

即通过“视”、“听”、“嗅”、“叩”、“触”等方法观察自身的健康状况，以及时发现异常或危险信号，做到早期发现和及时治疗疾病。自我观察主要包括：观察与生命活动有关的重要生理指标；观察身体结构和功能的变化；观察疼痛的部位和特征等。通过自我观察，掌握自身健康状况及时寻求医疗保健服务。

（二）自我预防

建立健康的生活方式，养成良好的生活、饮食、卫生习惯，调整和保持最佳的心理状态，坚持适度的运动，科学锻炼，是预防疾病非常重要的措施。

（三）自我治疗

自我治疗是指慢性病和一些轻微损伤的患者对自己施行的治疗，如患有心肺疾病的老年人可在家中用氧气袋、小氧气瓶等吸氧；糖尿病患者自己进行皮下注射胰岛素；常见慢性患者的自我服药等。

（四）自我护理

运用家庭护理知识进行自我保健、自我调节、自我参与及自我照料护理，以增强生活自理能力。

1. 自我保健　老年人应承认老化的客观性，在日常活动中强化自我保健意识，有病及时到医院治疗，切勿滥用保健品当药品，这不仅会造成经济上的浪费，而且会耽误治疗的最佳时期。

2. 自我参与、自我照料　老年人在力所能及的范围内参与社会活动、家庭活动，自我照顾的过程中，不仅能为国家、家庭进一步贡献力量，而且能充实自我。

3. 自我调节　老年人自我调节的关键是要胸襟豁达，社会在不断向前，急流勇退也是明智的选择。正确处理好与子女的关系，相互尊重，善于从子女身上获得信息、知识，在家庭中永葆智者的风范。还要学会自我欣赏，人人都有自我欣赏的资本，随着生活水平的提高，老年人可以适当的穿着打扮，爱美是热爱生活的表现，外表的整洁得体可以带来内心的坚定与信心。

（五）自我急救

在特殊危急的情况下，老年人及家属应具有一定的急救常识，才能最大限度地提高治疗效果，挽救患者的生命。主要包括：①掌握急救电话和指定医院电话；②外出时随身携带自制急救卡，卡上写明姓名、年龄、联系电话、血型、主要疾病及指定医院等关键内容；③患有心绞痛的老年人应随身携带急救药盒；④患有心肺疾病的老年人家中要常备吸氧装置。

四、自我保健的注意事项

1. 老年人要根据自我保健的目的、身体状况来选择适当的自我保健方法。如：膳食营养保健、生活调理保健、精神心理卫生保健、运动保健、药物疗法保健等。

2. 自我保健应采用药物疗法和非药物疗法相结合，以非药物疗法为主。如在急性病、慢性病发病期或感染性疾病等，应以药物疗法为主，而老年人的一些慢性病以非药物疗法如营养调整、生活调理、运动、心理治疗、物理疗法等为主，效果不明显时再采用药物疗法进行治疗。

3. 使用药物自我保健法时应特别注意，应根据自身的健康状况、肝肾功能状况及个体耐受性合理使用，以非处方药为主，如需治疗用药，应根据医嘱。

4. 体弱多病的老年人在自我保健时常采用上述的综合保健措施，但要分清主次，合理调配，起到协同作用，提高自我保健的效果。

第六节　国内、外老年保健的发展概况

一、我国老年保健的发展概况

我国政府对老龄事业十分关注，在加强领导、政策指引、国内外交流、机构发展、人才培养和科研等方面，相关部委及各级政府都给予了关心和支持，国家颁布和实施了一系列的法律法规和政策；针对我国的基本国情，建立有中国特色的老年社会保障和社会互助制度，建立以家庭养老为基础、社区养老为依托、社会养老为补充的较为完善的以老年福利、医疗保健、体育健身、生活照料、文化教育和法律服务为主要内容的老年服务体系和保健模式。我国目前为老年人提供健康照顾的模式有敬老院、福利院、老年公寓、老年康复医院、临终关怀医院、社区卫生服务、家庭保健等。

(一) 机构养老

1. 概念 机构养老是指老年人离开自己熟悉的家庭居住环境，入住各种养老机构中接受照顾的一种养老模式。

养老机构拥有适宜老年人生活的设施条件和具有相关专业的人员，为不同类型、不同需求的老年人提供专业化的生活照料和医疗护理服务。它在满足养老的即时性、连续性、专业性，特别是对那些不能完全自理、完全不能自理的高龄老人的照顾方面，起着不可替代的作用。我国机构养老服务还存在许多问题，护理人员不足，多是临时工或外聘人员；结构不合理，多以女性为主，男性护理人员较少；专业教育背景和训练不足，缺少护理经验。这些因素直接影响了对老年人的照顾，也制约着养老机构的发展。

2. 养老机构的种类

(1)养老院和敬老院：养老院属于国家举办的社会保障事业，指我国城市开办的集中供养老人的福利机构。养老院的生活设施比较齐全，有文化娱乐室、洗衣房、浴室、康复治疗室等。较大型的养老院常根据老年人的健康状况，分成若干个区域，进行人力配备和分类管理。收养的对象为无依无靠、无家可归、无经济来源的城市孤寡老人和残疾人。

敬老院主要是由乡政府建立，收纳的是农村孤寡老人。敬老院对老人施行保住、保吃、保穿、保医、保葬，一般不收取任何费用。申请入院要层层审批，覆盖面很窄，而资金又严重缺乏，条件差、收养人数少，规模小社会效益不高，目前敬老院的发展面临很大的困难。

(2)老年公寓：老年公寓指具有齐全的公共服务功能，为老年人提供环境符合老年人身心特征的家庭机构。可根据老年人的健康状况，提供外出的交通工具，代为购物、生活起居照顾、营养保健等服务，老年人能得到更为便捷的服务，患病时能及时得到救治，健康状态衰退至生活不能自理时则转入养老院。适合日常生活能自理、自身生活能自己安排的老年人。

(3)日间护理院：在日间护理院里，各种专门为老人设计的集体活动有利于防止他们功能的退化，适合日常生活能自理的老年人，也为轻度认知能力减退的老年人提供简单的体格检查、照料及餐饮，给老年人营造一个舒适、安全的环境。

(4)托老所：是社区老年服务项目之一，有日托、全托和临时托3种形式适合于白天家中无人照料，感到生活不便的老人可以日托；子女临时出差或照顾者需要缓解压力的老人可办临时托；无子女或子女不在身边的可办全托。方式灵活多样，老人和子女都感到很方便，但由于费用较高，出现了设施利用率不高，入住率低的现象。

(5)临终关怀机构：是以“善终”服务为宗旨，并非专为老年人而设，但使用者以老年人居多，专门收留年迈久病，弥留于人世的老人。以生活护理和临床护理为主，支持、姑息疗法为辅，通过谈心、暗示等心理疗法疏导和缓解临终者的情绪，以减少他们肉体和精神上的痛苦，使他们平静安然地离开人世。

(二) 居家养老

居家养老是老年人及家属最愿意接受的养老方式，是现在也是未来我国养老模式的主流。世界上大多数国家的养老都是以家庭为主，即使发达国家机构养老的比例也只有5%～7%。居家养老模式的有效运转有赖于城市社区“为老”服务体系的支撑。调查表明，随着经济发展和工业化、城市化进程不断加快，人们居住方式和生活方式发生了深刻变化，家庭小型化趋势日益明显，社会转型带来的生活节奏加快和工作压力增加等因素，导致家庭养老功能日益弱化，传统的养老模式受到了严峻的挑战，需要探讨一个融家庭养老与社会为老服务共存的新模式。另外，发展机构养老服务不可能满足多数老年人的服务需求，必须探索一个能够满足绝大多数老年人养老服务需求的新形式，这就是居家养老服务。

1. 居家养老的概念　居家养老不同于传统的家庭自然养老，也不同于机构养老。它的基本含义包括两个方面：①从养老方式看，它区别于机构养老，老年人是在自己家里养老，而不是在老年公寓、福利院等机构养老；②从养老资源提供的主体看，它区别于传统的家庭自然养老，居家养老除了需要家庭照料外，还需要来自社会，主要是来自社区的帮助和照顾，更强调社区照顾在养老中的作用。总之，居家养老是以家庭为核心，以社区为依托，以老年人日间照料、生活护理、家政服务和精神慰藉为主要内容，以上门服务和社区日托为主要形式，并引入养老机构专业化服务方式的一种养老服务体系。

2. 居家养老服务的内容详见“老年家庭护理的内容”。

3. 居家养老的优点

(1)居家养老符合我国的传统文化习俗，满足了老年人的意愿和情感需要。家庭对于老年人来说，保留了他们整个生命历程的印迹，是他们毕生努力和经历的结晶，是他们生命中不可缺少的一部分。我国与西方国家不同，老年人在希望获得服务的同时，更看重家庭带给自己的安全感、亲情感和归属感，这种超越服务层次的需求，只有在家里才能得到。居家养老正是满足了老年人这种情感需要的最好方式。

(2)与机构养老服务相比，居家养老服务有成本较低、覆盖面广、服务方式灵活等诸多优点，符合我国“未富先老”的社会特点。可促进家庭和谐、社区和谐与代际和谐。

(3)居家养老能在一定程度上有效预防老年人丧失原有的日常生活自理能力。因为高龄老人或认知能力受损的老人对陌生环境的适应能力减退，易发生意外事故，日常生活能力不可逆下降，而居家养老避免了搬迁，让老人在自己熟悉的环境中，达到有效预防老人丧失原有的日常生活自理能力。

4. 居家养老的现状与前景

(1)政策支持力度不够，居家养老还处于自发的、无序的发展状态。

(2)居家养老社会化程度不够，资金投入不足，投资主体单一。

(3)居家养老服务体系与从业人员专业化水平不够，不能满足老年人日益增长的多元化养老的需要，影响了服务质量的提高。

(4)居家养老工作管理水平较低，一些医疗卫生、文化教育、生活照料、家政服务、体育锻炼等养老服务资源属于不同部门，资源缺少整合。

目前居家养老虽然还面临一些困境和难题，但居家养老在缓解老龄化、高龄化压力的同时，带动了服务行业、地区经济的发展，因此具有很好的发展前景。

二、国外老年保健的发展概况

世界各国老年保健发展状况不尽相同，欧美等国家由于进入老龄化社会比较早，已经建立了规范、完善的老年保健制度和方法。

(一) 英国——全民免费的国家保健服务制度

老年保健最初起源于英国。早期在综合医院内兴建专门的老年病医院。现有专门的老人医院，对长期患病的老人实行“轮换住院制度”。由于老年问题是一个严重的社会卫生问题，英国按照三级预防原则，又建立了以社区为中心的社区老年保健服务机构，并且有老年病专科医生，有健全的老年医疗保健网络。医院与社区在老年保健方面有广泛的联系。

（二）美国——多种形式的老年健康保险

美国对于老年社区护理非常重视，早在1915年到1918年间，美国的老年保健问题就已经被提出。1965年，老年健康保险作为第十八条被写进了社会保障法。从1966年7月开始，美国老年人开始享有老年健康保险：A类保险（强制性的住院保险），用于支付住院治疗费用、家庭保健治疗费用和临终关怀医院的费用；B类保险（附加医疗保险）用于支付医生服务费用和医院门诊服务费。美国老年保健事业经历了长期的发展，目前在长期服务方面比较完善。老年服务机构有护理之家、日间护理院、家庭养护院等。美国政府主要致力于在老人院和医院之间建立协作关系，解决长期保健的筹资问题，但美国长期的老年保健也面临着三大挑战：伦理道德问题、需要训练有素的专业人员提高保健服务、需要筹措足够的经费。

（三）德国——多层次的老年护理教育

据1997年统计，德国65岁以上的老年人口占社会人口的16%，据权威部门预测，到2030年，每3个德国人中就有1个老年人。德国的老年护理始于18世纪，1900年老年护理成为正式职业，20世纪60年代开始老年护理迅速发展，1988年，医学模式的转变及现代护理的发展，三年制护理教育开始出现，并以现代护理学的理论为基础，以护理程序为框架指导老年护理实践。老年护理教育为职业培训性质，主要培训“老年护士”和“老年护士助手”。1995年统计德国共有老年护理院8300所，“老年护士”约18万人。

（四）日本——多元化的老年护理体系

日本是一个经济高度发达的国家，也是世界第一长寿国。日本的老年保健制度是在20世纪70年代以后逐步建立和完善的。目前已形成了一套比较完整的体系，有老年保健法、护理保险法、老年福利法，并逐渐形成了以医疗、老年保健设施和老人访视护理等一系列制度。建立多元化的养老服务是日本社区老年保健的主要特点，老年保健机构将老年人在疾病的预防、治疗、护理、功能训练及健康教育等方面结合起来，对保持老年人的身心健康起了重要的作用。从1982～1993年日本三次制定和修改并推行老年保健事业发展计划，配合“老年人保健福利十年战略”的实施。日本的老年保健事业对不同老年人有不同的对策。

（窦丽丽）

思考题

1. 老年保健的任务是什么？

2. 简述健康老龄化的含义。

3. 简述社区老年保健的主要需求。

4. 王大爷，今年60岁，大学本科毕业，担任市委干部多年，刚刚退休在家，子女都不在身边。请问：怎样指导老人进行自我保健？

5. 刘老师，65岁，已退休，其父亲生前有高血压、冠心病14年，母亲健在，有高血压史10年，去年发生脑卒中，请问：对于刘老师的健康保健预防原则是什么？

第五章　老年人的心理健康

学习目标

1. 掌握老年人的心理特点、老年人心理健康的标准。
2. 掌握老年人心理健康的促进和维护。
3. 掌握老年人常见心理问题及护理。
4. 了解老年人心理变化的影响因素。
5. 学会老年人的心理评估。

进入老年期，人体的各种生理功能逐渐衰退，机体对复杂变化的应激能力和挫折的承受能力均明显降低，老年人面对日趋临近的疾病和死亡，以及离退休、"空巢"、丧偶、好友丧亡等生活事件，常产生焦虑、恐惧、无助、悲观、抑郁等复杂的心理变化。这些变化直接影响其老化过程、健康状况、老年病的防治和预后，最终影响老年人的生活和生命质量。所以，维护和促进老年人的心理健康显得十分重要。

第一节　老年人的心理特点及心理变化的影响因素

一、老年人的心理特点

人的心理活动包括心理过程和人格两部分。心理过程包括感知、记忆、思维、情绪、情感、意志等内容。老年人的心理特点主要表现在以下几方面：

(一) 感知的特点

感知是心理过程的初始阶段，是最简单的心理活动。由于相应感官老化、功能衰退，导致老年人的视、听、嗅、味等感觉功能下降，引起反应慢、行为迟缓、注意力不集中、易跌倒等表现，使老年人产生悲观、孤独、冷漠、猜疑等心理，与周围环境产生隔绝感。但有些老年人却耳聪目明，反应灵活，其原因除了有遗传因素的影响外，主要得益于勤学习、勤锻炼、勤保养。

(二) 记忆的特点

记忆的改变是老年人心理变化易于被发现和较敏感的指标。老年人的初级记忆(对刚看过或听过的事物的记忆)较好，次级记忆(对已听过或看过的事物的记忆)较差，再认能力尚好，回忆能力较差，表现在能认出熟人但叫不出名字。老年人意义记忆较好，但机械记忆不如年轻人。另外，老年人在规定时间内速度记忆衰退。老年人需加强记忆的训练，掌握提高记忆的方法，保持稳定的情绪，才能有效延缓记忆的衰退。

（三）思维的特点

思维是人类认识过程的最高形式，是一种最复杂的心理过程，思维的衰退一般出现较晚。由于老年人感知、记忆能力的减退，在概念形成、逻辑推理、问题解决的思维过程均有所减退。思维的敏捷性、流畅性、灵活性、创造性下降尤为明显。应鼓励老年人加强身心保健，多进行娱乐性的益智活动，从而保持其良好的思维能力。

（四）情绪的特点

老年人的情绪因生活条件、文化素质、自我评价、社会地位变化的不同而存在较大差异。老化过程中情绪相对稳定，老年人能较理智地控制自己的情感，但负性情绪产生后难以改变，多与疾病、生活事件有关。老年人应树立正确的生死观，保持乐观的情绪。

（五）智力的特点

智力是学习能力或实践获得的能力。人的智力受个体因素（如遗传、身体状况等）、社会环境因素（文化水平、职业等）的影响。Horn 和 Cattell 将智力分为两类，即液态智力和晶态智力。液态智力主要与神经系统的结构和功能有关，如思维的敏捷度、近事记忆力、注意力和反应速度等有关的能力。成年后，液态智力随增龄而减退较早，老年人下降更为明显。晶态智力主要是后天获得的，与知识、文化及经验的积累有关，如常识、词汇和理解力等。成年后晶态智力并不随增龄而减退，有的反而会有所提高。由于两类智力变化的不同步，老年人应利用优势智力类型来补偿劣势智力类型。通过不断的学习、训练，并利用机体的可塑性延缓智力衰退。

（六）人格的特点

人格也称个性，指个体在自然素质的基础上与社会环境交互作用，在成长发展的适应过程中形成的独特的个性倾向性和比较稳定的个性心理特征的总和，包括能力、性格、气质、兴趣、需要、动机、价值观等。多数研究表明，老年期个体的人格总体趋于稳定。但由于人体老化使生理功能逐渐衰退，疾病、退休、丧偶等导致的负性情绪困扰着老年人的生活，老年人必然重新面临着对新的社会生活的再适应，在此过程中，老年期人格也会发生相应变化，如对健康与经济的过分关注与担心产生的焦虑与不安；各种能力下降产生的保守；因交往减少而产生的孤独；把握不住现状而产生的怀旧与发牢骚等。老年人需要不断完善自己的人格。

美国心理学家 Neugarten 和他的同事通过对 2000 多名 70～79 岁的老年人进行长达 15 年的追踪研究，把老年人的人格适应模式分为 4 种类型：

1. 整合良好型 是大多数老年人的类型。其特点是：成熟，能正视新的生活，有高度的生活满意感，有良好的认知、自我评价能力。根据个体的角色活动特点又分为 3 种亚型：

(1)重组型：此型老年人退而不休，继续广泛参加各种社会活动。

(2)中心型：此类型老年人会在一定范围内有选择地参加比较适合自己的各种社会活动。

(3)离退型：此型老年人人格整合良好，离退休后表现出活动低水平，生活满意，满足于逍遥自在。

2. 防御型 此型老年人对衰老完全否认，雄心不减当年，刻意追求目标。此型又分为 2 个亚型：

(1)坚持型:表现为继续努力工作,保持高水平的活动,活到老,干到老,乐在其中。

(2)收缩型:为保持自己的外观、体型,致力于饮食、保养、身体的锻炼。

3. 被动依赖型　分为2个亚型:

(1)寻求援助型:表现为老年人强烈需要得到他人的帮助,寻求外界的援助,以帮助自己适应老年生活。

(2)冷漠型:此型老年人和他人没有相互作用的关系,对周围事物不感兴趣,几乎不从事任何社会活动。

4. 整合不良型　此型老年人有明显的心理障碍,不善于调控情绪,生活满意度低,需要家庭照顾和社会组织的帮助才能生活,是最差的人格类型。

二、老年人心理变化的影响因素

(一) 各种生理功能减退

随着年龄的增长,各种生理功能如感知功能、骨骼和肌肉系统功能、神经系统功能明显减退,导致反应慢、记忆力减退、行动缓慢、注意力涣散、精神活动减弱,这些正常的衰老变化使老年人难免有“力不从心”的感受,悲观、孤独、抑郁的不良情绪随之而来。但人体的衰老有个体差异,因此,生理功能的减退不是直接导致老年人心理变化的主要原因。

(二) 社会角色的变化

由于老年人离退休而导致社会地位、社会角色、社会关系的改变,使一些老年人难以适应,认为自己没用了,成了废人,进而产生空虚感、孤独感、失落感、无用感、抑郁、烦躁、沮丧等心理,这些不良心理又会加速身体的老化。

(三) 家庭人际关系和经济状况的改变

离退休后,家庭成为老年人主要的生活环境。家庭成员之间的关系,对老年人影响很大,如子女对老年人的态度、代际冲突的产生、老年夫妻之间的关系等均会对老年人的心理产生影响。退休后经济收入的减少,不但使老年人产生失落感,也常使老年人焦虑不安。

(四) 丧偶

临床表明,丧偶是一个重大的精神刺激。我国自古就有“年轻夫妻老来伴”之说,夫妻恩爱是老年人心情愉快的重要条件,伴侣感是老年夫妻关系的核心内容。对于老年人来说,丧偶后极度的悲哀对身心健康可造成严重的损害。

(五) 疾病

疾病会对老年人的心理状态直接或间接产生影响。如缺血性脑血管疾病,导致脑组织供血不足,引起脑功能减退,记忆力下降加重,晚期甚至会引发老年性痴呆,直接影响老年人的心理状态。还有些疾病,使老年人长期卧床,生活不能自理,以致间接产生悲观、绝望等心理状态。

(六) 文化程度

由于文化程度的不同,老年人在社会、心理需求和价值观念等方面存在差异。一般来说文化程度较高的老年人对生活质量的期望值较高,面对各种应激事件容易受挫,进而产生消极情绪,对身心健康极为不利。

第二节　老年人心理健康的评估

老年人心理状况不佳会严重干扰和损害老年人的生理功能,影响老年性疾病的发生、发展和预后,加速衰老。正确评估老年人的心理健康状况,对维护和促进老年人的身心健康、有针对性地进行心理健康指导具有重要的作用。老年人的心理健康常从情绪与情感、认知能力、压力与应对等方面进行评估。

一、认知的评估

认知评估的内容包括外观行为、语言、思考、知觉、记忆力、注意力、高等认知能力等方面。对老年人进行认知状态评估时需考虑老年人的视力和听力,因为视力或听力不良会影响评估结果。常用评定老年人认知状态的量表有简易智力状态检查(MMSE)和简易操作智力状态问卷(SPMSQ)。

(一) 简易智力状态检查

此表(附录二量表 8)由 Folsten 于 1975 年编制,主要用于筛查有认知缺损的老年人,适合于社区和基层人群调查。量表的结构和内容:该量表评估范围包括时间定向、地点定向、语言即刻记忆、注意力和计算力、短期记忆、物体命名、语言重复、阅读理解、语言理解、语言表达、绘图等 11 方面、19 项内容、30 个小项。

(二) 简易操作智力状态问卷

此表(附录二量表 9)由 Pfeffer 于 1975 年编制,评估内容包括短期记忆、长期记忆、定向力、注意力,评估时需要结合被测试者的教育背景作出判断,适合用于评定老年人认知状态改变的前后比较。

二、情绪与情感的评估

情绪和情感是指人对客观事物是否符合自己的需要而产生的态度体验,是心理健康与否的重要标志。虽然老年人较中青年人更倾向于控制自己的情感,但面对衰老、疾病、丧偶等各种生活事件,焦虑、抑郁、悲伤等负性情绪往往随之而来,严重困扰着老年人的身心健康。焦虑和抑郁是老年人最常见的和最需要进行护理干预的情绪状态,护理人员应正确评估老年人的焦虑、抑郁情绪并及时采取护理措施,促进老年人的心理健康。

(一) 焦虑的评估

焦虑(anxiety)是人们预期将要发生危险或不良后果时所表现出的紧张、恐惧和担忧等综合性情绪。常用的评估方法有交谈、观察、心理测验 3 种。

1. 交谈与观察 询问、观察老年人有无焦虑的症状。

2. 心理测验 常用心理测验量表来评估。常用评估焦虑的量表有汉密顿焦虑量表、状态-特质焦虑问卷。

(1)汉密顿焦虑量表:此表(附录二量表 10)由 Hamilton 于 1959 年编制,是一个广泛用于评定焦虑严重程度的他评量表。量表的结构和内容:该量表包括 14 个条目,分为精神性和躯体性两大类,各由 7 个条目组成。前者为 1～6 项,第 14 项;后者为 7～13 项。

(2)状态-特质焦虑问卷:此表由 Spieberger 等人编制的自我评价问卷,能直观地反映被测者的主观感受 Cattell 和 Spieberger 提出状态焦虑和特质焦虑的概念,前者描述一种不愉快的情绪体验,如紧张、恐惧、忧虑和神经质,伴有自主神经功能亢进,一般为短暂性的;而后者用来描述相对稳定的、作为一种人格特质且具有个体差异的焦虑倾向。量表的结构和内容:该量表包括 40 个条目,第 1～20 项评价焦虑状态,21～40 项评价焦虑特质。

(二) 抑郁的评估

抑郁(depression)是个体失去某种其重视或追求的东西时产生的态度体验。情绪低落是抑郁的显著特征,常伴有失眠、悲哀、自责、性欲减退等表现,严重者可出现自杀行为。

常用的评估方法:

1. 访谈与观察 通过询问、观察,综合判断老年人有无抑郁情绪存在。

2. 心理测验 汉密顿抑郁量表、流行病学调查用抑郁自评量表、老年抑郁量表是临床上应用简便并且已被广泛接受的量表。

(1)汉密顿抑郁量表:此表(附录二量表 11)由 Hamilton 于 1960 年编制,是临床上评定抑郁状态时应用最普遍的量表。量表的结构和内容:汉密顿抑郁量表经多次修订,版本有 17、21 和 24 项 3 种。本书所列为 24 项版本。

(2)流行病学调查用抑郁自评量表(CES-D):此表(附录二量表 12)由美国国立精神卫生研究所于 1997 年编制。该量表简便、易懂,更着重于个体的情绪体验。主要用于流行病学调查,以筛查出有抑郁症状的对象。量表的结构和内容:量表共 20 项,反映了抑郁症状的 6 个侧面:抑郁心情、罪恶感和无价值感、无助和无望感、精神运动性迟滞、食欲丧失、睡眠障碍。

(3)老年抑郁量表:此表(附录二量表 13)由 Brink 等人于 1982 年创制,是作为专用老年人的抑郁筛查表。该量表共 30 个条目,包含以下症状:情绪低落、活动减少、易激惹、退缩、痛苦的想法、对过去、现在与将来的消极评价。

第三节 老年人的心理健康

一、心理健康的定义

第 3 届国际心理卫生大会将心理健康(mental health)定义为:指在身体、智能以及情感上与他人的心理健康不相矛盾的范围内,将个人心境发展成最佳状态。基于以上定义,心理健康包括 2 层含义:一是与绝大多数人相比,其心理功能正常,无心理疾病;二是能积极调整自己的心理状态,顺应环境变化,充分发挥自己的能力,完善自我,过有效率的生活。也就是说心理健康不仅是没有心理疾病,还意味着个人的良好适应和充分发展。

二、老年人心理健康的标准

综合国内外心理学专家对老年人心理健康标准的研究观点,老年人心理健康的标准可概括如下:

1. 智力正常 智力正常是人正常生活所应具备的最基本的心理条件,是心理健康的首要标准。老年人智力正常主要体现在:感知觉正常,判断事物不常发生错觉;不总是要人提醒该记住的重要事情;思路清晰,回答问题时条理清楚明了;想象力丰富,不拘于现有的框框;具有一定的学习能力,不断适应新的生活方式。

2. 情绪健康 情感反应适度,能适当地表达和控制自己的情绪,积极的情绪多于消极的情绪。乐观开朗,知足常乐,随遇而安。

3. 意志坚强 办事有始有终,不轻易冲动。能经受得起各种意外的精神打击,面对精神刺激或压力有较强的承受能力。

4. 关系融洽 能与周围的大多数人保持人际关系和谐。既有稳定而广泛的人际关系，又有知己的朋友。乐于帮助他人，也乐于接受他人的帮助。能与家人保持情感上的融洽，有充分的安全感。

5. 适应环境 老年人退休在家，有着过多的空闲时间，常常产生抑郁或焦虑情绪。如能以积极处世的态度与外界环境保持接触，既可以对社会现状有较清晰正确的认识，又可以丰富自己的精神生活，及时调整自己的行为，以便更好地适应环境。

6. 人格健全 个性中的能力、兴趣、需要、性格与气质等各个心理特征必须和谐而统一。充分地了解自己，能够客观分析自己的能力，并作出恰如其分的判断，有限度地发挥自己的才能与兴趣爱好，体验成功感和满足感。另外，个人的基本需要应得到一定程度的满足，当个人的需求能够得到满足时，就会产生愉快感和幸福感。

7. 行为正常 能坚持正常的生活、学习、工作，一切行为与多数同龄人相一致，并符合自己的身份和角色。

对于老年人心理健康的标准，我们要从动态的、发展的角度进行分析，切忌由于某项标准的轻微或短暂不符就断定老年人心理不健康，进而带来负面影响。

知识链接

百岁老年人的心理特点

林恩·艾德勒女士是美国全国百岁老年人工程创办者，她采访几千名百岁老年人后，归纳出下述百岁老年人的5个特点：

1. 热爱生活，有幽默感。
2. 对任何事都具有积极而现实的态度。
3. 有精神信仰。
4. 个人的勇气。
5. 在每个人生转折点都有重新安排生活的出众能力。

三、老年人心理健康的促进与维护

（一）促进与维护老年人心理健康的原则

1. 适应原则 心理健康强调人与环境的和谐一致。人与环境能否达到动态平衡，不仅依靠个体对环境的被动顺应、妥协，更主要的是个体能积极、主动、能动地适应并改造环境。因此，应指导老年人学会面对环境中的不良刺激并设法减轻其对身心的影响；学会协调各种人际关系，发挥自己的潜能，以维护和促进心理健康。

2. 整体原则 人是一个身心统一的整体，身心相互影响。因此，老年人应通过积极的体育锻炼、卫生保健和培养健康的生活方式来增强体质和生理功能，促进心理健康。

3. 系统原则 人是一个开放系统，受到所处自然环境和社会环境的影响。要维护人的心理健康，需关注家庭、群体、社区、社会对机体的影响。为了促进老年人的心理健康，创建良好的家庭或群体心理卫生氛围也很重要。所以，只有从自然、社会文化、道德、人际关系等多方面、多角度、多层次考虑和解决问题，才能达到系统内外环境的协调与平衡。

4. 发展原则 人的心理健康状况是一个动态发展的过程，应充分考虑到人的心理状况在不同年龄阶段、不同时期、不同身体状况和不同环境中的可变性和可塑性。所以，不仅要了解老年人现有的心理健康水平，而且要重视他们过去的经历，挖掘他们的潜能，以发展的观点促进其心理健康。

(二) 促进与维护老年人心理健康的措施

1. 帮助老年人正确认识“生、老、病、死”

(1)树立正确的衰老观：古往今来，没有人可以长生不老，如果总处于一种年龄增长、生命垂暮、死亡将至的心理状态，就会加速心理及生理的衰老。如在思想上有所准备，承认现实并能够正确对待衰老，泰然处之，就会产生一种青春活力，促进健康。老年人应客观地意识到岁月不饶人，不能逞强，也不应把自己贬得一无是处。虽然社会和家庭不再是靠老年人来支撑，但老年人阅历丰富、知识广博，可以为社会继续发挥余热，从而使老年人获得心理上的满足和平衡。

(2)树立正确的疾病观：有些老年人不能实事求是地评价自己的健康状况，过度担心自己的疾病和不适，对待疾病焦虑烦躁，忧心忡忡，悲观失望，这种精神状态会加重疾病和躯体不适，加速衰老，对健康十分不利；只要老年人能正确对待疾病，积极配合治疗与护理，保持乐观、通达，养成良好的生活方式，积极进行身心保健，是完全可以延年益寿的。

(3)树立正确的生死观：哲学家和心理学家将死亡理解为生命的一个自然阶段，死亡只是生命有机体的自然变化，其本身并没有什么可怕之处。有些老年人到晚年或身患重病时，便会掉进“死亡恐惧”的旋涡，愁绪满怀、忧心忡忡，进而自暴自弃，消极悲观。这样反而影响健康，加速死亡的到来。只有树立正确的生死观，克服对死亡的恐惧，才能以无畏的勇气面对将来生命的终结，也才能更加珍惜生命，使生活更有意义和乐趣，提高生存质量。

2. 帮助老年人树立“老有所为”、“老有所乐”的观念

(1)教育老年人正确看待离退休问题，树立“老有所为”的观念：老年人到了一定的年龄从工作岗位上退下来，这是一个自然的、正常的、不可避免的过程。老年人退休后社会联系骤然减少，会觉得冷清寂寞。为避免退休后心理失去平衡，在离退休前就要做好心理准备，如经济上的收支计划、生活上的安排等，以实现“平稳过渡”。调查研究表明，退休前做过妥善安排，心理准备良好的老年人，退休后生活及心理适应较快。为减少退休产生的不适应，不妨多与亲朋好友来往，将自己心中的郁闷、苦恼通过交谈等方式进行宣泄，及时消除和转化不良情绪，求得心理上的平衡和舒畅。为避免离退休后无所事事，产生孤独感和心情抑郁，老年人应积极参加社会活动，做些力所能及的工作，继续发挥余热，实现“老有所为”的理想，这不仅有利于社会，而且有益于健康。

(2)教育老年人保持乐观、豁达的心态，实现“老有所乐”：人的情绪波动对身体健康的影响是巨大的。马克思曾经说过一句名言：“一种美好的心情，比十副药更能解决生理的疲惫和痛苦。”快乐与豁达是一种宝贵的资源，当情绪稳定、乐观、心情愉悦时，大脑神经中枢会持续不断地分泌一种叫做“β内啡肽”的良性激素，这种激素有提高机体免疫力，使人延年益寿。所以老年人应保持乐观的情绪，保持好奇心，与时俱进，保持积极进取的人生态度，进而提高其生活质量，提升其人生的价值。

3. 指导老年人“老有所学” 研究表明，对老年人的视、听、嗅、味等的感觉器官进行适当的刺激，可增进其感知觉功能，提高记忆力、想象力、思维能力等认知能力，减少老年期痴呆的发生。老年人仍然需要学习，科学用脑，丰富精神生活，延缓大脑衰老。应组织老年人上各种老年大学，指导老年人根据自身的具体条件和兴趣学习和参加一些文化活动，如绘画、音乐、舞蹈、园艺、健身操等，学习老年常见疾病的防治知识，了解老化带来的生理及心理的变化及适应方法，从而做到自我保健。同时还要了解国内外大事，学习新知识，更新观念，更新自己的专业知识和技能，紧跟时代的步伐，要“活到老，学到老”。

4. 指导老年人建立良好的家庭关系 家庭是老年人生活的主要场所，老年人的心理状态和家庭关系、家庭氛围息息相关。有专家说：“健康从家庭开始”是有一定的道理的。亲情最能表达人性之美，给人带来温馨和快乐。一方面作为老年人要以宽容大度的胸怀处理好与晚辈的关系，不要倚老卖老、指手画脚；另一方面作为晚辈应该理解老年人的心理状态，充分体谅他们各种能力的衰退现象以及当前的处境与心情，更多地给予安慰、体贴和照顾，让他们轻松愉快地欢度晚年。再者，夫妻恩爱有助于老年人保持舒畅的心理状态，有利于双方的健康监护，老年夫妻间要相互关心、相互照顾，更要注重情感交流。家庭成员要为老年人的衣、食、住、行、学、乐等创造条件，为老年人提供必要的经济和物质上的帮助，让老年人感到老有依靠。总之家庭关系和睦，家庭成员互敬互爱则有利于老年人的健康长寿；相反，家庭不和，家庭成员关系紧张，则对老年人的身心健康有害。

5. 指导老年人日常生活中的心理保健

(1)培养广泛的兴趣爱好：有些老年人，兴趣与爱好越来越少，日子长了，可产生“活着无意义”的悲观情绪。怎样把闲逸的生活时间安排得有乐趣，丰富多彩，对维护老年人的心理健康至关重要。老年人要根据自己的情况，有意识地培养一两项兴趣爱好，如养鸟、种花、摄影、园艺、烹调、旅游、钓鱼等。广泛的兴趣爱好既可以开阔视野、丰富生活内容、扩大知识面、激发对生活的兴趣、有效地帮助摆脱孤独和抑郁等不良情绪，又可以协调、平衡神经系统的活动，使神经系统更好地调节全身各个系统、各个器官的生理活动，对推迟和延缓衰老起积极作用，促进生理及心理的健康。

(2)培养良好的生活习惯：据统计危害老年人健康的心血管疾病、脑血管疾病和癌症等疾病50%以上是由不良生活方式和行为习惯引起。良好的生活习惯的建立还有利于老年人的心理健康。老年人应力求做到饮食有节，起居有常，戒烟少酒，修饰外表，装饰环境，多参与社会活动，扩大人际交往，多接触大自然，这些都有助于克服消极心理，振奋精神。

(3)坚持适量运动：“生命在于运动”，实践证明，老年人参加各种体育运动能增强自己的体质，克服或延缓增龄所带来的各器官功能的衰退，并增加老年人对生活的兴趣，减轻老年生活的孤独、抑郁和失落的情绪。老年人可根据自己的体质和兴趣，有选择地进行运动。运动包括体力运动和脑力运动。跑步、打球、爬山、打太极拳等是体力运动，下棋、打牌等则是脑力运动，“用进废退”，适当进行脑力运动能延缓大脑功能的衰退。

6. 建立良好的社会支持系统

(1)树立尊老、敬老的社会风尚：尊老敬老是中华民族的传统美德，也是我国老年人心理健康的良好社会心理环境。目前，虽然大多数人能够做到孝敬父母、赡养老年人，但遗弃、虐待老年人的也不乏其人。为促进健康老龄化的实现，促进社会和谐稳定发展，应加强宣传教育，继续大力倡导尊老、敬老。

(2)维护老年人的合法权益：现行的《老年人权益保护法》在维护老年人权益中个别条款操作性还不够强，立法不够完善具体。应加强老龄问题的科学研究，为完善立法提供依据。应尽快制定相关法律，如《老年人保护法》、《老年人福利法》等法规，为增强老年人安全感、解除后顾之忧、安度晚年提供社会保障。

(3)尽快发展老年人服务事业：为方便老年人的生活和保健需要，须改造不适应人口老龄化的住宅、社区、环境，提供适合老年人的衣、食、住、行、用、文等各种消费品，建立高服务水平的老年公寓、老年人门诊、老年人社区护理站，加强老年人的社会保险，完善老年人综合福利设施。

第四节　老年人常见的心理问题及护理

一、老年焦虑症

焦虑是一种很普遍的情绪反应。适度的焦虑可以促使个体更好地适应变化，以适当的方式应对压力源。但持久过度的焦虑则会严重影响个体的身心健康。随着年龄的增长，老年人的焦虑心理日益突出，老年焦虑症是指发生在老年期以广泛和持续焦虑或反复发作的惊恐不安为主要特征的神经症性障碍。

（一）病因

本病病因不明。患者常有易烦恼、紧张、过分自责、适应能力差、敏感等性格特征。造成老年人焦虑的可能原因为：

1. 各种生活事件　如离退休、丧偶、“空巢”、再婚、经济窘迫、家庭关系不和、对疾病过分担忧等，以及因搬迁、治安事件或日常生活常规被打乱等。

2. 疾病或药物副作用　如抑郁症、疑病症、肾上腺肿瘤、甲状腺功能亢进症、低血糖、体位性低血压等，以及某些药物的副作用，如抗胆碱能药物、咖啡因、β-受体阻滞剂、皮质类固醇等，均可引起焦虑反应。

3. 老年人体弱多病，行动迟缓，力不从心。

（二）临床特点

焦虑包括指向未来的害怕不安和痛苦的内心体验、精神运动性不安以及伴有自主神经功能失调表现三方面症状，分急性焦虑和慢性焦虑两类。

急性焦虑主要表现为急性惊恐发作（panic disorder）。发作时突然感到不明原因的惊慌伴失控感或濒死感、紧张不安、心烦意乱、坐卧不宁、激动、哭泣，常伴有胸闷、心悸、多汗（手掌为甚）、四肢麻木、血压升高、尿频等躯体症状。部分患者可以产生妄想和幻觉。一般持续几分钟到几小时，之后症状缓解或消失。

慢性焦虑的焦虑情绪持续较久，表现为经常提心吊胆，有不安的预感，注意力不集中。平时比较敏感，生活中稍有不如意就心烦意乱，易与他人发生冲突等。

持久过度的焦虑可使食欲和消化功能下降，影响到各种营养素的供给、消化和吸收，加之头痛、失眠等神经症症状，这些不良影响通过各种生理生化机制，使免疫功能下降，易于罹患感冒及各种慢性疾病，损害老年人的身心健康。危害更甚的是焦虑可能成为某些老年人自杀的重要诱因，在美国每年因焦虑症而自杀的老年人达数千人之多。因此，焦虑对老年人的危害应引起足够的重视。

【护理评估】

1. 健康史　询问患者有无惊恐、紧张不安、心烦意乱、坐卧不安等症状，持续时间长短等。有无潮热、多汗、口干、面手发麻、头痛、头晕、失眠、心悸、胸闷、乏力、食欲减退，全身不适等症状；了解患者的性格、有无生活事件发生、有无躯体疾病；评估老年人自我照顾能力。

2. 身体状况　检查脉搏、心率、血压有无改变，有无躯体疾病的体征。

3. 实验室检查　可借助于焦虑量表测量老年人焦虑的程度；还可用家庭功能评估量

表、环境评估量表、社会支持评估量表测量老年人社会支持水平。X线胸部摄片、心电图等检查有助于发现引起焦虑的躯体疾病。

4. 心理-社会状况 是评估的重点，包括：了解老年人的个性特点，有无易烦恼、过分自责、适应能力差、敏感多疑等性格特征，对生活事件的心理应对方式，如有无认知方式消极、对人对事过于敏感，行为有无患得患失、犹豫不决。评估老人的家庭、婚姻、子女、生活环境及社会支持系统对老年人的影响。

【常见护理诊断及合作问题】

1. 焦虑 与老年期老化改变、负性生活事件等有关。

2. 舒适的改变 与焦虑伴随的自主神经功能紊乱有关。

3. 部分自理缺陷 与紧张恐惧、不能料理日常生活、诸多躯体不适有关。

【护理目标】

1. 焦虑减轻或消失。

2. 躯体不适减轻或消失。

3. 日常生活能够自理。

【护理措施】

1. 一般护理

(1)为老人提供安静、安全、舒适、无刺激的环境，室内光线要柔和。病室、居室及床单位要简单安全。严重惊恐发作时，应有专人看护。

(2)部分自理缺陷者，护理人员应为其制定日常生活计划，并督促检查执行情况，必要时协助完成。老人如出现食欲减退、体重下降等情况时，鼓励其进食，帮助选择营养丰富、易消化、可口的食物。

2. 对症护理

(1)评估焦虑程度：观察记录焦虑的行为与语言表现，全面评估躯体状况、引起焦虑的原因以及目前正在使用的控制焦虑的应对技巧。

(2)认同老人的感受：让老人对疾病有一定的自制力，以便主动采取调整行为。鼓励老人表达自己的情绪和不愉快的感受，充分理解老人的焦虑状态，用支持性语言帮助其渡过危机，并有效地适应和面对。

(3)减轻紧张情绪：运用各种方法，分散老人的注意力，减轻紧张度，如缓慢的深呼吸，放松全身肌肉，练气功、听音乐、静坐等，必要时护理人员可与老人一起体验。

(4)社会支持：帮助老年人尽快适应新生活、新角色。开展心理疏导，协助老年人家属解决具体问题。护理人员要协助分析老年人可能存在的家庭困扰，确定正向的人际关系，并寻求解决方法，如家庭治疗或夫妻治疗。或根据其生活习惯、受教育程度来指导老人采取有效的应对方式减轻焦虑，如松弛疗法。

3. 用药护理 老年焦虑症治疗以心理疏导为主，严重者需采用药物治疗。常用药物有阿普唑仑、氯硝西泮等。但抗焦虑药物一般不宜超过6周。抗焦虑药物最大的缺点是易产生耐受性和依赖性，突然停药可产生戒断综合征。用药后注意评估药物的疗效和观察不良反应。

4. 健康教育 教育老年人正确对待生活事件，指导老年人学会自我疏导和自我放松。耐心地向患者讲解本病的有关知识，消除顾虑。定期进行健康检查，积极治疗能引起焦虑的原发疾病，做到早发现、早治疗，尽量减轻疾病对身心的危害。

二、老年抑郁症

抑郁症是一种以持久的心境状态低落为特征的神经症，主要表现为情绪低落、焦虑、迟滞和躯体不适等，但这些症状又不是器质性病变引起。抑郁是个体失去某种其重视或追求的东西时产生的态度体验，是一种常见的情绪反应，短暂的抑郁情绪不是抑郁症。老年抑郁症(depression in the elderly)泛指存在于老年期这一特定人群的抑郁症，是老年期最常见的功能性精神障碍之一。由于老化给老年人的生理、心理、社会文化带来了重大的影响，使老年人易于产生抑郁情绪，且较为严重。本病大多数发生在55～65岁的男性，年龄超过80岁时患病率会迅速上升。老年人的自杀通常与抑郁有关。世界卫生组织提出，21世纪预防老年抑郁是重要的心理卫生任务之一。

(一) 病因

本病病因不明，可能由生物、生理、病理等多方面因素引起。

1. 生物因素 老化造成中枢神经系统活动改变，一些神经递质减少，对老年抑郁症起着重要作用。

2. 生理病理因素 老年人常患多种躯体疾病，同时老年人对疾病的耐受力减退，疾病的压力是本病常见的诱因。

3. 心理-社会因素 老年人遭受的心理-社会事件较多，如退休、丧偶、子女分居，与社会联系减少、对事物消极的认知评价等，造成老年人空虚、寂寞、孤独、消极以致发生苦闷、抑郁。加之老年人生理和心理的老化，使其承受和缓冲精神创伤的能力下降。这往往是本病发生发展的重要因素。

(二) 临床特点

1. 精神症状 抑郁表现主要包括情绪低落、思维迟缓和行为活动减少3个主要方面，以情绪低落最常见。

2. 躯体症状 常见有头痛、心悸、胸闷、失眠、嗜睡、食欲增加和减少、腹胀、便秘等。其中最常见的是睡眠障碍，表现为入睡困难，早醒、多梦易醒等。常被误诊为消化系统疾病、冠心病、神经症等。

老年抑郁症的特点：①躯体症状多见，且患者往往对躯体症状过分关注，因此怀疑自己患上某种躯体疾病；②焦虑：表现为坐立不安、搓手顿足、惶惶不可终日；③妄想多见：如疑病妄想、被害妄想、关系妄想等，这类妄想往往与老年人的心理状态有关；④自杀(suicide)倾向：老年人自杀倾向高于一般人群，原因之一是抑郁。

【护理评估】

1. 健康史 询问患者有无紧张、焦虑、头痛、头晕、失眠、心悸、胸闷、乏力、食欲减退、全身不适等躯体症状，何时发病，有无诱因，持续时间长短等。了解老年人有无躯体疾病；评估上述症状与现存躯体疾病的关系。

2. 身体状况 注意观察老年人有无情绪低落的表现，有无思维迟缓、动作缓慢，甚至躯体功能障碍等。有无机体老化现象，生命体征有无改变。有无躯体疾病的体征。

3. 心理-社会状况 应进行重点评估，包括了解老年人的个性特点、适应能力等。了解有无与老年人有关的生活事件，老年人对生活事件的心理应对方式，如有无认知方式消极。评估老人的家庭、婚姻、子女、生活环境及社会支持系统对老年人的影响。

4. 实验室及其他检查 可借助抑郁量表测量老年人抑郁的程度；用家庭功能评估量

表、社会支持评估量表测量老年人社会支持水平。通过实验室及其他检查有助于发现躯体疾病。

【常见护理诊断及合作问题】

1. 个人应对无效 与不能满足角色期望、无力解决问题,对未来丧失信心,使用心理防卫机制不当有关。

2. 思维过程紊乱 与消极认知态度有关。

3. 睡眠形态紊乱 与精神压力有关。

4. 有自杀的危险 与严重抑郁、悲观情绪、自责自罪观念、消极观念和无价值感有关。

【护理目标】

1. 能面对现实,解决内在冲突、处理应激能力增强。自信、自我价值感增强。

2. 抑郁减轻或消失,复发危险减少。

3. 睡眠正常。

4. 无自杀念头和行为。

【护理措施】

1. 一般护理

(1)保持合理的休息和睡眠:生活要有规律,鼓励患者白天参加娱乐活动和适当的体育锻炼,睡前避免看过于刺激的电视节目或会客。为患者创造舒适的入睡环境,确保患者有充足的睡眠。

(2)饮食护理:给予营养丰富、易消化、清淡的饮食,多食新鲜蔬菜、水果,少吃油腻、淀粉类食物。

2. 心理护理

(1)阻断负向的思考:抑郁者常会不自觉地对自己或事情保持负向看法,护理人员应首先协助患者确认这些负向看法,并逐渐加以取代和减少;其次可以帮助患者回顾其优点、长处、成就,增加正向看法。

(2)鼓励患者表达自己的想法:在接触语言反应较少的患者时应耐心地通过缓慢话语以及非语言的方式,逐渐引导患者注意外界,同时利用沟通技巧,协助患者表达其看法。

(3)学习新的应对技巧:为患者创造接触外界的机会。协助患者改善处理问题、人际互动方式和增强社交的技巧,并教会患者及亲友识别和鼓励患者的适应行为,忽视不适应行为,以改变患者的应对方式。

3. 严防自杀 自杀观念与行为是抑郁症最严重的危险症状。患者往往事先计划周密,行动隐蔽,并不惜采取各种手段与途径以达自杀目的。

(1)识别自杀动向:首先应与患者建立良好的人际关系,在与患者的接触中,应能识别自杀动向,如在近期曾有过自我伤害或自杀未遂行为;或焦虑不安、失眠、沉默少语或抑郁的情绪突然"好转",在危险处徘徊,聚餐,卧床不起等,此时应给予心理上的支持。

(2)环境布置:患者住处应光线明亮,空气流通,整洁舒适。墙壁以明快色彩为主,室内摆放适量鲜花,以利调动患者积极良好的情绪,焕发对生活的热爱。

(3)专人守护:对有强烈自杀企图者,要专人24小时看护,不离视线,必要时经解释后予以约束,以防意外。

(4)工具及药物管理:凡能成为自杀、自伤的工具都要管理好。妥善保管好药物,以免患者一次大量吞服。

4. 用药护理　本病用药时间长，常有药物不良反应，患者往往对治疗信心不足或不愿服药。要耐心说服患者严格遵医嘱服药，不可随意增减药物，更不可中途停药。

目前临床上常用的抗抑郁药：①三环类和四环类抗抑郁药，如多塞平、阿米替林等，不良反应有口干、便秘、视力模糊、体位性低血压、嗜睡、皮疹等，老年患者不作为首选；②选择性5-羟色胺再摄取抑制剂，如帕罗西汀、舍曲林等，不良反应轻微，有头痛、食欲减退、恶心等，继续服药可消失，不影响治疗。

5. 健康教育

(1)教育患者不脱离社会，培养兴趣，合理安排生活，多与社会保持联系，积极参加力所能及的活动。

(2)鼓励子女与老年人同住，子女不仅要在生活上给老人以照顾，同时要在精神上给予关心。

(3)社区和老年护理机构等要创造条件，让老年人互相交往和参加一些集体活动，针对老年抑郁症的预防和促进心理健康等开展讲座，进行心理健康教育和心理指导。

三、老年期适应障碍

当老年人对生理、心理、社会变化适应不良时，常产生老年期适应障碍，较常见的是离退休综合征和“空巢”综合征。

(一) 离退休综合征

离退休综合征是指老年人由于离退休后不能适应新的社会角色、生活环境和生活方式的变化而出现的焦虑、抑郁、悲哀、恐惧等一组消极情绪，或因此产生偏离常态行为的一种适应性的心理障碍。从社会心理学的观点来看，主要是由于这些离退休老人不能很好地进行“角色转换”，即不能很快地从“工作态”转换到“休闲态”所致。

1. 相关因素

(1)心理准备不足：老年人无心理准备而突然退休下来，易发生强烈的情绪体验，从而破坏机体内环境的稳定，导致中枢神经功能和内分泌功能失调。

(2)个性特点：平素工作繁忙、事业心强、严谨、固执、急躁和过度内向的人易患离退休综合征，因为他们过去每天都紧张忙碌，突然变得无所事事，再加上个性上的原因，容易出现心理失调。

(3)个人爱好：退休前无特殊爱好的人容易发生离退休综合征，因为这些人退休后失去了精神寄托，生活变得枯燥乏味、缺乏情趣、阴暗抑郁。而那些退休前就有广泛爱好的老年人则不同，工作重担卸下后，他们反而可以充分享受兴趣爱好所带来的生活乐趣，自然不易出现心理异常。

(4)社会支持、人际关系减少：老年人离退休后，作为社会支持者的亲朋好友和社会团体成员与老人的来往如果明显减少，或老年人人际交往不良，烦恼无处诉，情感需要得不到满足，易使老年人产生孤独、寂寞、空虚等不良情绪，导致离退休综合征。

(5)职业性质：离退休前职务较高的领导干部易患离退休综合征，因为这些人随着职业角色的消退和权力影响力的下降，心理落差较大。其次，离退休前无一技之长的人也易有此征，因为他们如果想再就业往往不如那些有技术的人容易。

2. 临床特点

(1)焦虑症状：表现为坐卧不安，行为重复，犹豫不决，无所适从。有时出现强迫性定向行走。注意力不能集中，常做错事。性格变化明显，容易急躁和发脾气，对什么都不满意。多疑，烦躁不安，常猜疑别人有意刺激自己。平素颇有修养的当事者有时候也会一反常态，而不能客观地评价外界事物，常有偏见。

(2)抑郁症状：表现为情绪低落，郁闷、沮丧，意志消沉、萎靡不振；有强烈的失落感、孤独感和衰老无用感，对未来生活感到悲观失望；自信心下降，行为退缩，兴趣减退，不愿主动与人交往。

(3)躯体不适：表现为头痛、头晕、失眠、胸闷、乏力、全身不适等症状，现有躯体疾病无法解释这些症状。

绝大多数老年人在一年内恢复，性情急躁而固执的老年人则需较长时间。应警惕老年人转化为抑郁而自杀。

(二)"空巢"综合征

"空巢"是指无子女或子女成人后相继离开家庭，形成中老年人单独居住，特别是单身老人家庭，西方国家称为"空巢"。"空巢"综合征是指老年人生活在"空巢"环境中，由于人际疏远而产生被分离、舍弃的感觉，出现孤独、空虚、寂寞、伤感、精神萎靡、情绪低落等一系列心理失调症状。

1. 相关因素

(1)老人独居时间增多：造成老年人独居时间增多的原因有多种：①许多老人希望自己有更多的自由空间而选择与子女分居；②部分老人因对久居的社区怀有深厚感情，自身不愿意离开熟悉的环境，从而选择与子女分开生活；③部分因子女赡养老人的观念淡薄，嫌弃老人，不愿与老人住在一起；④随经济的迅速发展，年轻人外出打工、经商、子女出国等人口流动增多；⑤住房制度的改革和住房水平的提高，许多子女结婚后都有条件拥有住房，这使得老人与子女分开生活的现象越来越多。这些都使老人留守"空巢"，独居时间增多。

(2)自身个性的原因：一般个性内向，人际交往较少，兴趣爱好不多的老年人，一旦儿女离开身边，易患"空巢"综合征。

2. 临床特点

(1)心理社会方面：子女离家之后，老年人从原来多年形成的紧张有规律的生活，突然转入松散的、无规律的生活状态，精神空虚，无所事事，无法很快适应，因而出现情绪不稳、烦躁不安、消沉抑郁；孤独、悲观，加之社会交往减少，对自己存在的价值表示怀疑，陷入无趣、无欲、无望、无助状态，甚至出现自杀想法和行为。

(2)生理方面：①躯体化症状：受"空巢"应激影响产生的不良情绪，可导致一系列的躯体症状和疾病，如失眠、早醒、睡眠质量差、头痛、食欲减退，心慌气短、消化不良等；②疼痛泛化：老年人本身常有一些慢性疾病引起疼痛，但并没有严重到那种程度，"空巢"综合征可能使疼痛加重，也就是所谓"孤独感引起的疼痛泛化"，使老年人的生活质量受到很大影响。

【护理评估】

1. 健康史 询问患者家庭成员情况、独居时间、社会交往情况；有无头痛、头晕、失眠、心悸、胸闷、乏力、食欲减退，全身不适等症状；了解老年人有无躯体疾病；评估上述症状与现存躯体疾病的关系，评估老年人自我照顾能力。

2. 身体状况 详细体格检查，有无躯体疾病的体征。

3. 心理-社会状况 是评估的重点。包括：

(1)心理功能状态：评估老年人对离退休、"空巢"家庭的态度和适应能力；老年人情绪的强度和紧张度，对未来的态度；社会活动情况；了解老年的性格与兴趣爱好，其社会地位、社会角色、身份、性别与兴趣爱好的差异程度；有无爱静、孤僻、离群、懒散等人格变化现象。

(2)社会支持系统：有无可依靠的子女、亲属和朋友，老年人与家人、邻居、同事、朋友之间相处是否融洽，亲疏程度。

(3)生活环境：老人是否独居，子女的状况，居住环境是否安全，有无老年人社交活动场所及合适的空间，有无关心老年人的组织结构，社区配套、服务状况。

(4)家庭功能：了解家属是否有足够的时间和人力长期支持和帮助老年人，如提供老年人生存、安全等生理、心理、社会方面的基本需要；评估老年人在家庭中的情况，包括情感方面、家庭角色、与家庭成员的关系及家庭地位。

4. 实验室检查 可借助于焦虑量表、抑郁量表，测量老年人的焦虑、抑郁的程度；还可用家庭功能评估量表、环境评估量表、社会支持评估量表测量老年人社会支持水平。

【常见护理诊断及合作问题】

1. 焦虑 与老年期老化改变、离退休、“空巢”、尊重和自尊的需要未得到满足有关。

2. 个人应对无效 与对离退休及“空巢”缺乏足够的心理准备、适应能力差、缺乏社会支持和资源有关。

3. 社交障碍 与老年人机体功能衰退、社会交往精力减弱、居住高楼、体弱多病的限制、缺乏可靠的亲属和朋友及社交活动的场所有关。

4. 家庭作用改变 与离退休后收入减少、家长地位与作用发生改变、对家庭的精神寄托与心理依赖受到影响有关。

5. 自尊紊乱 与机体功能老化改变、生活能力下降、离退休角色转换障碍有关。

6. 精神困扰 与角色转变不适应有关。

【护理目标】

1. 老年人能获得相应的生理、心理及社会支持，参与适当的社会活动，能够保持最佳的社会活动水平，与周围人群有良好的关系。

2. 能运用有效的心理防御机制，适应离退休、“空巢”的各种改变，并接受新角色。

3. 焦虑、抑郁、躯体不适减轻或消失。

【护理措施】

1. 正视离退休和“空巢”，提前做好计划和心理准备 只有积极正视，才能有效防止离退休和“空巢”带来的不良影响，产生安全感，泰然处之，较快适应新的生活方式和生活环境。

2. 引导老年人调整心态，顺应规律，积极看待离退休并应对“空巢”出现 衰老是不以人的意志为转移的客观规律，离退休是不可避免的。这既是老年人应有的权利，也是国家赋予老年人安度晚年的一项社会保障制度，要将离退休生活视为另一种绚丽人生的开始，重新安排自己的工作、学习和生活。老年人应把子女长大离家看做自己抚养的成就，把独自生活当作自己锻炼社会适应能力的机会，从而战胜“空巢”综合征。

3. 子女要多关心父母 子女要充分认识到老人在生理和心理上可能遇到的问题，做到心中有数，有的放矢地为父母做一些实事，经常与父母通过各种方式进行感情和思想的交流，创造条件常回家看看，给老年人精神上的慰藉。

4. 政府部门重视并采取有效措施 建设老年服务中心和老年护理中心等养老设施，向老年人提供稳定、规范化的服务。在社区设立专业的老年人心理咨询场所和服务热线，普及老年人心理知识，及时排除老年人的心理压力。开展有利于老年人参与的社会活动，改变老年人孤立生活的环境。改善老年人居住环境，充分考虑老年人的特殊需求。各级政府和有关部门应当互相配合，齐心协力做好老年人养老保险、退休金、医疗保障、老年文化活动等合法权益的维护工作。

5. 必要的心理和药物治疗 老年人出现身体不适、心情不佳、情低落时，应该主动寻求帮助，切忌讳疾忌医。对于患有严重的焦虑不安和失眠的老人，可在医生指导下进行心理治疗，并适当给予药物(详见本章第二节)。

(张小燕)

思考题

1. 郁先生，男，78 岁，退休医生。丧偶多年。近年来听力减退，双眼因白内障而视物模糊。感觉做事不如从前，随时随地都需要别人帮助，母亲瘫痪在床尚需先生照顾，唯一女儿常年居住外地，只能通过电话来关怀老人的起居生活，颇感伤感和无助。

请问：(1)郁先生的心理问题是什么？

(2)如何护理？

2. 举例说明老年人心理健康的标准。

3. 概述维护和促进老年人心理健康的措施。

第六章　老年人的日常生活及常见健康问题的护理

学习目标

1. 掌握老年人皮肤瘙痒症、跌倒、便秘、大小便失禁、睡眠障碍的护理要点。

2. 掌握老年人的饮食原则及进餐的护理；掌握日常生活护理中的安全护理和活动强度的监测。

3. 熟悉老年人皮肤清洁与衣着卫生要求；熟悉老年人的营养学特点。

4. 熟悉老年人日常生活护理中环境的调整和活动对老年人的重要性及促进有效沟通的方法。

5. 了解老年人日常生活的节律性；对老年人的个别性关怀的意义；了解影响老年人活动的因素及活动原则。

6. 学会老年人居室环境安全和老年人日常活动能力的评估。

老年期不同于人生的其他阶段，因老化及各种疾病的侵袭使得老年人的健康受损。对老年人的护理，不仅要重视疾病的护理，更要注重日常生活的护理。老年人的日常生活功能通常可分为3个层次：①基本的日常生活活动（activities of daily life，ADL）如穿衣、梳洗、吃饭、如厕、上下床活动等日常生活需要所必需的基本行为活动，丧失这一层次的功能，即失去生活自理能力；②工具使用的日常生活活动（instrumental activities of daily life，IADL）包括打电话、做饭、洗衣、出行、自理经济等社会生活所必需的活动，丧失这一层次的功能，则不能进行正常的社会活动，老年人就会被限制在家庭这一狭小的空间内；③高级日常生活功能（higher competence，HC），反映老年人的智能能动性和社会角色功能，丧失这一功能，即失去维持社会活动的基础。老年人的日常生活护理目标应强调帮助老年人在疾病和功能障碍的状态下恢复基本的生活功能，使其适应日常生活，或在健康状态下独立、方便地生活，进而提高老年人的生活质量。

第一节　老年人日常生活护理的注意事项

一、与老年人的沟通与交流

沟通（communication）是指可理解的信息或思想在两个或两个以上群体间传递或交流的过程，沟通的构成要素主要包括：信息沟通时的背景或情景、信息发出者、信息、信息传递途径、信息接受者、反馈。人们通过沟通与周围环境联系。老年人心理和感官系统功能的变化，可能影响老年人沟通交流的方式，护理人员需要了解老年人注意力下降、易分心、记忆力减退的特点，掌握必要的沟通交流技巧，以达到与老年人有效沟通。沟通的方式主要包括：语言性沟通、非语言性沟通。

护士在与老人交流时，要根据老人具体情况，选择合适的、老人能理解的词语，尤其要选择老人易接受的语言，避免使用伤害性的话语。

(一) 语言沟通的技巧

1. 准备充分 在交谈前，要明确交谈的目的，根据话题的内容选择适当的交流时间、地点，同时充分了解老人基本的背景资料，这样有助于控制交谈的过程，避免漫无边际的闲谈。

2. 态度真诚 这是与老人进行沟通的首要条件，无论老人目前的经济状况、社会地位如何，都要表现出足够的耐心，真诚地与老人进行交谈。

3. 恰当称谓 根据老人的家庭或社会角色、以往的工作经历等，给予恰当、礼貌的称谓。

4. 注意说话的语气、语调和语速 对言语障碍者，语言要简短，明了，必要时利用非语言沟通方法；对听力障碍老人，可以贴近耳边，音量适当抬高，音调放低，语速放慢，吐字清晰。

5. 词汇 根据老人的理解能力、文化背景，选择通俗的、老人能够理解的交流词语，避免使用专业的医学术语。

6. 恰当的反应 可以轻声地说“嗯”、“是”或点头等，表示你已接受所叙述的内容，必要时对关键内容可复述(但不加评论)，或意述(将老人的话用自己的语言复述，但保持原意)、澄清(将老人模糊的、不完整或不明确的内容搞清楚)。

知识链接

与老人沟通的原则

亲切胜于亲热；态度胜于技术；多听胜于多说；了解胜于判断；同理胜于同情；理喻胜于教训；启发胜于代劳。

(二) 非语言沟通的技巧

1. 面部表情 面部表情是非语言性沟通中最丰富的源泉。护士的表情亲切自然，特别是微笑服务，可使老年人产生愉快和安全感，进而缩短了两者的距离。与老年老人交谈时，应合理地运用自己的面部表情，使之与老人的情绪体验相一致，以促进沟通。

2. 目光接触 目光接触可以产生许多积极的效应。如护士镇定的目光给恐慌的老人带来安全感，护士热情的目光使孤独的老人感到温暖；护士专注的目光，可以给自卑的老人带去尊重。同时护士要从短促的目光接触中，可以判断老人的心理状态。

3. 沟通距离 交谈时护士所处的位置应使老人保持舒适的体位，不能让老人出现任何紧张的姿态。护士可坐或站在老人床边，距离恰当。对老人沟通距离可近些，以示亲切、关注。

4. 耐心倾听 主动倾听并鼓励老人畅所欲言，允许老人宣泄情绪，对老人说的话要有兴趣，并给予适当的反馈、回应，如点头、回答“嗯”、“哦”等。

5. 沉默 给老人留出时间来考虑他的想法和所需要的信息。尤其当老人勾起伤心事时，保持一段时间沉默，老人会感到护士能体会他的心情，增加沟通的效果。

6. 触摸 触摸是人类情感表露方式之一，也是护患交往的一种积极有效的方式，为了鼓励和安慰老人，护士可以采取轻轻地抚摩，使不安的老人安静下来。适时的触摸可使老人获得被关心、理解、安慰和支持等情感。护士为生活不能自理的老年人翻身、叩背、按摩，老年人可产生温暖和亲切感。手是最容易接受触摸的部位，其次是手臂、上臂、肩膀。头部一般不宜触摸。但是，触摸并非万能，使用不当会诱发躁动或触犯老人的尊严。因此，护理过程中要注意尊重老人和当地文化习俗。

知识链接

妨碍沟通的对话方式

劝告或建议式："我认为你最好先打电话给他"（养成老人依赖他人的决定）。

争论式："事实摆在眼前，你还……"（令老人感到反感或不敢说明自己的主张）。

说教式："明理的老人是不会这样做的"（令老人感到羞愧、不悦）。

分析式："你就是怕丈夫遗弃你"（令老人不安、愤怒）。

批判式："你偷吃，所以血糖会这么高"（令老人自卑、无望）。

命令式："时间到了，快去洗澡"（令老人抗拒，反感）。

警告式："在这样吵，就关掉电视"（老人可能更不合作）。

责问式："你怎么可以不按时服药"（令老人觉得无能力、不被信任）。

转移话题："没时间了，我要忙别的老人"（令老人感到被忽视或忧虑）。

二、日常生活时间安排要有节律性

日常生活是指具有一定的时间节律性，在各种场所中连续地、反复地、并习惯化的身边的事情。如起床、穿衣、吃饭、如厕、睡眠等。具有连续性、反复性、习惯性、恒常性，受时间和空间的限制。故老年人的日常生活时间安排要合理，注意其节律性和场所，以避免因时间或空间的不断调整带来不适应，甚至影响健康。如睡眠时间的相对固定，有助于老年人的健康睡眠，相反可能导致睡眠障碍。

三、对老年人主动性关注

尽管多数老年人患有慢性疾病，但日常生活基本上能自理。而因身体虚弱、卧床或疾病等无法独立完成日常生活活动时，需要护理人员、家属提供部分协助或完全性护理。对老年人进行日常生活护理时应遵循 E. Orem 的自护理论：维持和强化自我照顾能力；消除或减少自我照顾的消极因素；无法自我照顾时，应该由他人来提供部分或全部照顾服务。老年人由于疾病及衰老的原因，往往会对家属和护理人员产生强烈的依赖心理，甚至有些老年人只是为了得到他人的关注和爱护而要求照顾。因此对老人进行护理时，首先要对老人的日常生活能力进行评估（附录二量表 1、2），既要考虑到已丧失的功能，还应该看到残存的功能，要告诉老年人由他人包揽一切的做法是有害无益的，要鼓励老年人最大限度地发挥残存的功能，使其基本的日常生活能够自理，而不依赖他人。在心理方面，要通过细心的观察和主动的沟通与交流了解其是否存在过度的依赖思想和其他心理问题如抑郁、孤独等。尽量让其作为一个独立的个体参与家庭和社会生活，满足其精神需要。

四、对老年人个别性关怀

(一) 私人空间的关怀

日常生活活动是在一定的时间和空间内展开的，进食等活动是可以和他人在共同的时间和空间内进行，而沐浴、更衣、排泄等活动需要有私人的空间，要善于利用窗帘、屏风等维护老年人的隐私。对于衣服遮挡的部分，或者身体缺陷部分如变形、残疾等，需要特别留心保护，避免让老人产生自卑感。

（二）对个别性的关怀

个别性是指每个人所具有的个别的生活行为和社会关系，以及与经历有关的自我意识。个体由于家庭、社会环境、受教育程度、社会经历等不同，其思维方式和价值观也不尽相同，尤其是老年人有丰富的社会经验，为社会、家庭做了很大贡献，从生活经历而来的自我意识很强烈，如果受到侵害，其尊严将被损伤。故对老年人的日常生活护理，应尊重其人格和尊严，提供个别性关怀。

五、对老年人安全的保护

（一）针对相关心理进行疏导

一般有2种心理状态可能会危及老年人的安全：一是不服老；二是怕麻烦他人。尤其是个人生活上的小事，愿意自己动手，如有的老年人想喝水，但提起暖瓶却无法将瓶里的水倒进杯子，甚至出现烫伤事故；有的老年人明知不能爬高，但却不愿他人帮助，结果摔伤甚至骨折。对此要多做健康指导，使老年人正确了解自身的健康状况和能力。另外还要熟悉老年人的生活习惯和规律，给予预见性的指导，使其生活自如。

（二）其他防护措施

老化的生理性和病理性改变所造成的不安全因素，严重地威胁老年人的健康，甚至生命。老年人常见的安全问题：跌倒、噎呛、坠床、服错药、交叉感染等，护士应意识到其重要性，及时采取有效措施保证老年人的安全。

1. 防跌倒 详见本章第六节跌倒的护理。

2. 防呛防噎 食物少而精，软而易消化，进食时尽量采取坐位或半卧位，吃干食发噎时，要准备好水，每口食物不宜过多，喝稀易呛者，应把食物加工成糊状。

3. 防坠床 意识障碍的老年人应加床档；睡眠中翻身幅度较大或身材高大的老年人，可在床旁用椅子护挡，或者加床档；如发现老年人靠近床边缘时，要及时护挡，或把老年人推向床中央，以防坠床摔伤。

4. 安全用药 详见第七章第二节老年人安全用药的护理。

5. 防交叉感染 老年人免疫功能低下，对疾病的抵抗力弱，应注意预防感染。所以不宜过多会客，必要时可谢绝会客；患病老人之间尽量避免互相走访，尤其患呼吸道感染的老年人更不应串门。

6. 防烫伤 老年人感觉迟钝，在冬季使用热水袋、电热毯时要注意温度和时间的控制，热水袋温度一般不宜超过50℃，临睡前应关掉电热毯。

第二节 老年人的居室环境

一、老年人居室环境设置原则

由于老年人在居室内活动的时间较多，老年人居室环境设置上应注意以方便、安全和舒适及尽可能地增加老年人接触社会、接触自然的机会为原则。

二、老年人居室环境设施要求

(一) 房屋的出入口与走廊

出入口与走廊是老年人身体经常变换姿势和方向的地方，应通过安装扶手，增添醒目的颜色标记、改造台阶、增加照明等相关措施，防止老年人发生跌倒等意外。

(二) 室内环境

室内陈设应简单、明净、宽畅，便于老年人活动。如使用轮椅，应注意在床前留出足够的供轮椅旋转和护理人员操作的空间。老年人房间宜用温暖的色彩，家具、装饰物品宜少而精，够用，应选择沉稳、不易移动、无棱角家具，椅子座面高度大约在 35～42cm 之间。室内适宜的温度为 22±4℃，湿度为 40%±10%，室内最好有冷暖设备，采光适当，设有夜间照明装置。

(三) 床单位

床是老年人休息睡眠的地方，对卧床老人更为重要。在床的选择上要注意软硬度适宜，以便保持身体均匀的支撑。床不可过高，要便于上下，以 40～45cm 为宜，必要时配床档。床旁配备床头柜、床头灯、呼叫器，便于老人卧床时使用。

(四) 厕所与浴室

厕所与浴室是老年人使用频率较高的地方，最好邻近卧室或在卧室内，室内通风，室温适当、恒定，宜用带扶手坐式便器，高度 45cm 左右，便器旁有扶手、呼叫器等(图 6-1)，排便环境要隐蔽。浴盆安装应较低，浴盆旁边也应有扶手，浴盆内铺橡胶垫，以防滑倒。下水道排水通畅，地面无积水并防滑(详见附录二量表 3)。

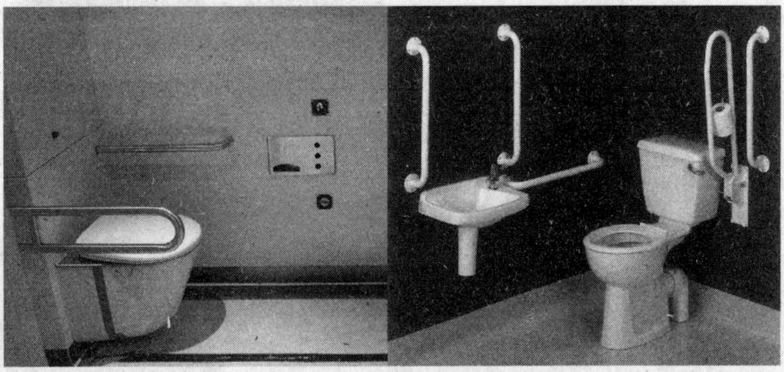

图 6-1　带扶手的排便设施

第三节　老年人的皮肤护理与衣着卫生

一、老年人的皮肤清洁

(一) 老年人皮肤的特点

老年人皮肤保存水分的能力减弱，汗腺、皮脂腺分泌减少，使老年人的皮肤易干燥脱屑，对外界各种刺激的耐受性及损伤后的愈合能力均下降。因此，老年人应注意对皮肤的保护，避免各种不良刺激对皮肤的损伤。

(二) 皮肤的保护与清洁

老年人在日常生活中要注意保持皮肤清洁，特别是皱褶部位如腋下、肛门、外阴等处的皮肤，沐浴可清除污垢、保持毛孔通畅，利于预防皮肤疾病。建议冬季每周沐浴1次，夏季则可每天温水洗浴。凡能活动、自行洗澡者可用盆浴或淋浴，或采用洗澡椅（图6-2），但应协助老人做好准备，嘱老人注意安全，勿反锁浴室门，避免空腹或饱餐后洗澡。年老体弱者必须有人协助。对卧床老年人，家属要帮助擦浴。合适的水温可促进皮肤的血液循环，改善新陈代谢、延缓老化过程。但同时亦要注意避免烫伤和着凉，建议沐浴时的室温调节在24～26℃，水温则以40℃左右为宜；沐浴时间以10～15分钟为宜，时间过长易发生胸闷、晕厥等意外；洗浴时应注意避免碱性肥皂的刺激，宜选择弱酸性的硼酸皂、羊脂香皂，以保持皮肤pH值在5.5左右；沐浴用的毛巾应柔软，洗时轻擦，以防损伤角质层。老人的足部也要注意清洁，定期修剪趾（指）甲及脚垫，视力欠佳者可用带放大镜的指甲剪（图6-3）。也可预防性地在晚间热水泡脚后用磨石板去除过厚的角化层，再涂护脚霜，避免足部的皲裂。而已有手足皲裂的老年人可在晚间沐浴后或热水泡手足后，涂上护手护脚霜，再戴上棉质手套、袜子，穿戴一晚或一两个小时，可有效改善皲裂状况。

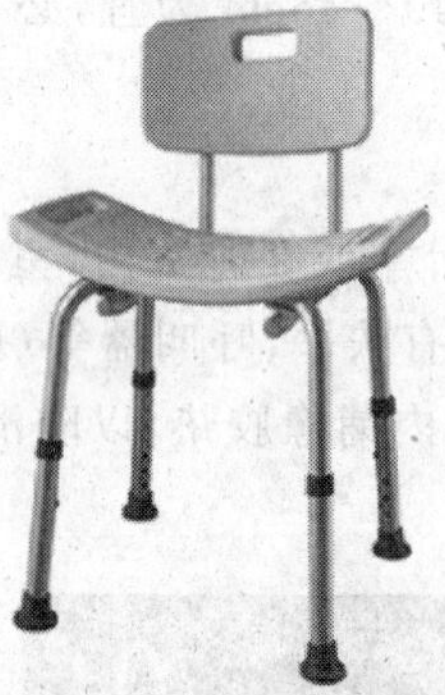

图6-2 升降洗澡椅

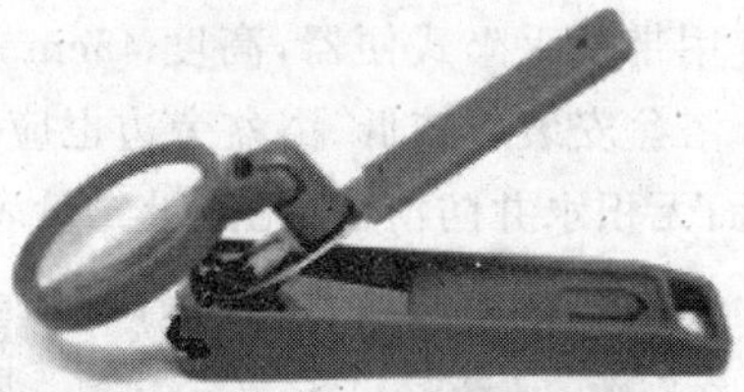

图6-3 带放大镜的指甲剪

老年人头发与头部皮肤的清洁也很重要。老年人发质较脆弱、稀松而易脱落，做好头发的清洁和保养，可减少脱落、焕发活力。应定期洗头，干性头发每周清洗1次，油性头发每周清洗2次。对卧床不起的老人应帮助其在床上洗发，可使用充气式洗头盆（图6-4），洗完后将头发擦干，并梳好。

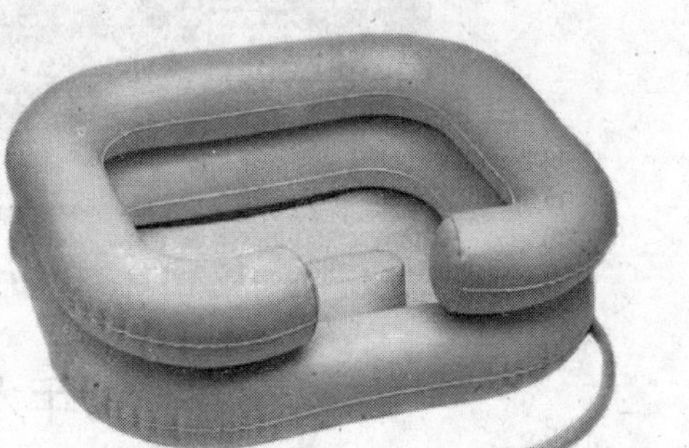

图6-4 充气式洗头盆

二、老年人的衣着卫生

由于老年人皮肤的特点，其衣着与健康的关系越来越受到护理人员的关注。老年人体温中枢调节功能降低，尤其对寒冷的抵抗力和适应力降低，因此应根据天气的变化情况及老年人的体质条件，及时增减衣服。

老年人的服装选择，首先必须考虑实用性，即是否有利于人体的健康及穿脱方便。衣服的料质应较为松软、轻便以便全身气血流畅，内衣宜用柔软、吸水性强、透气性良好、不刺激皮肤、可调节体温且耐洗的棉织品；外衣随季节不同而各取所宜，如麻织品、丝织品宜做夏衣，毛织品散热低，宜做冬衣。服装的色彩要注意选择柔和、不褪色、容易观察是否干净的色调。服装款式的选择还应考虑安全舒适以及时尚，适合老年人的个性特征及社会活动需求。一般要求较为宽松，方便穿脱、不妨碍活动及便于变换体位并保证安全。即使是自理能力缺陷的老年人，也要尽量鼓励与指导老年人参与服装的穿脱过程，以最大限度地保持和发挥其残存功能。因此服装的设计上要注意适合老年人的特点，如上衣的拉链上应留有指环，便于老年人拉动；衣服纽扣宜大些，方便系扣；尽量选择前开门式上装，裤子最好采用松紧带，便于老年人穿脱。

帽子可起到保暖及防暑作用，夏季可用宽边帽遮阳，冬季宜戴毛织帽以防体温从头部向外扩散。老年人血液循环较差，下肢特别是脚易感寒冷，鞋子一定要合脚，并避免受寒和潮湿，以防寒从脚入。

三、老年瘙痒症的护理

老年瘙痒症是一种自觉瘙痒而无原发性皮肤损害的皮肤病，临床以皮肤瘙痒为主，搔抓后出现抓痕、血痂、色素沉着及苔藓样改变等各种继发性皮肤变化，冬夏季易发，是临床常见的一种老年性皮肤病，具有病程长，治疗反应差，迁延难愈，易复发等特点，严重影响了老年人的身心健康，降低了老年人的生活质量。

引起皮肤瘙痒的原因比较复杂，可分为内因性和外因性两种。内因性瘙痒多与全身性疾病，如肝病、肾病、糖尿病、恶性肿瘤、多发性骨髓瘤、白血病等有关；外因性瘙痒常与气候变化、衣服、不良饮食习惯、接触各种化学物质等有关。个体精神神经因素对本病的发生起着重要作用。

【护理评估】

1. 健康史 询问老人皮肤瘙痒发生的时间、部位、持续时间，缓解方式等。有无诱因刺激，如严冬时过冷过热的刺激，干燥，湿度低，都易引起皮肤瘙痒，皮毛、化纤品、粗糙内衣也容易刺激瘙痒发作。是否进食刺激性食物，如饮酒、喝浓茶、咖啡、食虾蟹、海鲜、吃辛辣食物等均可诱发瘙痒。既往是否有引起皮肤瘙痒的相关疾病如糖尿病、肝肾疾病、寄生虫病、甲状腺功能异常、胆道疾病、肿瘤等。

2. 身体状况 瘙痒症表现为全身性和局限性，全身性瘙痒症以夜间为重，开始仅有痒感，而无任何原发皮疹，由于搔抓出现广泛条状或点状抓痕、血痂、色素沉着，终致皮肤肥厚可继发感染如毛囊炎、疖肿等。局限性瘙痒常发生在小腿、阴囊、外阴、肛门周围，局部仅自觉瘙痒，并无皮疹，日久可致皮肤增厚，湿疹样改变。护理人员应重点检查皮肤的完整性，皮肤弹性、是否干燥、有无皮疹、溃疡、有无出血、抓痕等。

3. 实验室及其他检查 全身性的瘙痒，要注意检查血糖及甲状腺功能判断有无糖尿病、甲状腺功能减退等疾病。

4. 心理-社会状况 剧烈皮肤瘙痒可使老人烦躁不安、食欲减退、睡眠不佳、精神忧郁等；而焦虑、抑郁的情绪又可引起皮肤瘙痒，并随情绪好坏加重或减轻。

【常见护理诊断及合作性问题】

1. 有皮肤完整性受损的危险 与皮肤瘙痒搔抓而损坏皮肤有关。

2. 焦虑 与皮肤瘙痒难忍影响日常生活等有关。

【护理目标】

1. 老人自觉瘙痒感觉减轻或消失。

2. 皮肤损害避免或减少，皮肤组织的完整。

【护理措施】

1. 一般护理

(1)保持皮肤完整性，预防皮肤继发感染：协助老人剪短指甲，尽量避免搔抓，瘙痒难忍时用指腹按摩代替抓痒，以减轻痒感；指导老人选用宽松的、质地柔软、吸水性、透气性好的棉质内衣，减少洗澡次数，合理调节水温，控制在40℃左右，忌用碱性肥皂。

(2)合理饮食：指导老人饮食应清淡，多食含锰的食物(粗粮、豆类、核桃、花生、葵花子、芝麻、茶叶等)、新鲜蔬菜及水果，适量喝水，以补充体内水分。少吃辛辣刺激性食物，如辣椒、胡椒、大蒜、葱、芥末、生姜、咖啡等，少食或不食鱼、虾、蟹等海产品，以免加重皮肤瘙痒程度，戒烟、限酒。

2. 用药护理 瘙痒严重者可用炉甘石洗剂、止痒水及激素类软膏。必要时可适当服用抗组胺类药物及温和的镇静剂以减轻瘙痒，防止皮肤继发性损害。

3. 心理护理 鼓励老人表达自己的心理感受，通过谈话与交流对老人进行针对性的心理疏导，教会老人一些转移瘙痒的技巧：①松弛疗法：用看电视、读小说、听音乐、听故事、参加有趣活动等分散和转移注意力；②呼吸松弛法：有节律呼吸松弛训练对老人减轻焦虑控制瘙痒有良好作用；③按摩疗法；④皮肤刺激法：轻轻拍打瘙痒部位或冷敷(在不影响血运情况下使用)；⑤幽默疗法：给老人讲笑话，让老人看幽默杂志等。

4. 健康教育 向老人及家属介绍皮肤瘙痒的相关知识，积极治疗原发疾病如糖尿病，肝肾疾病等。掌握局部及全身用药的方法，了解药物不良反应，注意用药安全，并养成良好的生活习惯，保持良好的心态，积极配合治疗。

第四节 老年人的营养与饮食护理

一、老年人的营养需求

老年人器官老化，功能衰退，对各种营养素的需要与其他人群有所不同，即数量由多变少，质量由低变高。因此，老年人的饮食中所含的营养素应做到种类齐全，数量适宜，比例适当，达到平衡，这就是平衡膳食。

(一) 热能

一般情况下老年人的热能摄取量为2000～2400kJ/d。由于老年人户外活动及运动量减少，脂肪组织增多，基础代谢降低，热能消耗减少，有人统计60岁以后每10年热量需要量减少10%，所以应避免摄入热量过多而导致机体肥胖而诱发疾病。热能的来源主要是食物中的脂肪、糖类(碳水化合物)和蛋白质，对老年人来说应控制产热多的食物摄入量，以能够维持标准体重。

(二) 糖类(碳水化合物)

由于老年人对糖的耐受能力减退，胰岛素对血糖的调节作用减弱，故碳水化合物的供应量应根据老人的具体情况作适当调整，一般碳水化合物供给能量应占总热能的55%～60%。老年人摄入的糖类以多糖为好，如谷类、薯类含较丰富的淀粉，在摄入多糖的同时，还可提供维生素、膳食纤维等其他营养素。而过多摄入单、双糖(主要是蔗糖，如砂糖、红糖等)能诱发龋齿、心血管疾病与糖尿病。

(三) 蛋白质

老年人的体内代谢过程以分解代谢为主，需要较为丰富的蛋白质来补充组织蛋白的消耗，但由于其体内的胃、胰蛋白酶分泌减少，过多的蛋白质可加重老年人消化系统和肾脏的负担，因此每天的蛋白质摄入量1～1.5g/kg，占总热量的20%。且供给的优质蛋白应占摄取蛋白质总量的50%以上，如奶类、鱼类、瘦肉、大豆及其制品等。

（四）脂肪

老年人胆汁酸的分泌减少，脂酶活性降低，对脂肪的消化和利用缓慢，且老年人体内脂肪组织随年龄增加而逐渐增加，因此膳食中过多的脂肪不利于心血管系统、消化系统。但是，适量的脂肪有助于菜肴的调味和帮助一些脂溶性维生素的吸收。总的原则是：脂肪供给能量不超过总热量的20%～25%，并应尽量选用含不饱和脂肪酸较多的植物油，而减少膳食中饱和脂肪酸和胆固醇的摄入，如多吃一些花生油、豆油、菜油、玉米油等，尽量避免猪油、肥肉、酥油等动物性脂肪。

（五）矿物质

主要包括钙、铁、钠、钾等。食盐摄入量应为6～8g/d，患高血压、冠心病的老年人应在5g/d以下，老年人钙与铁的消化吸收能力下降，容易患骨质疏松症、缺铁性贫血等疾病，应加强食物中钙与铁的供应，含钙高的食物有乳类、海产品、蛋黄、豆腐等，含铁高的食物有黑木耳、海带、动物血等。

（六）维生素

维生素在维持身体健康、调节生理功能、延缓衰老过程中起着极其重要的作用。富含维生素A、B_1、B_2、C的饮食，可增强机体的抵抗力，特别是B族维生素能增加老年人的食欲。蔬菜和水果可增加维生素的摄入，且对于老年人有较好的通便功能。老年人消化吸收功能减退，咀嚼能力下降，为适应此变化，食物在制作过程中就难免过软、过烂、过细，上述因素均会造成维生素的损失，因此，要特别注意补充。

（七）膳食纤维

膳食纤维是高分子碳水化合物，不能被人体的消化酶消化，但能被细菌所含的纤维素酶分解为多糖类物质，主要存在于谷、薯、豆、蔬果类等食物中。这些虽然不被人体所吸收，但在帮助通便、吸附由细菌分解胆酸等而生成的致癌物质、促进胆固醇代谢、防止心血管疾病、降低餐后血糖和防止热能摄入过多方面起着重要的作用。因此，每日摄入一定量的粗粮、新鲜蔬菜及水果，不仅有利于消化和肠蠕动，避免便秘，而且可以预防结肠癌和降低血清胆固醇。

（八）水

水是人体的重要组成成分，约占体重的50%～60%。随着年龄的增长，人体含水量逐渐减少，70岁时约比25岁时减少30%。缺水可引起口渴、皮肤干燥、尿少、大便干结、血液黏稠、消化液分泌减少等，严重时还可发生电解质失衡、脱水、循环障碍而危及生命；但过多饮水也会增加心、肾功能的负担，因此老年人每日饮水量（除去饮食中的水）一般以1500ml左右为宜，分次缓慢饮用，避免一次大量饮水。饮食中可适当增加汤羹类食品，既能补充营养，又可补充相应的水分。

二、影响老年人营养摄入的因素

（一）生理因素

老年人味觉嗅觉均随增龄而逐渐下降，所以老年人嗜好味道浓重的菜肴，增加了消化的负担；牙齿松动或缺失以及咀嚼肌群的肌力低下影响了老年人的咀嚼功能，严重限制了其摄取食物的种类及量；老年人唾液分泌减少、吞咽及呕吐反射减弱，影响了老年人的进食，甚至导致误咽或窒息死亡；对食物的消化吸收功能下降，导致老年人所摄取的食物不能有效地被机体所利用，特别是当摄取大量的蛋白质和脂肪时，容易引起腹泻；老年人易发生便秘，而便秘又可引起腹部饱胀感，食欲减退等，对其饮食摄取造成影响。

除此之外，多数老年人握力下降，同时由于关节病变和脑血管障碍等引起关节挛缩、变形，以及肢体的麻痹、震颤而加重老年人自行进食的困难；消化系统疾病也是影响食物消化吸收的重要因素。

（二）心理-社会因素

生活孤独寂寞，与家属或朋友之间没有交流，生活欲望低下或有精神障碍的老人等，食欲均有不同程度的减退。排泄功能异常而又不能自理的老年人，部分存在怕麻烦人的思想，往往自己控制饮食的摄入量。同时，社会地位、经济实力、生活环境以及价值观等诸多因素对老人的饮食也产生一定的影响。生活困难导致可选择的饮食种类、数量减少；而营养学知识的欠缺可致营养失衡；独居老人或者高龄者，在食物的采购或烹饪上也可能会出现一些困难；有“不劳动者不得食”信念的老年人，由于自己丧失了劳动能力，在饮食上极度地限制着自己的需求而影响营养的摄入。

三、老年人的饮食原则

（一）食物的选择

食物的选择应适合老年人的特点，种类要多样化，营养丰富，注意“四个搭配”：荤素搭配，以素为主；粗细搭配，多吃粗粮；干稀搭配，混合食用；生熟搭配，适量生食。摄取食物做到“三高、一低、四少”：高蛋白质、高维生素、高纤维素；低脂肪；少盐、少油、少糖、少辛辣调味品。

（二）饮食应易于消化吸收

老年人由于消化功能减弱，咀嚼能力也因为牙齿松动或脱落而受到一定的影响，因此食物加工要做到细、软、松，既给牙齿咀嚼的机会，又便于消化。少吃油炸、油腻、过粘的食品。

（三）食物温度适宜

人的口腔和食管的温度为36.5～37.2℃，其耐受温度为50～60℃，最适宜的进食温度是10～50℃。老年人消化道对食物的温度较为敏感，饮食宜温偏热，但不宜过烫，以免损伤口腔食管壁的黏膜引起炎症甚至引发癌变。两餐之间可加用热饮料，以解除疲劳，增加温暖。

（四）良好的饮食习惯

根据老年人的生理特点，少量多餐、定时定量的饮食习惯较为适合，要避免暴饮暴食或过饥过饱，膳食内容的改变也不宜过快，要照顾到个人爱好。由于老年人肝脏中储存肝糖原的能力较差，对低血糖的耐受能力不强，容易饥饿，所以在两餐之间可适当增加点心。水果宜在餐前1～3小时或餐后1小时食用，晚餐不宜过饱，因为夜间的热能消耗较少，如果多吃了富含热能而又较难消化的蛋白质和脂肪会影响睡眠。

四、老年人的饮食护理

（一）一般护理

室内的空气要新鲜，争取和家人一同进餐，鼓励老人自己进餐，进餐前提醒老人排尿、漱口，老年人进餐最好取坐位。摆好桌布，挂好餐巾，增加老年人的舒适感。摆好饭菜，介绍食品，增强老年人的食欲。老年人唾液分泌减少，口腔黏膜的润滑作用减弱，进餐前可少量饮水湿润口腔。

（二）特殊护理

对轻度功能障碍的老人，可通过用自制餐具，来维持老年人自己进食的能力。对卧床的老年人要根据其病情采取相应的措施，如帮助其坐在床上并使用特制的餐具进餐（图 6-5）；不能自行进餐的老年人，必要时照顾者可协助喂饭，并注意尊重其生活习惯，掌握适当的速度与其相互配合。对于视力障碍的老年人，首先要向老年人说明餐桌上食物的种类和位置，并帮助其用手触摸以便确认。要注意保证安全，热汤、茶水等易引起烫伤的食物要提醒注意，鱼刺等要剔除干净。吞咽能力低下的老年人很容易将食物误咽入气管，可选择黏稠度较高的食物如酸奶、汤面等。尤其是卧床老年人，舌控制食物的能力减弱，更易引起误咽，一般采取坐位或半坐位比较安全，偏瘫的老年人可采取侧卧位，最好是卧于健侧。进食过程中应有照顾者在旁观察，以防发生事故。

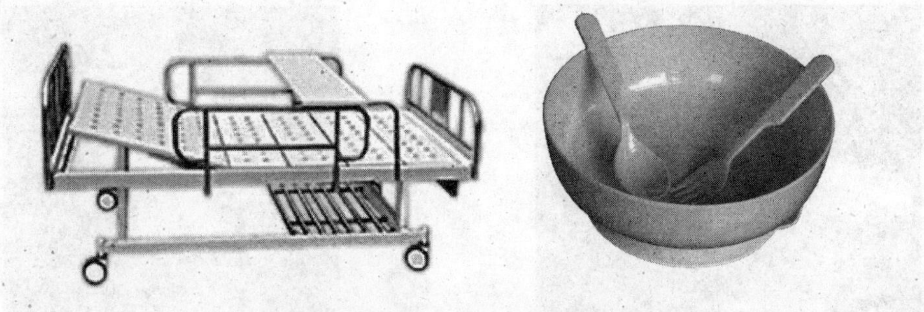

图 6-5　带餐桌的床、带吸盘的碗

第五节　老年人的排泄护理

排泄是维持健康和生命的必要过程，随着年龄的不断增加，泌尿系统及消化系统的功能逐渐减弱，自理能力下降，或者因疾病导致排泄功能出现异常，发生夜尿、尿频、尿急、排尿困难甚至大小便失禁等现象，有的老年人还会出现尿潴留、腹泻、便秘等。而排泄行为的自立则是保持人类的尊严和社会自立的重要条件。排泄问题是机体老化过程中无法避免的，常给老年人造成很大的生理、心理上的压力，护理人员应妥善处理，要体谅老年人，尽力给予帮助。

一、老年人如厕的护理

（一）排尿

生活能自理的老年人，应合理安排饮食饮水的时间和量，以减少夜尿现象。夜间宜在床边排尿，以避免意外。偶因外伤、手术等需长时间卧床，应因地制宜创造条件解决排尿，如使用便器（图 6-6、图 6-7）床上排尿，床边放置屏风等。如病情允许，可使用移动坐便器在床边排尿（图 6-8、图 6-9）。

（二）排便

老年人排便宜取坐位。根据病情，有心脑血管疾病的老年人排便时可备硝酸甘油、氧气等急救物品，以防意外。卧床老年人，如果情况允许可床边排便。病情较重者要尽量将床头抬高，或取半卧位，在床上使用便器。有条件的可使用特殊的床（图 6-10、图 6-11），此外，还要特别注意提醒老年人按时排便，养成良好的排便习惯。

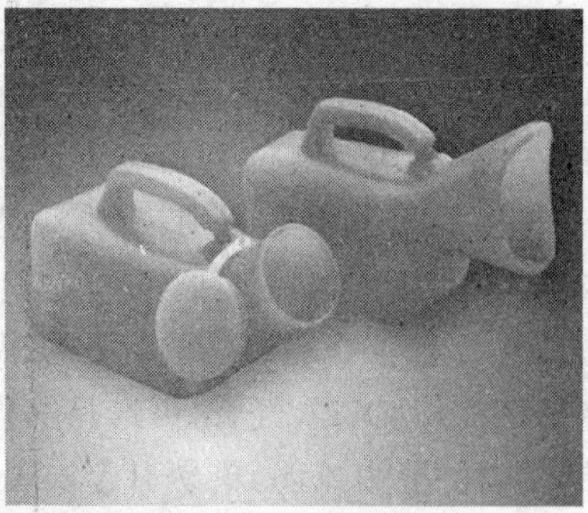
图 6-6 尿壶

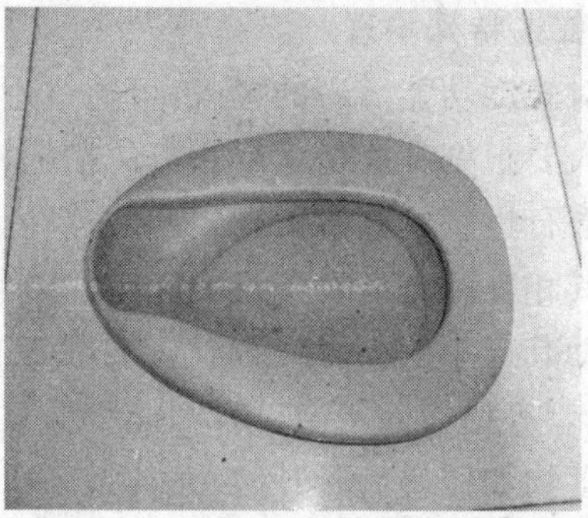
图 6-7 便盆

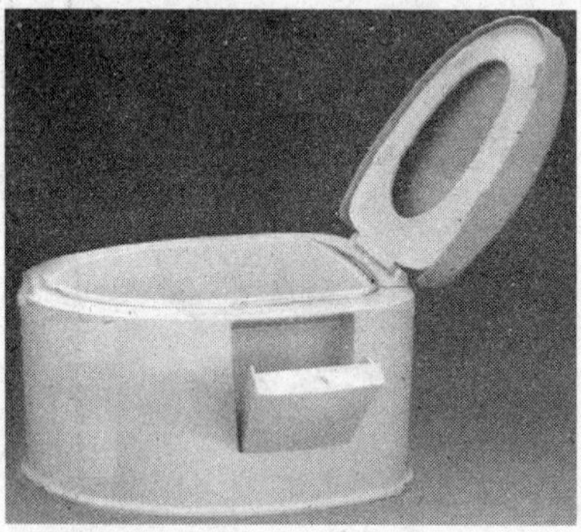
图 6-8 移动坐便器

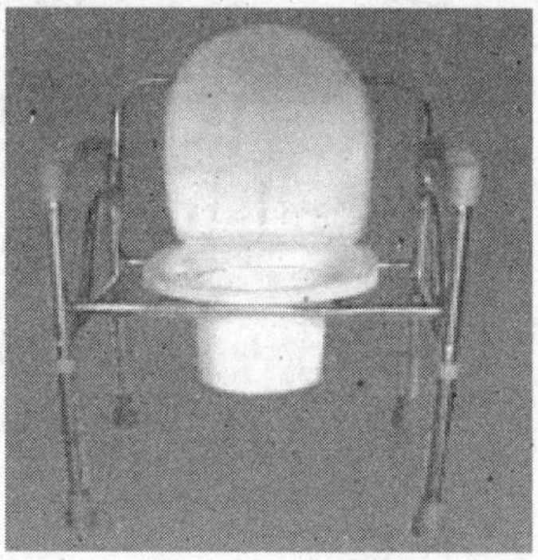
图 6-9 折叠升降扶手靠背坐便椅

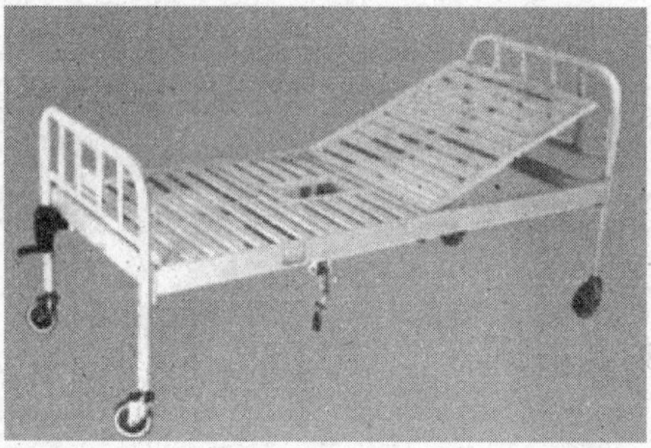
图 6-10 带便器单摇床

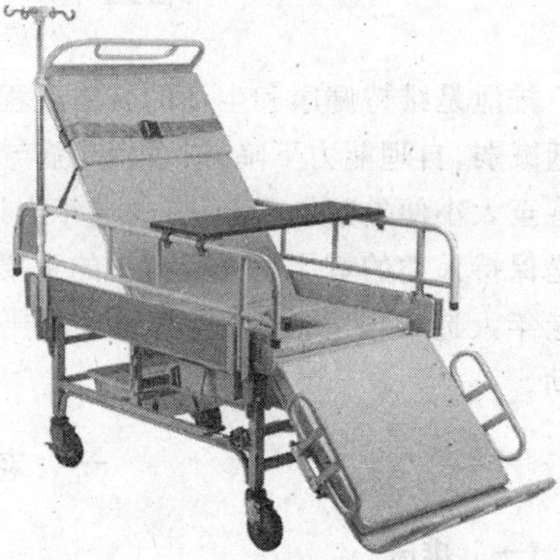
图 6-11 多功能带便器护理床

二、老年人便秘的护理

便秘(constipation)是指排便次数减少,每周少于 2 次,同时伴有粪质干硬,排便困难、便后无畅快感。便秘的发生与老年人腹部肌肉收缩力下降、胃肠蠕动减弱和排便乏力有关。老年人便秘程度随年龄增长而加重,饮食不当、生活习惯不良、药物和疾病的影响,更容易发生便秘。便秘是老年人的常见症状,约占老年人群的 1/3,长期便秘不仅加速衰老,还可导致大肠癌、痔、乳腺癌、高血压,甚至可诱发心绞痛、脑血管意外,直接威胁老年人的身心健康。

【护理评估】

1. 健康史 询问便秘开始的时间，大便的次数、性状，有无伴随症状；日常饮食（老年人牙齿多不健全，喜吃精细饮食，缺少粗纤维，饮水量不足）、活动量情况；是否患有可能导致便秘的疾病，如糖尿病、甲状腺功能低下、直肠肛管疾病、肠道肿瘤等；是否正在服用易导致便秘的药物，如止痛剂、麻醉药、镇静剂、抗胆碱能药等；了解有无精神抑郁。

2. 身体状况 老年人便秘可出现左下腹胀痛，欲便不畅。严重的慢性便秘老人可发生头晕、乏力、食欲差、口臭、舌苔变厚、精神淡漠等自体中毒的症状。触诊腹部较硬实且紧张，有时触及包块，肛诊可触及粪块。

3. 实验室及其他检查 通过直肠镜或钡剂灌肠，排除结肠、直肠病变及肛门狭窄。

4. 心理-社会状况 老年人由于长期便秘，可产生焦虑不安、精神紧张、抑郁、恐惧心理，进一步加重便秘的发生，形成恶性循环，进而影响老年人的社会活动，使老年人生活满意度大大降低。老年人便秘时因用力排便，可引起血压升高、心绞痛、急性心肌梗死、心律失常、脑血管意外等不良后果，需要家庭投入人力、物力、财力，进而增加了家庭和社会的负担。

【常见护理诊断及合作性问题】

1. 便秘 与饮食中缺乏粗纤维、活动量少、液体摄入量不足、肠蠕动减慢等有关。

2. 焦虑 与长期便秘有关。

3. 知识缺乏 缺乏便秘的相关知识。

4. 潜在并发症 心绞痛、急性心肌梗死、脑血管意外等。

【护理目标】

1. 老年人能描述引起便秘的原因及便秘的危害性，便秘症状缓解。
2. 焦虑减轻以至消失。
3. 老年人坚持每天活动锻炼；每日饮食中摄入足量的纤维素和水分，定时排便。
4. 未出现心绞痛、急性心肌梗死、心律失常、脑血管意外等并发症。

【护理措施】

1. 一般护理

(1)向老人及家属解释老年人易发生便秘的原因、预防和处理便秘的措施，强调预防的有效性和重要性。

(2)重建定时排便的习惯：指导老年人选择一适合自身排便的固定时间，一般以早餐后排便为最佳。无论是否有便意，都要按时如厕，努力进行排便；排便时注意力集中，不要做看书、读报等与排便无关的活动。排便时不要屏气，可在排便用力时呼气，预防心、脑血管意外的发生。

(3)指导老人注意饮食结构的合理性：老年人要保持一定的饮食量，过少不足以刺激肠蠕动。鼓励老人多食粗纤维食物和润肠通便的食物，如各种新鲜蔬菜和水果、粗粮、蜂蜜、核桃仁、黑芝麻等。鼓励多饮水，每日清晨饮一杯淡盐水或温开水，保证每天总饮水量在2000～2500ml，有助于促进肠蠕动和软化大便。适当食用油脂类的食物，禁食辛辣刺激性食品。鼓励老年人饮食要有规律，以利于形成有规律的胃结肠反射及胃肠蠕动，防止便秘发生。

(4)提供安全舒适隐蔽的排便环境：对于老年人，以坐式为佳。需在床上排便者，病情允许应抬高床头，关闭门窗，用屏风遮挡。

2. 用药护理 当老人不能自行排便时，可给缓泻药，必要时灌肠。但缓泻药只能作为临时治疗措施，不宜经常性服用，更不应该长期使用，常用的有口服缓泻药和经肛门给药简易通便剂（开塞露和甘油栓剂）。当发生粪便嵌塞时，可让老人左侧卧位，将带有指套的示指用液状石蜡润滑后插入肛门，把粪块捣碎后抠出。老年人尽量避免使用各种泻药，必须使用时，用量要尽可能小，次数要少，以免对药物产生依赖性。口服缓泻药对直肠下段粪块阻塞造成的便秘无效，伴有腹痛及病因不明时不宜滥用泻药。常用的口服缓泻药有以下几类：

（1）刺激性泻药：如果导片、番泻叶、蓖麻油、大黄等，通便效果好，但长期服用此类药物会损伤肠道的末梢神经，干扰肠道正常活动规律，破坏人体自主排便功能，并慢慢形成药物依赖。此类泻药作用慢，宜临睡前服用，服后6～8小时排便。

（2）容积性泻药：如硫酸镁、硫酸钠、甲基纤维素、琼脂等，口服后不易被肠道吸收，能吸收肠道内大量水分，使肠内容积增大，机械性地刺激肠道，引起肠蠕动增强而排便。这类药物较温和、副作用小，作用时间快，服后4～6小时可排出水样粪便，常伴有腹痛，主要用于急性便秘、顽固性便秘，不宜常用，服药后应多饮开水。

（3）润滑性泻药：如液状石蜡、食用油等。这类泻药能润滑肠壁、软化大便，使粪便易于排出。液状石蜡口服或灌肠后不被吸收，同时可以阻碍肠中水分的吸收，是理想的通便剂，但有油渍污染内裤的现象，长期应用可干扰脂溶性维生素以及钙、磷的吸收。适用于年老体弱者，液状石蜡每晚临睡前服10～20ml，第二天早晨起床排便，有利于养成定时排便的条件反射。

（4）渗透性泻药：如乳果糖，它不被人体吸收，通过细菌分解后释放有机酸在结肠起作用。此类药的主要缺点是在细菌作用下发酵产生气体，引起腹胀等不适感，糖尿患者慎用。

3. 心理护理 老年人发生便秘时常感到痛苦，甚至不敢排便，形成恶性循环，因此，应对老年人进行积极的心理安慰、鼓励，消除排便时过分紧张的心理。同时要为老年人提供适宜、隐蔽的排便环境，老人排便时不要催促，以免引起并加重老人的焦虑和紧张情绪。

4. 健康教育

（1）改变静止的生活方式：指导和鼓励老人选择适合自己的运动方式（如散步、打太极拳等），每日坚持锻炼30～60分钟，在促进肠蠕动的同时，也改善了情绪。卧床或坐轮椅的老人可通过转动身体，挥动手臂等方式进行锻炼。

（2）每日进行腹部按摩：以手掌掌部作腹部按摩，从右下腹开始顺时针方向按摩，每天2～3次，每次10～20回，以促进肠蠕动。为老年人做腹部热敷也可促进肠蠕动。在按摩同时可做肛门收缩动作。

（3）给予正确的用药指导：有些药物（如止痛药、抗酸药）可引起便秘，应尽量避免使用或少用。告知老人不要滥用通便药，以免对药物产生依赖，反而使便秘加重。

三、老年人大便失禁的护理

大便失禁（fecal incontinence）指粪便不受意识控制而不自主地排出，常同时伴随便秘和尿失禁发生。多见于65岁以上的老年人，女性多于男性，老年多产妇女发生率最高。这是一种会伤害自尊的身体功能减退现象，常造成老年人焦虑、惧怕、尴尬，严重影响他们的日常生活与社会交往。大便失禁与胃肠功能紊乱、直肠括约肌失去控制、神经-肌肉功能障碍、结肠手术和认知障碍等有关。

【护理评估】

1. 健康史　询问排便的自控能力；询问有无便意、每日的排便次数、饮食与排便间的规律；询问有无肛门、直肠手术；女性老年人的生育史及产伤；有无中枢神经系统病变（如脑血管意外、老年性痴呆）；询问自护能力，家属对老年人的关爱理解程度；厕所（卫生间）是否靠近卧室，照明及居室设施情况。

2. 身体状况　大便失禁轻者对排气和液体性粪便难以控制，其内裤偶尔弄脏；重者对固体性粪便也无控制能力，表现为频繁地排出粪便；评估时应观察肛门周围有无粪便污染、湿疹、溃疡、黏膜突出、肛门扩张等；直肠指检时，注意肛门括约肌收缩力、肛门直肠环张力，男性前列腺增生情况。

3. 实验室及其他检查

(1)生理盐水灌肠试验：通过坐位时向直肠内注入1500ml的生理盐水，记录漏出量和最大保留量了解排便的自控能力。大便失禁时保留量下降或为零。

(2)直肠镜检：观察黏膜的颜色，有无溃疡、炎症、出血、肿瘤、狭窄。

(3)排便造影：可记录排便时的动态变化，通过直肠角改变，检测耻骨直肠肌和盆底肌张力。

(4)肛门测压：可检出肛门压力异常低下及括约肌缺陷者。

(5)肛门部超声：检测肛门内括约肌的厚度，评价肛门内外括约肌的完整性。

4. 心理-社会状况　大便失禁的老年人，经常有难以启齿、意志消沉、孤僻、害怕被发现的灰色心理，同时又怕家人讨厌，而显得自卑、抑郁、孤独。如不及时防治，则会使他们精神颓废，社会适应能力进一步退化。应注意评估臭味的散发是否影响周围人群的生活及家庭成员的理解和关心程度。

【常见护理诊断及合作性问题】

1. 排便失禁　与肛门括约肌不受意识的控制有关。

2. 情景性自尊低下　与大便失禁引起的异味有关。

3. 有皮肤完整性受损的危险　与粪便污染肛周皮肤导致湿疹、溃疡有关。

4. 社交障碍　与排便失禁引起窘迫、异味、不适有关。

【护理目标】

1. 老人学会盆底肌肉的收缩运动，排便的异常形态逐渐改善。

2. 老人心理压力减轻，自尊提高，能积极配合治疗和护理。

3. 老人会阴部皮肤清洁干燥无破损。

4. 老人参与社交活动增多。

【护理措施】

1. 一般护理

(1)改善老年人的饮食结构：对排便能力明显降低的老人，应适当限制富含纤维的食物的摄入，避免进食产气或有腹泻作用的食物。宜进食营养丰富、易消化吸收、少渣少油的饮食，及时补充水分，防止水电解质紊乱和酸碱失衡。严重者适当减少水分摄入。

(2)保持床褥、衣服清洁：及时更换污染的衣裤被单，床上铺橡胶单和中单或一次性尿布，每次便后用温水清洗肛周皮肤，保持皮肤清洁干燥，必要时涂抹油剂、氧化锌软膏，以保护局部皮肤。同时注意观察骶尾部皮肤变化，防止压疮发生。

2. 进行排便控制训练　每隔2～3小时给老年老人递一次便盆，训练良好的排便习惯，建立规律的排便时间，以减少大便失禁的次数。

3. 心理护理 大便失禁的老年人常因排便失去控制而感到自卑、焦虑、羞愧，护理人员应多理解、尊重老人，给予心理疏导和安慰，提高老年人战胜疾病的信心。

4. 健康教育 ①教会老人进行肛门括约肌及盆底部肌肉的锻炼，逐步恢复肛门括约肌的控制能力。指导老人取立、坐或卧位，试作排便动作，先慢慢收缩肛门肌肉10秒，然后再慢慢放松间歇10秒，反复练习20～30次，每日重复数次，以老人感觉不疲劳为宜，坚持4～6周可改善症状；②指导老人及家属：保持被服清洁干燥，定时通风换气，除去不良气味，保持室内空气清新，使老年人心情舒畅。

四、老年人尿失禁的护理

尿失禁(uroclepsia)是指尿液不受主观控制而自尿道口溢出或流出。尿失禁是老年人很常见的一种病症，女性的发病率高于男性。引起尿失禁的原因可因年老而排尿功能减退、膀胱容量减少、盆底肌肉松弛等造成，也可由泌尿系炎症、梗阻、损伤，神经性疾病、精神、药物及环境因素所致。尿失禁对大多数老年人的生命无直接影响，但可造成身体异味，皮肤糜烂，反复尿路感染，是导致老年人孤僻、抑郁的原因之一。由于身体异味和自尊心降低而影响老年人的社会交往，困扰老年人的生活，故有人称其为“社交癌”。

【护理评估】

1. 健康史 询问老年人是否有尿频、尿急，咳嗽、打喷嚏或大笑时有尿液滴出情况；是否有泌尿系感染，尿道狭窄、前列腺增生、脑动脉硬化、脑卒中等疾病；询问尿失禁时有无尿意及流出的尿量；对女性老人还要追问既往分娩史、有无阴道手术史。询问是否饮酒和服药情况。评估老年人的居住环境，厕所(卫生间)是否靠近卧室，照明条件，使用何种排尿器具，是否方便老人的使用，如厕的私密程度。

2. 临床分型与身体状况

(1)尿失禁的临床分类：临床上可将尿失禁分为急性尿失禁和慢性尿失禁两类。

1)急性尿失禁：常见于急性泌尿系统感染、急性意识障碍、阴道感染、心理异常以及粪便嵌塞或使用某些镇静剂、利尿剂等，病因祛除尿失禁可消失。

2)慢性尿失禁：是由多种原因导致的膀胱功能障碍而出现持久性尿失禁，可分为3种类型：①压力性尿失禁：是当腹压增加时(如咳嗽、打喷嚏、开怀大笑、上楼梯或跑步)有尿液不自主地流出。与老年人组织松弛，膀胱尿道括约肌张力减低有关，老年女性症状更明显。②急迫性尿失禁：指当有强烈尿意时不能由意志控制而尿液经尿道流出。老人有强烈的尿意，并迫不及待地排出大量尿液。尿失禁往往突然发生，几乎没有或完全没有先兆。常伴有严重的尿频、尿急症状。③充盈性尿失禁：是由于膀胱过度充盈，在膀胱逼尿肌没有收缩的情况下尿液不自主地溢出。

(2)评估尿失禁的方法：

1)直肠指诊：了解肛门括约肌张力、球海绵体肌反射、前列腺大小和质地、有无粪便嵌顿。

2)女性外生殖器检查：了解有无阴道前后壁膨出、子宫下垂、萎缩性阴道炎等。

3)尿道压力测试：在老年人膀胱充盈情况下，于站立位时咳嗽或举重物，观察是否有漏尿情况，用于确定压力性尿失禁。

3. 实验室及其他检查 尿常规、尿培养，了解有无泌尿系统感染。有多尿现象时应做血糖等检查。膀胱镜、B超、尿液动力学检查，进一步明确原因。

4. 心理-社会状况　尿失禁对老年人的影响包括躯体、心理、社会和生活质量。尿失禁可造成会阴部皮肤湿疹、压疮、反复尿路感染，影响睡眠和性生活；因害怕漏尿或身体有异味而不敢参与社交，远离人群，易造成人际关系和家庭关系紧张；尤其是老年人行动迟缓，活动能力减弱，患尿失禁后自尊心易受到伤害，容易出现对别人不信任、固执，严重者情绪低落、焦虑，产生孤独感等心理问题，甚至出现绝望感。用于治疗和护理的费用增加使老年人及家庭的经济负担加重，生活质量下降。

【常见护理诊断及合作性问题】

1. 急迫性尿失禁　与盆底肌群功能减弱、雌激素水平下降等有关。

2. 压力性尿失禁　与膀胱充盈、腹压增高有关。

3. 有皮肤完整性受损的危险　与尿液长期刺激局部皮肤有关。

4. 社交障碍　与异味引起的窘迫、尿频、不适有关。

5. 潜在并发症　尿路感染、压疮。

6. 知识缺乏　缺乏尿失禁病因、防治知识。

【护理目标】

1. 老年人自信心增强，能主动配合治疗和护理。

2. 正确使用外引流和护垫，不发生会阴部皮肤损伤、尿路感染。

3. 能合理饮食和活动，并坚持功能锻炼。

4. 定期参与社交活动。

【护理措施】

1. 一般护理　指导老年人保持会阴部皮肤的干燥、清洁，尿湿的衣裤和被褥要及时更换，并用温水清洗会阴部，必要时局部涂凡士林或鞣酸软膏，以防局部皮肤因尿液刺激造成糜烂、破溃。生活不能自理的老年人，可使用一次性尿垫，每日2次用温水清洗会阴部，并保持会阴部干燥。长期尿失禁的老人应实施无菌留置导尿术，避免尿液浸渍皮肤。饮食要清淡，多食含纤维素丰富的食物，防止因便秘而引起的腹压增高。为了预防尿路感染和结石的形成，应指导老年人适量饮水，一般每天摄入2000～2500ml水分。晚上7时后应减少饮水，少用咖啡和茶，以免因夜尿增多影响老人的睡眠。

2. 心理及家庭支持　老人多因长期尿失禁而自卑，对治疗信心不足。护理人员尊重老年人的人格自尊，注意保护其隐私，做好家属工作，共同配合，减轻老人的窘迫感和自卑感。全面评估老年人的现状，及时发现造成尿失禁的原因，与老年人及家属共同制定护理措施。注意调整环境设置，卫生间应靠近老人的卧室，过道保持通畅，必要时便器放在床边；指导老人尽量穿简单易脱的衣裤。

3. 功能锻炼　教会老年人功能锻炼的方法。

(1)有规律的定时排尿：鼓励老人有规律的定时排尿，为老人设计排尿时间表。开始可每隔半小时到1小时排尿一次，以后可逐渐延长间隔时间，直至每隔2～3小时排尿一次，促进正常排尿功能恢复。在非规定排尿时间内，让老人尽可能憋住尿液，到预定时刻再排尿。排尿时可用手掌轻柔地自膀胱底部持续向后向下压迫(crede手法)，使膀胱尿液被动排出。

(2)进行排尿训练：让老人每次排尿时，做排尿与终止尿流交替进行的练习，告诉老年人每次排尿时都应练习数次。

(3)盆底肌练习：指导老人进行骨盆底部肌肉的训练，即凯格尔运动，以提高控制排尿的能力。首先体会锻炼的正确部位。仰卧于床上，将一个手指轻轻插入阴道，此时尽量将身体放松，然后再主动收缩肌肉以夹紧手指。在收缩肌肉时吸气，能够感到盆底肌对手指的包裹力量；当放松盆底肌时，呼气，并反复重复几次。

整套的盆底肌练习包括2个阶段：

第一阶段：站立，双手交叉置于肩上，足尖呈90°，足跟内侧与腋窝同宽，用力夹紧，保持5秒，然后放松。重复此动作20次以上。简易的骨盆底肌运动，可在有空时进行，以收缩5秒、放松5秒的规律，在步行、乘车、办公时都可进行。

第二阶段：每天进行有效地自我训练：①平躺、双膝弯曲；②收缩臀部的肌群向上提肛；③紧闭尿道、阴道及肛门，此感觉如尿急但无法如厕需做憋尿的动作；④保持骨盆底肌群收缩5秒，然后缓慢放松，5～10秒后，重复收缩。运动的全程，照常呼吸、保持身体其他部位的放松。可以用手触摸腹部，如果腹部有紧缩的现象，则运动的肌群为错误。

(4)自我按摩：教会老年人每日早晚进行自我按摩，用手掌揉小腹20～30次，可增加腹肌紧张度，刺激盆腔肌肉和膀胱肌肉的收缩，加强排尿的自控能力。

知识链接

凯格尔运动

凯格尔运动，又称会阴收缩运动，原是一种为了治疗和训练产后大小便失禁的手段。它以洛杉矶医生阿诺德·凯格尔的名字命名，是他在20世纪40年代推广了这项运动。凯格尔运动的目的是加强盆腔底部肌肉，或称耻尾肌。这些肌肉从耻骨后方向前方伸展，并包围阴道口和直肠。加强训练耻尾肌可以促进尿道和肛门括约肌的功能，防止尿失禁和大便失禁。

操作凯格尔运动注意事项：

1. 先排空膀胱。
2. 饭后1小时内应避免进行此运动。
3. 尽量避免双腿、腹部与臀部的肌肉协同收缩。
4. 如有阴道或泌尿道感染的情形应暂停练习。
5. 执行运动训练时，如有发生头晕、胸闷、心悸或呼吸急促的症状应立即停止练习。
6. 每次训练须重视运动的质量。

4. 用药护理 提醒老年人注意药物对尿失禁的影响，镇痛剂和酒精会降低括约肌对排尿反应的敏感性，尽量减少使用，利尿剂应避免夜间使用，对女性压力性尿失禁者可采用雌激素与α受体拮抗剂如丙米嗪联合应用。积极去除诱发因素，及时发现尿路感染的症状，并按医嘱给予抗感染治疗。

5. 健康教育

(1)强调老年尿失禁预防的重要性：向老年人及家属介绍可能引起尿失禁的生理和心理因素，积极控制相关疾病。告知老年人有尿意应及时排尿，避免长时间憋尿，指导家属提醒老年人按时如厕。

(2)指导老年人建立良好的生活习惯：穿柔软、宽松、舒适且易解易系的衣裤，减轻对腹部的压力。夜间房间增加照明，便器放在伸手可拿到的地方，以利老年人及时排尿。定时开窗通风，保持室内空气清新，使老人舒适。合理安排饮水，一般晚餐后应适当控制水的摄入，保证充分的睡眠时间，避免夜尿增多而引起尿失禁。忌食刺激性饮食，如咖啡、茶、碳酸饮料等。鼓励老年人参加各种社交活动和适当运动。

第六节　老年人的休息、睡眠与活动的护理

一、老年人的休息

休息与活动、工作、劳动是相对而言，有两种不同的含义，一种是指一段时间内相对地减少活动，使身体各部分放松，处于良好的心理状态，以恢复精力和体力的过程；另一种则是广义的休息，即变换一种活动方式。因此，休息并不意味着不活动或睡眠，变换活动方式也是休息，如看书、看电视坐久了，可站立活动一下或外出散步，长时间做家务后听听音乐、下盘棋等均是休息。老年人相对需要较多的休息，并应注意质量，有效的休息应满足3个基本条件：充足的睡眠、心理的放松、生理的舒适。

二、老年人的睡眠

过去认为老年人大脑皮质功能减退，新陈代谢减慢，体力活动减少，所以老年人的睡眠时间一般比青壮年少，但现在研究认为不能减少，且随着年龄增长睡眠时间还应增加。60～70岁的老年人每天睡眠时间应当在8小时左右；70～90岁的老年人平均每天睡眠时间大约在9小时左右；90岁以上的老年人平均每天睡眠时间以10小时左右为宜。

三、老年人睡眠障碍的护理

睡眠障碍是困扰老年人常见的病症之一。表现为入睡困难，睡眠表浅，易醒或早醒等。据国外的调查显示，在60岁以上的老年人群中，由各种因素导致的睡眠障碍的患病率高达70%。国内虽无完整的统计资料，但此类问题也十分普遍。有许多因素可影响老年人的生活节律进而影响睡眠质量甚至导致失眠，如环境因素（更换环境、室内光线过强、环境嘈杂）、躯体因素（疼痛、瘙痒、剧烈咳嗽、夜尿频繁或腹泻等）、生活习惯（饮酒、睡前饮浓茶或咖啡）、药物因素（如安眠药、兴奋剂、激素、甲状腺素、茶碱、喹诺酮类抗生素、中枢性抗高血压药）或心理因素（焦虑、恐惧、过度思念或兴奋）。而睡眠质量的下降则可直接影响机体的活动状况，导致烦躁、精神萎靡、食欲减退、疲乏无力，甚至疾病的发生。

【护理评估】

1. 健康史　应详细询问老人的睡眠情况如“每晚何时入睡，睡多长时间”、“上床后需多长时间能够入睡”、“夜间是否经常醒来”，再次入睡情况等，睡眠中有无打鼾，呼吸及异常行为等。详细询问老人既往有无高血压、冠心病、肺气肿等病史，了解老人既往的用药情况，烟、酒、咖啡等的应用情况，有无引起睡眠障碍的社会、心理因素存在。

2. 身体状况　老年人睡眠障碍可表现为：①长时间（1个月以上）夜间有效睡眠时间缩短，每晚少于6小时，白天打瞌睡；②睡眠浅，夜间觉醒次数增加，醒后感到疲乏，整日精神不振，昏昏欲睡；③入睡困难或早醒，睡眠潜伏期大于30分钟，常感睡眠不佳。

3. 实验室及其他检查 目前国际上诊断各种睡眠障碍疾病的方法为多导睡眠图(PSG)监测检查。多导睡眠图监测检查是在全夜睡眠过程中，通过特殊仪器连续并同步地描记脑电图、眼动图、心电图、呼吸、心率、动脉血氧饱和度、肢体运动、口鼻气流、胸腹运动等近20项指标，全部记录检测人体夜间睡眠情况并让医师全面了解和正确诊断老人睡眠疾病的一种检查方法，对于临床睡眠障碍的诊断具有极其重要的意义。

4. 心理-社会状况 睡眠障碍可影响一个人的心理状态。它会使人精神萎靡、情绪低沉、急躁紧张，记忆能力、计算能力以及思维的灵活性减低。而精神紧张、焦虑、兴奋等可引起短暂失眠。失眠严重程度与抑郁症的程度有直接关系。

【常见护理诊断及合作性问题】

1. 睡眠型态紊乱 与焦虑、抑郁、疾病困扰、不适当的刺激因素等有关。

2. 焦虑 与入睡困难、正常生活受干扰等因素有关。

3. 有活动无耐力的危险 与睡眠不足、老年疾病干扰有关。

【护理目标】

1. 老人能描述妨碍睡眠的原因和促进睡眠的方法。

2. 老人主诉能够得到充分的睡眠，休息后精神面貌良好。

3. 老人日常生活逐渐恢复正常。

【护理措施】

1. 一般护理

(1)提供安静、舒适的睡眠环境：调节卧室的光线和温度，选择软硬适中的睡床和枕头，保持床褥的干净整洁，并设法维持环境的安静。

(2)帮助老年人养成良好的睡眠习惯：老年人的睡眠存在个体差异，为了保证白天的正常活动和社交，使其生活符合人体生物节律，应提倡早睡早起、午睡的习惯。对于已养成的特殊睡眠习惯，不能强迫立即纠正，需要多解释并进行诱导，使其睡眠习惯尽量正常化。限制白天睡眠时间在1小时左右，同时注意缩短卧床时间，以保证夜间睡眠质量。夜间室内留一盏夜灯，必要时床旁备有便器。

(3)指导老人促进睡眠的方法：白天做一些力所能及的运动或活动，晚餐后轻微的活动或散步，睡前做温水泡脚、洗热水澡、背部按摩、清洗外阴、听轻音乐等。

2. 用药护理 适当使用安眠药，镇静剂可帮助睡眠，但也有许多副作用，如易在体内蓄积和产生依赖，还有抑制呼吸、降低血压、影响胃肠道蠕动和意识活动等，因此应尽量避免选用。必要时可在医生指导下根据具体情况选用。

3. 心理护理 ①多与老人沟通，向老人解释病情，治疗，使其安心，增加信任感；②指导老人保持乐观、知足常乐的良好心态，自我调节，自我放松，可进行一些放松的活动。

4. 健康指导

(1)缩短在床上的时间：老人待在床上的时间越长越容易导致失眠。

(2)建立规律的睡眠-觉醒时间表：尤其是规律的唤醒时间，这样能使老人每天在规定时间起床。

(3)鼓励恰当的体育锻炼：参加恰当体育锻炼的老人更容易睡好。

(4)建立良好的生活习惯：午饭后不宜饮用咖啡、浓茶等刺激性饮料，晚餐不宜过饱、过油腻，睡前不服用利尿剂，睡前保持情绪稳定，不看刺激性电视、不用脑过度或过度思虑，睡前如厕，以免夜尿增多而干扰睡眠。

四、老年人的活动

活动，泛指各种形式的体育活动、娱乐活动、家务劳动、社会活动和专业技术活动等。老年人也需要适当的活动，坚持活动是促进人类健康长寿的重要手段之一。

（一）活动的重要性

活动不但可以维持或促进老年人的生理功能，增强和改善机体各系统的功能，延缓衰老。活动还可以增加老年人与外界自然环境和社会环境的接触，增加生活情趣，增进老人与群体之间的互动，提高老年人的自我满意程度和生活质量。

（二）活动的种类和强度

1. 活动种类　老年人的活动种类可分为 4 种：日常生活活动、家务活动、职业活动、娱乐活动。对于老年人来说，日常生活活动和家务活动是基本活动；职业活动是属于发展自己潜能的有益活动；娱乐活动则可以促进老年人的身心健康。除必要的日常生活活动、家务活动、职业活动外，老年人还要选择合适的娱乐活动，掌握活动的强度和时间，只有科学锻炼，才能增进健康。比较适合老年人活动的项目：散步、慢跑、游泳、球类运动、跳舞、太极拳与气功等。

2. 活动强度　老年人的活动强度应根据个人的身体状态及能力来选择。观察活动强度是否适合的方法：①活动后的心率达到适宜心率；②活动结束后在 3 分钟内心率恢复到活动前水平，表明活动量较小，应加大活动量；在 3～5 分钟之内恢复到活动前水平表明活动适宜；而在 10 分钟以上才能恢复者，则表明活动强度太大，应适当减少。

知识链接

活动与心率

活动时的最高心率可反映机体的最大吸氧力，而吸氧力又是机体对活动量负荷耐受程度的一个指标，因而可通过心率情况来控制活动量。最简单方便的监测方法是以活动后心率作为衡量标准，即：活动后适宜心率（次／分）=170－年龄。

计算活动时心率应采用 10 秒心率乘以 6 的方法，而不能用直接测量 1 分钟的办法。

上述监测方法还要结合自我感觉综合判断，如活动时全身有热感或微微出汗，活动后感到轻松或稍有疲劳，食欲增进，精神振作，睡眠良好，表示强度适当，效果良好；如活动时身体不发热或无出汗，脉搏次数不增或增加不多，则说明应增加活动强度；如果活动后感到很疲乏、头晕、胸闷、气促、心悸、食欲减退、睡眠不良，说明应减低活动强度；如果在活动中出现严重的胸闷、气喘、心绞痛或心率反而减慢、心律失常等应立即停止活动，并及时就医。

（三）老年人活动的原则

1. 正确选择　老年人可以根据自己的年龄、健康状况、场地条件，选择适合自己的活动项目，并控制好适当的活动量。一般来讲，应选择各关节、各肌群都能得到锻炼的项目，如散步、慢跑和游泳等。

2. 循序渐进　机体对活动也有一个逐步适应的过程。因此，老年人的活动量也要由小到大，动作由简单到复杂，由慢到快，时间要逐渐增加。

3. 持之以恒　通过锻炼达到增强体质、防治疾病的目的，不在于锻炼项目的多少，而在于坚持。在恰当掌握活动量的基础上，最好坚持每天锻炼 1～2 次，每次 0.5 小时左右，一天活动总时间不超过 2 小时，实在有困难时，每周锻炼不少于 3 次，每次 30 分钟左右即可。同时要合理地安排锻炼的时间，养成定时锻炼的良好习惯，才能做到持之以恒。老年人的活动时间最好选择在早上起床后，因早晨空气新鲜、精神饱满、利于活动。下午或晚上活动时间可按个人情况确定，最好安排在下午 5～8 点为宜。

4. 活动场地的选择 活动场地尽可能选择空气新鲜、安静清幽的公园、树林、操场、庭院、湖畔、疗养院(所)等地。

5. 活动锻炼的注意事项 饭后不宜立即活动，以免影响消化吸收，导致消化系统疾病。夏季高温炎热，户外活动要防止中暑；冬季严寒冰冷，户外活动要防跌跤和感冒。年老体弱、患有多种慢性病或平时有气喘、心慌、胸闷或全身不适者，应请医生检查，并根据医嘱实施活动，以免发生意外。患有急性疾病，平时有心绞痛或呼吸困难，精神受刺激，情绪激动或悲伤时应暂停活动锻炼。家务劳动不能完全取代活动锻炼。活动过程中应注意防止跌倒、损伤等事故发生。

(四) 患病老人的活动

老年人常常因疾病困扰而导致活动障碍，特别是卧床不起的老人，如果长期不活动很容易导致废退性萎缩等并发症。因此，对各种患病的老人，都要通过帮助其活动，维持和扩大日常生活的自理能力。

因治疗而采取制动状态的老人，在不影响治疗的同时，尽可能地做肢体的被动运动或按摩等，争取早期解除制动状态。痴呆老人应增加与社会的接触机会，参与力所能及的活动，可以延缓病情的发展。偏瘫老人可借助助步器和多脚手杖等辅助器具进行训练。助步器有 2 种：一种是带轱辘的(图 6-12)，适用于能够步行但容易疲劳的老人；另一种是不带轱辘的(图 6-13)，可以帮助不能行走的老人站立，也可训练老人行走的能力。多脚手杖种类较多(图 6-14)，可根据老人的情况进行选择，它的支撑面大稳定性好，给行走不便的老人增加了活动的安全性。

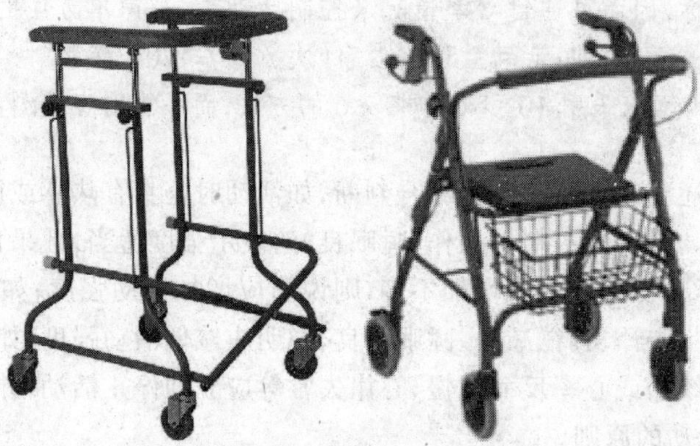

图 6-12 带轱辘的助行器

五、老年人跌倒的防护

跌倒(fall)是指在平地行走时摔倒在地或从稍高处摔倒在地，是老年人日常生活最常见的问题之一。卫生部 2007 年公布的《中国伤害预防报告》指出，我国 65 岁以上的老年居民中，21%～23%的男性、43%～44%的女性曾经跌倒过，而且跌倒发生率随着年龄的增加逐

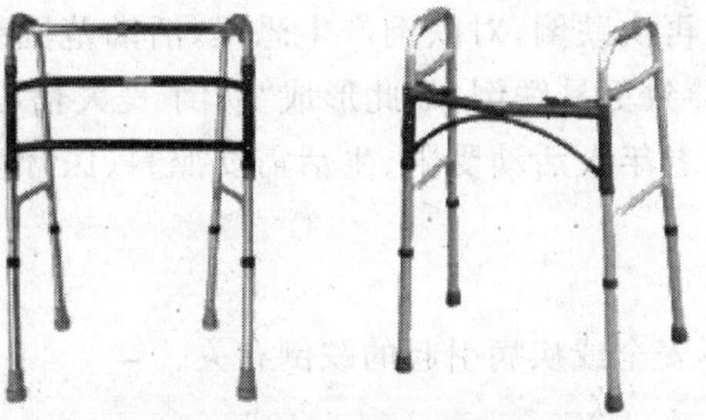

图 6-13 不带轱辘的助行器

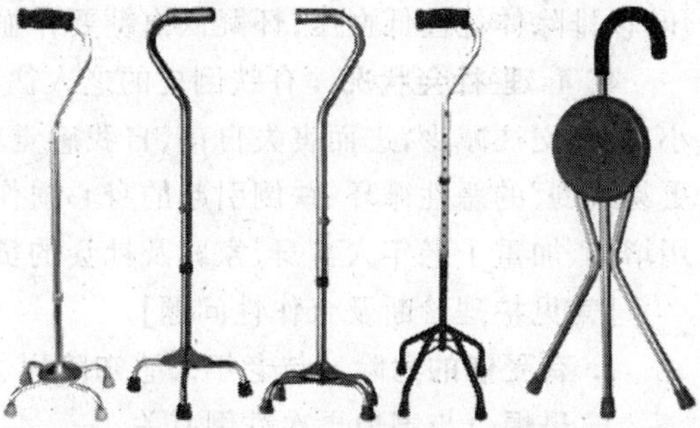

图 6-14 多脚手杖及手杖凳

渐升高。据推算，我国 60 岁以上的老年人每年因跌倒发生的伤害人数达到 2500 万。老年人跌倒易造成下肢骨折，其不仅要遭受手术治疗带来的创伤、骨折本身的痛苦，更重要的是，很多老人被迫长期卧床，发生压疮、肺炎、肌萎缩、下肢静脉血栓等并发症，影响老年人的生活自理能力，甚至危及生命。跌倒对老年人的身体产生严重伤害的同时也给心理上带来负面影响，并导致医疗费用大大增加，给家庭和社会带来很大的负担，所以应引起我们足够的重视。

【护理评估】

1. 健康史

(1)跌倒情况评估：跌倒的时间、场合，老人是如何对待的。跌倒前有无先兆，如头晕、头痛、胸闷、心悸、呼吸短促、肢体无力、饮酒、服用药物等；跌倒后有无明显的外伤，有无大小便失禁，神智是否清晰等，当时是否能够站立。

(2)既往史评估：询问有无与跌倒有关的疾病(如白内障、青光眼、肌无力、严重关节炎、足畸形、体位性低血压、高血压、脊椎病、癫痫、痴呆症、帕金森病等)及诊治情况，了解老人过去是否有跌倒的历史，跌倒的次数及当时的情形，有无惧怕跌倒的心理。是否使用可引起跌倒危险的药物(地西泮、阿片类止痛剂、抗高血压药、抗心律失常药、利尿剂、氨基糖苷类抗生素)。

(3)环境评估：是否存在以下情况：地面过滑、不平、潮湿；过道上有障碍物；台阶间距过高、边界不清晰；楼梯无扶手；浴室无防滑装置及呼叫器，浴室无栏杆；房间及过道、楼梯等照明不好；家具设计不合理，如座椅过高或过低、缺扶手、椅背过低、厨房吊柜架过高、床窄小无床档；室内物品杂乱无章，衣裤的过长过大、鞋的类型与穿着情况不适合老年人，辅助用具的使用不当；老人进入陌生环境(详见附录二量表 3)。

2. 身体状况 跌倒后可能出现多种症状与体征，如软组织损伤、组织撕裂、血肿、关节脱位等，严重者发生骨折，甚至直接导致死亡。跌倒时的具体情况不同，则表现不同。如若跌倒时头部先着地，可引起头部外伤、颅内血肿，当即或数日后出现脑出血症状。老人在跌倒后局部疼痛和压痛，且局部肿胀、淤斑、肢体功能障碍、畸形的应怀疑骨折发生，若臀部先着地，局部肿胀、疼痛，不能站立和行走，应考虑股骨颈骨折。因此，护理体检时要全面，首先检查意识和生命体征，然后进行全身检查，尤其重点检查着地部位、受伤部位。

3. 实验室及其他检查 根据需要作影像学及实验室检查，明确跌倒造成的损伤和引起跌倒的现存或潜在疾病。如跌倒后可疑并发骨折时，进行 X 线检查；可疑并发头部损伤时，行头颅断层扫描或磁共振检查；可疑跌倒系血压变化引起，可测量血压包括平卧位和直立血压，以排除体位性低血压；怀疑低血糖要作血糖检测。

4. 心理-社会状况 有跌倒史的老人往往害怕再次跌倒，对跌倒产生恐惧，活动范围缩小，人际交往减少，进而丧失自信、自我感觉较差，导致更易跌倒，如此形成“跌倒-丧失信心-更易跌倒”的恶性循环；跌倒引起的身心损伤，导致老年人活动受限、生活需要照料、医疗费用增加，加重了老年人自身、家庭及社会的负担。

【常见护理诊断及合作性问题】

1. 有受伤的危险 与老年人感知障碍、环境不安全或疾病引起的跌倒有关。

2. 恐惧 与害怕再次跌倒有关。

【护理目标】

1. 老年人和(或)照顾者能列举跌倒的危险因素，能积极主动进行自我防护和祛除不安全因素。

2. 老人对跌倒的恐惧感减轻或消失。

【护理措施】

1. 一般护理

(1)环境、用具的改造：详见第六章第二节。

(2)多食含钙丰富的食物，限制老人饮酒，防止饮酒过量。

(3)合理使用辅助器具：行走不便的老人可以使用拐杖、助行器、轮椅。拐杖的使用不当是引起跌倒的原因之一，正确选择拐杖，以行走时能直立并可使劲为标准。轮椅的高度适宜，要有良好的刹车系统。

(4)积极治疗原发病：对有高血压、糖尿病的老人应按医嘱服药，定时测血压、测血糖，预防并发症发生。

2. 用药护理 多数老人患有各种慢性疾病需要服用各种药物，因此要密切观察药物的疗效和不良反应，防止发生跌倒，对服用镇静、安眠药的老年人，劝其未完全清醒勿下床活动，服用降糖、降压、利尿药的老人应遵医嘱服药，勿乱用药，并注意用药后的反应。若发生头晕应确保卧床休息并有家人陪伴。限制同时使用多种可能引起跌倒的药物。

3. 心理护理 向老年人讲解老年期的生理功能的改变，让老年人正确评价自己躯体功能状态，改变不服老、不麻烦人的心理，在力不能及时主动向他人求助，防止跌倒的发生；对发生过跌倒的老年人，应询问跌倒的细节，加强心理安慰，消除老年人的跌倒恐惧心理，稳定情绪。

4. 健康教育

(1)向老人及家属讲述引起跌倒的常见原因，使老年人了解自身存在的问题，以便老人及家属引起足够的重视。视力减退或行走不稳的老年人外出，尽量有人陪伴并搀扶，动作不能过快。

(2)老人的衣着应合身，衣裤不宜过长，裤管不宜过大；鞋子的选择应注意鞋底防滑、大小合适。

(3)老年人可根据自身情况，进行肌力训练及平衡训练，增加体力活动对预防老年跌倒有重要作用，活动多的老年因跌倒引起的损伤明显低于不活动者。持之以恒地参加健身运动，能增强老年人的肌肉力量、柔韧性、协调性、平衡能力、步态稳定性、灵活性，减少跌倒的发生，适宜于老年人的运动形式有散步、慢跑、太极拳、园艺和静力运动。

● 知识链接 ●

生活起居 3 个半分钟

1. 睡觉醒来不要马上起床，在床上躺半分钟。
2. 起来后在床上坐半分钟。
3. 两条腿下垂在床沿上等半分钟。

(4)跌倒更易发生于姿势变化时，如站立、坐下、起床、上床、如厕、转身、下最后一级台阶或楼梯。在日常生活中，老年人行动的速度宜慢，动作的幅度要小，注意力要集中，避免多个动作和复合动作同时进行。

(5)跌倒大多是在毫无思想准备的情况下发生，应教会老人跌倒后的自救措施，减少伤害。①跌倒时要顺应跌倒的方向，尽量让身体顺着惯性倒地，不要逆势而为，或用肢体去支撑；②跌倒时要尽量降低身体重心，使受力关节迅速屈曲，缓冲冲力，减少损伤；③跌倒时要注意放松用力部位的肌肉、韧带，使身体顺势着地；④跌倒时采用身体团缩，并腿，双臂合抱胸前的团身滚动方式来改变力的方向，使垂直力向水平方向散去。

第七节　老年人的性需求和性生活卫生

一、老年人的性需求

性是人类的基本需要，不会因为疾病或衰老而消失，即使患慢性病的老年人仍应该和有能力享有完美的性。健康的性生活包括以许多不同的方式来表达爱及关怀，而不只是性交而已。性生活有 2 种类型：一是性交型；二是性接触型。对于老年人来说，往往只需要一些浅层的性接触就可以获得性满足，例如彼此之间的抚摩、接吻、拥抱等接触性性行为。也就是说，在老年性生活里，性交并不一定是获得性满足的主要途径，年轻时激烈的性行为，这时可被相对温和的情感表达方式所取代。

随着物质生活水平的提高，老年人的身体素质有了显著增强，很多人的性需求和性能力并没有随着年龄的增长而丧失殆尽。经研究观察，60～94 岁的老人中，15％的人在 60 岁以后还有一个长达数年之久的性活跃期，70％的男人 68 岁时依然有规律的性活动，健康高龄男子可以某种方式的性生活保持到 70～80 岁。适度、和谐的性生活对于老年夫妻双方的生理与心理、社会健康都有好处，而且这种好处是日常生活中其他方式所不能取得的。相对于年轻人来说，老年人的性生活更注重其相互安慰、相互照料等精神方面的属性。适度的性生活对老年人的健康长寿大有益处，有正常性生活的老年人往往更有活力。性生活还对克服老年抑郁症，防止脑老化，预防前列腺增生等都能起到积极作用。但中国老年人对感情、爱情甚至性爱的渴望，却没有得到应有的重视。一项调查显示，中国女性 51 岁以后停止性生活的，城市占 35.3％，农村占 58.3％；中国男性 51 岁后停止性生活的，城市占 56.8％。农村占 80.6％。

严重的是，由于老年人客观存在的性需求没有得到正视，目前有关老年人性犯罪的报道日渐增多。在我国传统文化氛围下，相当一部分人认为老人有性需求是老不正经、下流。久而久之，连老人自己都觉得有性需求是不应该的，有些人会长期压抑自己，而有些人则会采取过激行为。正是这样,才导致了一些老年人性犯罪现象。特别是一些丧偶、离婚等独居老人,无法通过正常的交友或是婚姻的途径满足生理和心理需求,只能苦苦压抑,日积月累便会逐步形成极度饥渴的性心理。当偶遇性刺激时,他们的伦理意识和法制观念都极易在瞬间崩溃而对社会造成伤害。

二、影响老年人性需求与性生活的因素

(一)缺乏与性有关的知识

老年人的性问题得到关注是近期的事,在美国、日本等发达国家也是到 1970 年后才有较多的文献探讨。我国尚处于需大力推广正确观念的时期,缺乏科学的验证及探讨。目前社会上流传着许多误解对老年人的影响较大,例如:性是年轻人的事、老年人若仍有性需求或性生活则被视为“老不正经”、“女性在停经后性欲就会停止”、“老年人射精易伤身,导致身体易虚、伤肾”、“一滴精液十滴血”的说法,这些观念无形中让老年人对性生活望而却步。老年人的性伴侣选择上也常存在男性年龄应比女性年龄大的说法,因此,老年女性再婚的对象比自己年轻常会有较多的疑虑及阻力。其实,这些传说并未得到科学的验证和支持。

另外,随着老化的进展,老年人的性能力及其对性刺激的反应发生了变化,由于缺乏相关的知识,多数老人并不了解上述变化是正常现象,因而降低了性生活的兴趣。甚至有些老年人对这些改变感到恐慌,认为自己的性能力已经或将会丧失,因而完全停止性生活,不再与伴侣有身体上的亲密接触。这些似是而非的概念,影响了老年人及其相关人物对性问题的认知。因此,消除这些误区是处理老年人性问题的第一步,也是护理人员首先需要面对的问题。

(二)生理功能衰退

男性表现为阴茎萎软,勃起不坚、不久,睾丸萎缩,性激素分泌减少,性欲下降;女性表现为外阴、生殖道萎缩,阴道分泌物减少,阴道干涩,子宫和卵巢萎缩,雌性激素分泌减少,性欲淡漠。这些情况的出现都会导致性交不适,性趣寡然。此外,在外观上老年人头发变白稀疏、皮肤有皱纹或出现斑点、驼背、缺牙等;在女性则有乳房下垂的情形,这些改变也常影响老年人的心理,可直接或间接影响老人的性生活。这些老化现象虽然会引起性器官或性反应发生改变,但不会导致无法进行性行为或无法感受性生活的美好。

(三)常见疾病与药物的影响

老年人易患高血压、冠心病、糖尿病、慢性阻塞性肺疾病、前列腺炎等,这些疾病在老年人的心理上投下阴影,直接或间接影响了老年人的性生活。如糖尿病,它对性功能的影响主要表现在阳痿、逆行射精、性欲低下、早泄及生精障碍。糖尿病所致阳痿的发病率为37%～60%,女性糖尿病老人可由于阴道感染导致不适或疼痛,从而影响了性功能。患有慢性阻塞性肺疾病的老年人由于气短往往会妨碍正常的性生活。

除疾病影响外,一些药物的副作用也常是影响性功能的重要因素,如:治疗高血压的利血平;治疗心脏病的普萘洛尔、安他唑啉;镇静剂如氯丙嗪;治疗胃病的丙胺太林,这些药物长期服用,就会降低性欲,影响性生活。

(四)社会文化及环境因素

社会上有许多现实的环境与文化因素影响老年人的性生活。长期养老机构中房间设置往往如学生宿舍般的“整洁”,即使是夫妻同住者的房间也只放置两个单人床,衣服常没有性别样式的区别,或浴、厕没有男女分开使用,这些都不利于性别角色的认同。另外,在家庭中

与家人同住的老年人也不一定就能拥有较理想的私人空间，更多的家庭由于居住条件有限，老年夫妻往往要和孙辈同居一室，这样的安排也使得老年人较难与配偶表达亲密的感情或行为。在农村，子女多的家庭经常将老年人当成负担进行瓜分，老年夫妻由不同的子女进行赡养而长期处于分居状态。其他如中国传统的面子、羞耻等价值观，都是老年人可能面临的问题。老年同性恋、自慰、再婚等情形，很难被社会坦然的接受等。这些现象都是值得专业人员深思的。

（五）其他

老年夫妻间的沟通对性需求的满足可起到关键性的影响作用，毕竟性活动的多数方式需要双方的参与。夫妻中如有一方只沉溺于孩子、事业或其他，而忽略了另一方的性需求，对自己的配偶不再显示性兴趣或性关注，就很容易导致对方受到性伤害甚至婚姻破裂。

照顾者的知识态度也是影响老年人性生活的因素之一，特别是那些部分或完全丧失自理能力的老年人。目前我国的养老方式仍以家庭养老为主，因此多数居家老年人的照顾者为其子女，而他们一般很少顾及老年人这方面的需求。寡居或鳏居老年人的性需求是目前老年护理中的一大难题，相当数量的子女会反对父亲或母亲再婚，一方面是觉得不光彩，更重要的原因是不愿多赡养一位老人，或是牵涉遗产分配的问题。

三、老年人性生活指导

（一）一般指导

应对老年人及其配偶、照顾者进行有针对性的健康教育，帮助他们树立正确的性观念，正视老年人的性需求。鼓励和促进老年人与其配偶或性伴侣间的沟通，提醒老年人在外观上依个人的喜好或习惯做适当修饰。老人的房间除温度、湿度适宜外，基本的环境要求应具有隐私性及自我控制的条件，如门窗的隐私性、床的高度以及适用性等；在过程中应保证时间充裕不被干扰，避免造成压力。在时间的选择上以休息后为佳，有研究表明男性性激素在清晨时最高，故此时对男性而言是最佳的时间选择；低脂饮食可保持较佳的性活动，因高脂易引起心脏及阴茎的血管阻塞而造成阳痿；老年女性由于雌激素水平下降而导致阴道黏膜较干，可使用润滑剂来进行改善。

（二）性卫生的指导

性卫生指导包括性生活频度的调适、性器官的清洁以及性生活安全等。其中性生活的频度取决于其健康状况、文化修养和习惯等，没有固定的界限，一般以性生活的次日不感到疲劳且精神愉快较好。性器官的清洁卫生在性卫生中十分重要，要求男女双方在性生活前后都要清洗外阴，即使平时也要养成清洗外生殖器的习惯，否则不洁的性生活可能引起男女双方的生殖系统感染；在享受美好的性生活时，应提醒老年人必要的安全措施，如性伴侣的选择及安全套的正确使用等。

（三）对患病老年人的指导

1. 对患心脏病的老人的指导　有心脏病的人可以过性生活，因为性生活所消耗的能量只相当于上一层楼所消耗的能量，再由于多年来夫妻的性生活形成的一套方式，可以不太费力就完成了性生活。当然，患有心脏病的人应当充分了解心脏病的性质和轻重，采取相应的措施，在心脏允许的限度内进行性生活，可由一般的心率检测决定老人是否能承受性交的活动量。除此还需从其他方面减轻心脏的负担，譬如避免在劳累的时候或饱餐饮酒之后进行，最好在经过休息后，必要时可与医师的用药取得协调，在性活动前15～30分钟服用硝酸甘油，以达到预防的效果。

2. 对呼吸功能不良的老年人的指导 指导老人学会在性活动中应用呼吸技巧来提高氧的摄入和利用，平日可利用上下楼梯来练习，活动时吐气，静止时吸气。时间上可选择使用蒸气吸入治疗后，以提高老人的安全感。而早晨睡醒时，需注意口鼻分泌物是否已清除以免分泌物较多而妨碍呼吸功能。

3. 对其他老人的指导 前列腺增生是老年人的常见病，应告之逆向射精是无害的，不要因此而心生恐惧；前列腺摘除后不会影响性能力，可以照常进行性生活。但是前列腺摘除后性能力恢复的快慢，因个人体质不同而有差异。子宫切除后亦不影响性生活。糖尿病老人可以通过药物或润滑剂等的适当使用而使疼痛获得改善；关节炎老人可由改变姿势或服用止痛药等方法来减轻不适的程度，或在事前30分钟泡热水澡，可使关节肌肉达到放松舒适的状态。

（四）配合各种医疗处置时的护理措施

老年男性常见的性问题为勃起功能障碍(ED)，特指在50%以上的性交过程中，不能维持足够的勃起而进行满意性交。在各年龄段男性中均有发生，但其发生率随年龄增加而不断增高。老年ED多为器质性的，但心理因素往往会加重病情。因此，对于ED老人，性伴侣的支持、理解与专业人士的指导均非常重要。医学上有多种方法可以协助老年ED老人改善其性功能，可在考虑老年人及其性伴侣意愿的基础上进行选择，但任何方法都应配合适当的护理措施，如：

1. 真空吸引器 真空吸引器有手控及电动之分，其原理及措施是类似的。使用时将吸筒套在阴茎上，吸成真空，强迫血液流入阴茎海绵体，造成充血，再以橡皮套套入阴茎根部，造成持续性效果，应特别注意的是，每次使用不可超过30分钟，以免造成异常勃起。这种方法需经专业人员的指导才可使用。

2. 使用前列腺素注射 此方法是将前列腺素，由男性老年人或其性伴侣，自行注射到海绵体。注射后约5～10分钟开始生效，持续时间约30～40分钟，在时间的掌握上若较佳，较易达到彼此满意的状态。

3. 人工阴茎植入 将人工阴茎以手术方式植入，术后需在专业人员的指导下练习正确的操作技术，才能正式的使用，一般在6周后可恢复性生活。

4. 药物使用 常见的口服药物有Sildenafil(即“伟哥”)，在受到性刺激的前提下可帮助ED老人产生勃起。但当Sildenafil与硝酸酯类药物一起使用时，能引起严重的低血压，因此服用硝酸酯类药物的ED老人禁用Sildenafil。在选择口服药物前需确认老年人对药物有无正确的认识，且在服药上能严格执行医嘱，避免错误认为药量与勃起硬度或勃起时间成正比而造成不必要的伤害。

上述这些方法并非适合每个人，需尊重老年人及其性伴侣的选择及意愿。

（朱杰敏）

思考题

1. 简述老年瘙痒症的护理要点。
2. 简述尿失禁可能给老年人带来哪些影响？

3. 王老伯，70岁，丧偶，子女均在国外。文化程度：大学。去年退休。退休前为一家杂志社的编辑。除外出购物，不爱活动。白天大部分时间在家看书报或电视节目。喜欢吃肉，不爱吃蔬菜，嗜辣。最近一次体检是在一个月前。检查结果显示，除血脂偏高外，无其他异常。最近一段时间自觉排便困难，每周排便2～3次，大便干结，自己曾到药房购买酚酞片服用，但自觉效果不佳，食欲略有下降，故前来就诊。

请问：(1)根据现有资料，考虑老人出现了什么问题？其原因是什么？

(2)应该如何帮助其纠正？

4. 刘女士，61岁，自去年退休(原为某高校教授)以来一直觉得睡眠情况不好，医院体检示无明显器质性病变。追问平时作息习惯，自诉以前工作较忙，每日睡眠时间在7小时左右，目前晚间睡眠时间变少，多梦，早醒，为弥补夜间睡眠的不足，现每日下午睡眠达2～3小时，不参加锻炼。

请问：(1)刘女士的睡眠状况可能与哪些因素有关？

(2)采用哪些措施可有效改善刘女士的睡眠状况？

5. 李老太，女，81岁，独居，傍晚时分邻居发现其跌倒在家门外，当即不能站立。老人诉左髋部疼痛异常，送往医院。有高血压史20余年，一直服用2种降压药，具体不详。有慢性青光眼病史，视力较差。双膝骨关节炎10余年。前一次跌倒是在2个月前的如厕后，当时可站立和行走，无其他不适。护理体检：体温37.1℃，脉搏80次/分，呼吸20次/分，血压140/85mmHg，全身体检未见明显异常。X线摄片检查，显示患者股骨颈头下型骨折，完全移位。

请问：(1)李老太发生跌倒的危险因素可能有哪些？

(2)李老太出院以前，护士应该从哪几个方面指导患者和家属预防其再跌倒？

第七章　老年人的安全用药与护理

学习目标

1. 掌握老年人的用药原则。
2. 熟悉老年人常见的药物不良反应。
3. 了解老年人药物代谢、药效学特点。
4. 学会老年人用药评估、选择合理的用药途径、非处方药的家庭保管。
5. 熟练掌握老年人处方药安全用药指导及非处方药的用药指导。

第一节　概　述

老年人患病率高，一人多病，用药种类较多，药物的不良反应（ARD）较青壮年高 2～3 倍，加之老年人病情复杂，肝肾功能减退，药物的排泄减慢，容易发生药物中毒或药物的不良反应。因此，老年人用药时需要特别注意，才能使老年人的药物治疗更安全、更有效。

一、老年人药物代谢的特点

（一）药物的吸收

口服给药是最常用的给药途径。吸收是指药物进入血液循环的过程。老年人药物吸收的特点是：通过主动转运吸收的药物吸收减少，如维生素 B_1、维生素 B_6、维生素 B_{12}、维生素 C、铁剂、钙剂等；大部分属于被动扩散过程吸收的药物，吸收不变，如阿司匹林、对乙酰氨基酚、保泰松、复方磺胺甲噁唑等。

影响老年人药物吸收的胃肠道因素：①胃酸减少：老年人可因胃黏膜萎缩而致胃酸分泌减少。碱性药物在酸性胃液中溶解速度较快，在胃酸缺乏时可影响到碱性药物的吸收。此外胃酸缺乏可延迟固体药物的崩解，也影响药物的吸收。②胃排空减慢：药物不论酸、碱性，主要在小肠内吸收，药物在胃停留时间延长，胃排空速率减慢可以影响到药物的吸收。③肠蠕动减弱：胃肠道肌张力和运动性随年龄增长而降低，药物与肠道表面接触时间延长，可使药物的吸收增加，特别在使用吗啡及抗胆碱能药物时可使肠蠕动减少增加此类药物的吸收。但有时老年人患有肠功能紊乱，因肠蠕动增快可使药物的吸收减少。④胃肠道血流减少：65 岁以后，心输出量减少，致使消化道血流减少约 40%，血流量减少可影响药物的吸收速率。

⑤胆汁和消化酶分泌减少也影响到药物的吸收。

(二) 药物的分布

药物随血液循环不断透出血管转运到各器官组织的过程,称为分布。影响老年人药物分布的主要因素:①机体组成成分的改变:老年人细胞内液减少,脂肪组织增加,对于一些水溶性较强的药物(如对乙酰氨基酚、地高辛等)在体内组织的分布减少,血药浓度较高,因此副作用或毒性反应出现机会增加;相反,脂溶性较大的药物(如地西泮、苯巴比妥等)因组织中分布较多,消除慢,作用时间延长,容易引起蓄积中毒。②血浆蛋白减少:老年人血浆蛋白含量随增龄而减少,直接影响药物与血浆蛋白的结合,使血中游离药物浓度增加,作用增强。如华法林等药在血浆蛋白降低时游离药物的血浓度将增高,常规用量就有出血的危险。

(三) 药物的代谢

药物代谢又称生物转化,是指药物在体内发生的化学变化。肝脏是药物代谢和解毒的主要场所,老年人的肝脏较年轻时减轻约15%,代谢与分解的能力明显降低,容易受到药物的损害,因而影响药物的代谢。影响老年人药物代谢的主要因素:①肝脏重量减轻;②功能性肝细胞数量减少;③肝脏血流量减少;④肝脏合成蛋白质的能力降低。因此,老年人在应用主要经肝脏代谢的药物时应减少剂量,用药间隔时间也应延长。

(四) 药物的排泄

肾脏是药物的主要排泄器官,老年人的肾小球滤过率及肾血流量减少约50%,因此可影响药物的排泄,使药物在体内蓄积,容易产生不良反应或中毒。影响老年人药物排泄的主要因素:①肾血流量减少;②肾小球滤过率降低;③肾小管的主动分泌功能和重吸收功能降低。这些因素均可使主要由肾以原形排泄的药物发生蓄积,表现为药物的半衰期延长,清除率降低(表7-1)。

表7-1 几种抗生素随年龄而改变的血清肌酐浓度、肌酐清除率和半衰期

药物	年龄	血清肌酐浓度 mg/100ml	肌酐清除率 ml/min	半衰期(min)
庆大霉素	20~50	1.0		93
	>70	1.0		216
卡那霉素	20~50	0.97	94	107
	>70	0.98	43	282
青霉素	<50	0.89	99	24
	>70	1.07	44	56

二、老年人药效学的特点

药效学是研究药物对机体的作用规律。药物进入体内后,药效的大小除与所用药物的剂量、血中药物浓度等有关外,也与老年人对药物的敏感性有关。由于药物作用的靶器官(靶组织)的功能变化以及靶细胞和受体的数目、亲和力的改变,老年人对药物反应性也发生改变,部分靶器官对药物的敏感性可增加,少部分可出现靶器官对药物的敏感性降低。

(一) 中枢神经系统药物敏感性改变

老年人由于大脑重量减轻、脑血流量减少、脑代谢降低、高级神经功能减退等,使老年人对中枢神经系统药物非常敏感,特别在老年人缺氧、发热时更为敏感。如镇静催眠药、抗精神病药、抗抑郁药、镇痛药等在血药浓度与青壮年相似的情况下，老年人容易出现精神运动障碍等不良反应，而青壮年没有。所以，当老年人出现精神紊乱症状时首先要排除中枢神经系统药物所致。

(二) 对心血管系统药物反应的改变

老年人随着增龄心脏逐渐肥大，心率减慢，心脏对刺激的应答反应降低，血管发生粥样硬化，弹性降低，脆性增加。如老年人在使用洋地黄类药物时，因对洋地黄类强心苷的正性肌力作用的敏感性降低，对其毒性反应的敏感性增高，其治疗安全范围窄，极易发生中毒。在应用β受体阻断剂及肾上腺素能阻滞剂等降压药物时，容易发生体位性低血压，其发生率与严重程度均较青壮年为高。

(三) 对抗凝血药物敏感性的改变

老年人对肝素和口服抗凝血药非常敏感，一般治疗剂量可引起持久的凝血障碍，并有自发性内出血的危险。老年人对抗凝血药物敏感性增高的原因可能是：①肝脏合成凝血因子的能力下降；②饮食中维生素 K 含量不足，或维生素 K 的胃肠道吸收障碍所引起的维生素 K 相对缺乏；③血管的病理改变也可使止血反应发生障碍。

(四) 对内分泌药物反应性的改变

老年人随着增龄，糖皮质激素不良反应的发生率显著增加。老年患者应用糖皮质激素类制剂较青壮年患者更易出现消化性溃疡、出血和穿孔；易致骨质疏松症，引起长骨骨折，甚至引起股骨头无菌性坏死；延缓创伤愈合；诱发白内障等。此外，老年人对胰岛素的耐受能力下降，使用胰岛素和口服降糖药物均可引起低血糖反应，同时老年人大脑耐受低血糖能力也差，如不及时纠正低血糖可引起严重或永久性脑损害。

三、老年人常见的药物不良反应

药物不良反应是指药物在常规用量情况下，由于药物或药物相互作用而发生意外的、与防治目的无关的不利或有害反应，包括药物的副作用、毒性作用、过敏反应等。老年人对药物常用剂量和药物间相互作用的敏感性增加，药物的不良反应发生率也随着年龄的增加而增高(表 7-2)。

表 7-2 年龄与药物的不良反应

患者年龄(岁)	不良反应发生率(%)
50～59	8.1
60～69	10.7
70～79	21.3
80～89	18.6

(一) 精神症状

老年人中枢神经系统对某些药物敏感性增高，可引起精神错乱、抑郁和痴呆等。如长期应用抗高血压药物(如胍乙啶、利血平)容易导致抑郁症；镇静安眠药(如地西泮)容易引起神经系统抑制，表现为嗜睡、四肢无力、神经模糊及口齿模糊等；中枢抗胆碱药(如苯海索)可导致老年人精神错乱。

(二) 体位性低血压

体位性低血压又称直立性低血压，老年人因血管运动中枢的调节功能没有青壮年灵敏，压力感受器发生功能障碍，即使没有药物的影响，也会因为体位的突然改变而产生头晕。当使用血管扩张药、降压药、利尿药、吩噻嗪和左旋多巴等药物时，更容易发生体位性低血压。

(三) 耳毒性

老年人内耳毛细胞数目减少，如果使用某些容易在内耳积聚的药物，如庆大霉素、链霉素、卡那霉素等具有耳毒性的药物，可影响耳听力，甚至可导致永久性耳聋。所以老年人在应用氨基糖苷类抗生素时应减量，最好避免使用这类药物。

知识链接

耳毒性抗生素

损伤内耳的抗生素主要是氨基糖苷类，如硫酸链霉素、双氢链霉素、卡那霉素、春雷霉素等，这类抗生素能使内耳中毒造成耳聋，因而将这类抗生素称为耳毒性抗生素。硫酸链霉素和庆大霉素主要损害前庭系统，产生眩晕和平衡障碍；双氢链霉素、春雷霉素主要损伤耳蜗系统，使产生耳聋和耳鸣；多数耳毒性抗生素同时损害前庭系统和耳蜗系统，眩晕、平衡障碍、耳鸣和耳聋可同时出现。近来有资料报道，氯霉素、红霉素、小诺霉素和洁霉素也能致聋。

(四) 尿潴留

老年人在使用抗帕金森病药、抗胆碱药物（如阿托品）、三环类抗抑郁药（如阿米替林、丙米嗪等），容易导致尿潴留。此外，服用强效利尿剂（如呋塞米、依他尼酸），可使患有前列腺增生症的老年人出现尿潴留。

第二节　老年人安全用药的护理

一、老年人的用药原则

老年人随着年龄的增长，容易罹患多种慢性疾病，并需要长期服药治疗。老年人由于机体的组织器官发生了不同程度的衰变，导致了机体对药物的吸收、分布、代谢、排泄等过程发生了改变，对药物的敏感性、耐受性也发生了显著的改变，极易造成药物的蓄积中毒等不良反应。因此，只有把握好老年人的用药原则，才能保证做到老年人用药的合理、有效和安全。

(一) 针对疾病选择用药

用药前必须了解患者的病史和过去用药史（包括种类、剂量、用法、疗程、不良反应等）及现用药情况，明确用药指征，选择合理的药物。对于诊断明确，必须用药的患者，选用的药物必须是疗效肯定的。有些临床症状如失眠、抑郁等，可通过调整生活习惯、生活环境、人际关系等得到改善的可不必使用药物治疗。可用可不用药物时，以不用为好。

(二) 尽量减少用药种类

除急症或器质性病变外，一般尽量少用药物，合用的药物以不超过 3～4 种为宜，作用类型相同或副作用相似的药物合用，在老年人更容易发生不良反应（表 7-3）。例如抗抑郁药、抗精神病药、抗胆碱药、抗组胺药均有抗胆碱作用，合用后作用可相加而产生口干、视力模糊、便秘、尿潴留和各种神经精神症状等副作用。而镇静剂、抗抑郁药、血管扩张药、抗高血压药、利尿药均可引起老年人的直立性低血压，故应尽量不要合用。

表 7-3 老年人常用药物的相互作用

主要药物	合用药物	结果
氯丙嗪	降压药	严重低血压
苯巴比妥	氢化可的松、洋地黄毒苷	合用药药效降低
阿司匹林	口服降糖药	低血糖反应
普鲁卡因胺	磺胺类	抗菌作用降低
利血平	去甲肾上腺素	α受体敏感化，升压作用加强
胍乙啶	去甲肾上腺素	降压作用减弱
呋塞米、依他尼酸	氨基糖苷类抗生素	导致耳聋，增加肾损害
肝素	右旋糖酐	加强抗凝作用
口服抗凝药	保泰松、阿司匹林	出血倾向
磺脲类降血糖药	氯霉素、保泰松	降血糖作用加强
可乐宁	三环抗抑郁药	降压作用明显减弱

（三）适当的药物剂量

老年人由于药物代谢和药效学的特点，给药应从小剂量开始，逐渐增加到最合适的剂量，老年人剂量范围可为成年人的1/2、2/3、3/4。中国药典规定60岁以上的老年人应使用成人剂量的3/4。假如用到成年人剂量时仍无疗效，则应该对老年人进行血药浓度检测，以分析疗效不佳的原因，根据不同情况调整给药次数、给药方式或换用其他药物。

（四）药物治疗要适度

患急性疾病的老年人，病情好转后应及时停药，不要长期用药。如需长期用药时，应定期检查用药情况是否与病情需要相符，同时定期检测肝、肾功能，以便及时减量或停药。

（五）方案力求个体化

临床上有许多因素可以影响药物的选择和药物的作用，老年人对药物的反应也存在着明显的个体差异，同一种药物，同一个剂量，在不同的老年人个体产生的药效和副作用也有所不同。因此，要做到正确、合理用药，就必须做到临床用药方案的个体化。循证医学认为：个体化用药是临床安全、有效用药的基础，只有遵循个体化用药原则，才能有效避免和减少药物不良反应的发生。

（六）选择合适的药物剂型

一些老年人体弱多病，一次性用药较多，而且有些老年人吞药有困难，这样不宜使用片剂、胶囊，可根据情况选用液体剂型。另外，老年人胃肠道功能不稳定，不宜服用缓慢释放的药物制剂，否则会因胃肠蠕动加速而释放不充分，反之则使释放和吸收量增加而产生毒性。

（七）合理使用维生素

老年人首先不要乱用维生素，如维生素C一般每日饮食可满足需求，若超量给维生素C可产生大量尿酸盐结晶，有导致泌尿系统结石的可能。其次要严格掌握老年人应用维生素的适应证，有下列情况者应酌情适量补充维生素：年老体弱伴有消化吸收不良者；患有慢性消耗性疾病，如肺结核等；应用其他药物影响某种维生素的吸收、利用或体内合成者，或应用抗生素可抑制肠道内的微生物生长；某些维生素缺乏指征者；某些疾病需要某种维生素协助治疗者。在使用维生素时，应缺什么补什么，一旦得到纠正就应减量或停药。

（八）合理选择保健用品

目前市场上销售的保健药品种类繁多，其质量参差不齐，作用和用途也不相同，在选用老年保健品时，要根据老年人的疾病和健康状态，在医生指导下合理使用。

知识链接

中老年人可以选用的保健品

中老年人可以选用的保健品：一是抗衰老类的保健品，其主要功能是抗氧自由基，如维生素C、维生素E、番茄红素等；二是提高免疫力、促进新陈代谢功能的保健品；三是改善肠道功能的保健品，如乳酶生等；四是调节三高（高血脂、高胆固醇、高血压）的保健品，如深海鱼油等。

注意：一种保健品不要吃太长时间，因为健康就是要"均衡"。

二、老年人用药的评估

（一）评估老年人服药的能力

老年人服药能力包括视力、听力、理解力、阅读处理能力、记忆力、打开药瓶能力等，通过评估，提出适当的给药途径、辅助手段和观察方法。

（二）评估老年人的用药史

通过评估建立完整的用药记录，尤其是曾引起过敏和不良反应的药物。

（三）评估各系统老化程度及各脏器功能情况

评估老年人重要脏器的功能情况，如肝、肾功能指标等。肝、肾功能明显减退者，应避免使用损害肝、肾功能的药物。

（四）评估老年人的饮食习惯

老年人的饮食是否有规律，进食时间、饮食种类、饮食习惯与服药方法是否一致等。

（五）评估老年人的用药支付办法

老年人是否因经济条件限制而影响药物的选择和药物的用量。

（六）评估老年人对药物的心理反应

老年人是否期待药物的疗效、是否依赖药物的作用、是否对药物持抵触情绪和恐惧心理等。

三、老年人的给药途径

（一）口服给药

老年人应以口服给药为主，此方法简单、方便且较为安全，容易被老年人所接受，口服给药吸收较慢，故不适用于急诊患者。此外，老年人因胃肠功能减退，一般不宜应用缓释剂型的药物，若老年人不宜应用片剂或胶囊的药物，可选用液体剂型，必要时注射给药。

（二）注射给药（消化道外给药）

注射给药可以使药物在短时间内达到病灶部位，较口服给药方法作用快。注射给药包括皮下注射、肌内注射和静脉注射。皮下注射可使药物进入小血管随血流进入体循环达到治疗目的，皮下注射常用于容易被胃肠道破坏的药物治疗，如蛋白质类药物和胰岛素给药。

老年人在给予注射量较大的药物时常采用肌内注射,但老年人因肌肉组织相对较少,注射时容易损伤神经或其他组织,肌注时应选择好注射部位确保注射的安全性。静脉注射起效较快,多用于急症和危重患者的给药,在采用静脉给药时应注意老年人心脏的功能状况,尽量减慢给药的速度和减少液体的输入量。

(三) 舌下给药

某些药物可舌下含化,被舌下小血管吸收,它们可不经肠壁和肝的首过效应而迅速直接进入体循环,达到治疗目的。如老年人在使用硝酸甘油类药物缓解心绞痛时常采用舌下给药方法。

(四) 直肠给药

直肠给药可通过直肠壁丰富的血循环迅速吸收,达到治疗目的。当老年患者恶心、丧失吞咽能力、限制饮食和外科手术后等不能口服时可用栓剂直肠给药,许多口服给药的药物可以栓剂形式直肠给药。

(五) 经皮给药

某些药物可以涂敷形式将药贴于皮肤表面,不经注射便可经皮进入血循环。这种经皮给药可缓慢持续很长时间,但这种途径受药物通过皮肤快慢的限制,只有那些日给药量少的药物可采用此途径。

(六) 喷雾吸入

喷雾吸入时药物可通过气道直接入肺,并在肺内吸收进入血循环。因喷雾吸入进入血液的药量差异性大,故这种给药途径很少用于治疗除肺以外的其他组织或器官疾病,只有少数药物可用此途径,如雾化抗哮喘药物可采用此方法。

每种给药途径均有其特殊目的,各有利弊。给药途径的选择应根据老年人的具体情况,综合地加以考虑。

四、老年人安全用药的指导

(一) 采用老年人能够接受的方式,告知用药的注意事项。如药物的种类、名称、服用时间、药物作用、不良反应、用药方式、期限及用药禁忌证等,务必使其完全了解。必要时可以书面的形式,以醒目的颜色标示将用药时的注意事项标于药袋上,以达到安全有效的用药。

(二) 规定适当的用药时间及服药间隔,考虑到老年人的生活作息,给药的方式尽量简单以免影响老年人的休息。若口服药与注射药疗效相差不大时,尽量采用口服给药方法,让患者可以自行给药。

(三) 服用刺激性或异味较重的药物时,可根据药物性质将药物溶于水,用吸水管饮服,服药后应多饮水。没有禁忌的情况下,片剂可以研碎、胶囊剂型可以去除胶囊将粉状物溶于水后饮用,但是糖衣片不可碾碎服用。对每次服用药物种类较多的老年人,要协助其分次吞服以免发生误咽或哽咽。

(四) 指导老年人将药物放在指定的位置,注意观察老年人的能力及生活习惯,应将药物放在固定的、易看到、易拿取的地方,以防老年人间歇性服用或漏服。

(五) 特殊老年人如面部肌肉麻痹的患者,口内可能残留药物,服药后应检查老年人口内有无残留;患脑血管病的老年人多有肢体瘫痪、手指颤抖及吞咽困难等症状,服药时应由外人协助,平时则应注意肢体的功能训练,练习自己从药袋取药。

知识链接

药物新剂型——泡腾片

此类剂型的特点是其中含有碳酸氢钠和有机酸，遇水能立刻放出大量二氧化碳而成泡腾状，由于制成此剂型的药物多为易溶性，因此泡腾片及泡腾颗粒可很快溶于温水或冷水中成为澄清溶液，且因加入甜味剂、香味剂和食用色素故大多数口感良好，适合老年人及儿童服用。注意千万不可将其直接放入口中吞服，否则可造成口腔不适、反胃、呕吐等。

第三节　老年人家庭用药的指导

随着国家医药制度的改革，非处方药(over the counter，OTC)的实施，“大病进医院，小病进药店”正逐渐成为现实。非处方药是指某些药物不需要医师处方，患者及其家属可以直接购买使用，从而使轻微疾病与慢性疾病等能及时得到治疗或缓解的药物。据统计，四成以上的城市居民通过自我药疗，解决不适症状。

非处方药的范围包括感冒药、解热镇痛药、止咳药、助消化药、抗胃酸药、消炎药、维生素、驱肠虫药、滋补药、避孕药、通便药、外用药及护肤保健药等。虽然OTC具有应用安全、疗效确切、质量稳定、使用方便的特点，但任何药物均有副作用，只是程度不同而已。所谓非处方药安全性好，是相对而言，绝不能随意购买，滥服、滥用。

一、非处方药的用药指导

(一) 非处方药的管理规定

国家药品监督管理局专门制定了非处方药专有标识图案及管理规定，在非处方药的标签、使用说明书、内外包装上，必须印有非处方药专有标识图案，没有非处方药专有标识图案的药品一律不准出厂。红色专有标识图案代表甲类非处方药药品。甲类非处方药是一类安全性较乙类非处方药稍差的药品，它像处方药一样，只能在具有《药品经营企业许可证》的药店(房)购买，只是在购买时，不需要像处方药那样一定要出示医师的“处方”。绿色专有标识图案代表乙类非处方药药品和用作非处方药的指南性标志，如非处方药销售区、销售部的标志。乙类非处方药安全性较高，是最常用的非处方药，它除可以在药店(房)购买外，还可在普通商业企业，如超市、百货商店、宾馆、机场、小杂货店等处购买，但这些零售网点必须经过省级药品监督管理部门或其授权的药品监督管理部门审查和批准。

(二) 选择非处方药的一般原则

1. 正确选用药品　购买和使用时，指导老年人阅读“适应证”，做到对症用药，切忌无病用药。

2. 指导老年人查看外包装　药品包装盒应注明药品成分、适应证等。绝对不能购买无批准(注册)文号、无注册商标、无生产厂家的“三无”产品，不要买包装破损或封口已被打开过的药品。

3. 帮助老年人阅读说明书　药品说明书是指导用药的最重要、最权威的信息源。一般的说明书应包含以下内容：产品名称、药品成分名称、适应证、用法与用量、注意事项、贮存方法、有效期、生产批号、制药厂名、地址等。

4. 按说明书用药 严格按说明书用药，不可超量服用。

5. 在按说明书用药时，要区分“慎用”、“忌用”、“禁用” 说明书中的“慎用”是指用药时要小心谨慎，即在使用该药时要注意观察，如出现不良反应当立即停药。通常需要慎用的指小儿、老年人、孕妇及心、肝、肾功能不良的患者。“忌用”就是避免使用的意思，即最好不用，如果使用可能会带来明显的不良反应和不良后果。“禁用”就是没有任何选择的余地，属于绝对禁止使用。

6. 观察疗效 在使用非处方药进行自我药疗一段时间后（一般 3 天），如症状未见缓解或减轻，应及时去医院诊断治疗，以免延误病情。

7. 注意不良反应 服药过程中如果出现药品不良反应，应立即通过药店或直接向当地药品不良反应监测中心报告并进行咨询，严重的药品不良反应要立即去医院治疗。

非处方药同处方药一样，也有副作用，不能随意滥用。对处方药，应遵医嘱使用；对自己购买的非处方药，一定要按说明书或在药师指导下服用。

二、非处方药的家庭保管

1. 常用药物最好分类保存，内服与外用药物应分开放置，以免老年人因视力下降拿错药物而发生意外。

2. 保存药品的地方要考虑到安全，以免小儿接触到发生危险。

3. 在保存中应注意温度、湿度、光线对药品的影响，如维生素 C 应装在有色瓶中盖紧并放置在阴凉通风处。

4. 标签应清楚，所有药品都要有标签，按说明书用药。药物若装在无标签的容器中，一定要注明药名、剂量、用法、注意事项及有效期等。

5. 定时对药品进行清理，发现变质、超过有效期的药品要及时清理。

家庭中储存一些常用的非处方药是必要的。药物应按要求保管，以免保存不当影响疗效或变质失效造成浪费。

（胡 晓）

思考题

1. 有关老年人药物代谢的特点不正确的说法是
   A. 药物消除慢
   B. 口服相同剂量的同一药物，血药浓度较年轻人高
   C. 体重下降，肝血流量升高，生物利用度下降
   D. 肝功能下降，生物转化变慢
   E. 药物肾清除率明显下降
2. 一般老年人用药的剂量是
   A. 成人剂量的 1 倍　B. 成人剂量的 1/4　C. 成人剂量的 3/4
   D. 按体重计算　E. 成人剂量
3. 下列关于影响老年人胃肠道药物吸收的因素描述，错误的是

A. 胃液 pH 降低　　B. 胃肠道血流量减少　　C. 胃排空速度减慢
D. 肠蠕动减慢　　E. 胃液 pH 增加

4. 指导老年人保管药物方法不妥的是
A. 定期整理药柜
B. 暂时不用的药物及时丢弃
C. 内服药物与外用药物分开放置
D. 怕热的药物应置于冰箱冷藏
E. 光线对药品有影响的应装在有色瓶中盖紧并放置在阴凉通风处

5. 老年人的用药原则有哪些？

6. 怎样指导老年人使用非处方药？

第八章　老年感官系统常见疾病患者的护理

学习目标

1. 掌握老年人感官系统常见疾病患者的护理措施。
2. 熟悉老年人感官系统常见疾病的临床特点。
3. 了解老年人感官系统的生理性变化;老年人感官系统常见疾病病因与发病机制。
4. 熟练掌握对老年人感官系统常见疾病患者的护理评估方法,实施整体护理。
5. 学会正确指导老年眼病患者使用眼药水,老年耳聋患者使用助听器的方法。

感官系统主要由感觉器官及感受器组成。感觉器官主要有视觉器官、听觉器官、前庭器官、嗅觉器官和味觉器官。感受器主要是指分布在体表或组织内部的一些专门感受机体内、外环境变化的特殊结构。感觉器官及感受器是机体产生感觉和知觉的重要器官。随着年龄的增加,感官系统的组织结构和生理功能都出现一系列变化,即感官系统的老化改变。这些改变使机体对内、外环境刺激的反应能力下降,也是老年感官系统疾病发生的基础,对老年人的个人安全、生活质量、社会交往和健康都造成不同程度的影响。因此,了解感官系统的老化改变,做好老年人感官系统疾病的防治和护理,对维护和促进老年人的健康都是非常重要的。

第一节　老年人感官系统的生理变化

(一) 视觉

1. 角膜　角膜原为无色透明体。随着老化,角膜表面的微绒毛显著减少,导致角膜上皮干燥,角膜透明度减低。角膜变平,导致屈光力减退而引起远视及散光。如年轻时有近视,老年时反而成为正视。角膜边缘可形成灰白色环状类脂质沉积,称老年环。

2. 结膜　老年人由于血管硬化、变脆,容易破裂导致结膜下出血。

3. 虹膜　弹性减退、变硬,导致瞳孔变小,对光反应不灵敏。

4. 晶状体　晶状体原为富有弹性的透明体。老年人晶状体中非水溶性蛋白质逐渐增多,致使晶状体的透光度减弱,晶状体变浑浊,增加了老年白内障的发病率。老年人晶状体弹性明显降低,晶状体调节和聚焦功能逐渐减退,近视物发生困难出现“老视”。晶状体悬韧带张力降低，晶状体前移，有可能使前房角关闭，影响房水回流，导致眼内压升高。病理性眼压升高可引起视神经损害和视力障碍，引起青光眼。

5. 玻璃体 玻璃体的老化主要表现为液化和玻璃后脱离。随着年龄的增长，玻璃体液化区不断扩大，脱离的玻璃体对视网膜牵拉可引起“闪光感”，可引起视网膜脱离。同时玻璃体因老化而失水，色泽改变，包含体增多，可使玻璃体混浊引起“飞蚊症”和“幻视”。

6. 视网膜 视网膜的老化主要是视网膜周边带变薄，出现老年性黄斑变性，还可出现视网膜动脉硬化，甚至阻塞，色素上皮层细胞及其细胞内的黑色素减少，脂褐质增多，使视力显著下降。视网膜色素上皮变薄和玻璃体的牵引，增加了视网膜剥脱的危险。

7. 泪器 老年人泪管周围的肌肉、皮肤弹性均减弱，收缩力差，不能将泪液很好的收入泪管，不少老年人常有流泪现象。老年人的泪腺萎缩，使眼泪减少，眼睛发干。

8. 色觉 不能对所有的颜色有同样的色觉，对红、橙、黄色的色觉较好，对蓝、绿、紫色的分辨率较差。

9. 其他 老年人对分辨远近物体的相对距离（深度视觉）的能力下降，不能正确判断台阶的准确高度，上下楼时易摔倒，出现意外。随着年龄的增长，瞳孔括约肌张力相对增强，使瞳孔始终处于缩小状态，对光线的利用率下降。60岁后的视野明显缩小，因小瞳孔使进入眼内的光线减少，老年人可能主诉视物不甚明亮，当来到室外时往往感觉耀眼；或从明亮环境转入暗处时，感觉视物有困难，还可出现中心视力损害甚至失明。

（二）听觉

1. 老年人的听力随着年龄增长而减退，耳廓表面皱襞松弛，凹窝变浅，收集声波和辨别方向的能力降低。中耳的任何部位可能变硬或萎缩，造成传音性耳聋。

2. 鼓膜和卵圆窗上的膜变厚、变硬，失去弹性。耳蜗管萎缩，内淋巴畸形，螺旋神经节萎缩，以致老年人开始对高频音的听力衰减，造成老年人在沟通时的困难，常需要对方大声说话，但此时老年人又会觉得刺耳，同时伴有耳鸣。耳鸣呈高频性，开始为间断性，逐渐发展为持续性。后来渐渐的一些中、低频率的声音也会受到影响，此称为老年性重听，在50岁以后变的较明显。

3. 听觉高级中枢对音信号分析能力减弱，对声音的反应和定位功能减退，故老年人在噪音环境中听力明显障碍。

4. 老年人的中耳耳垢稠厚，含有高角质素，不宜软化，堆积阻塞造成传导性听力逐渐丧失。

（三）味觉和嗅觉的改变

1. 味觉 随着年龄的增长，味蕾细胞数量减少、萎缩，功能减退。老年人口腔黏膜细胞和唾液腺逐渐萎缩，唾液分泌减少，口腔较干燥，也会造成味觉功能减退。长期吸烟、饮酒也会使味蕾对食物的敏感性降低，往往要在烹饪时增加食盐或糖的数量，而过量的盐或糖对老年人尤其是糖尿病或心血管疾病的老年人不利。老年人且活动量减少，机体代谢速度减缓，可造成食欲减退，影响机体对营养物质的摄取。

2. 嗅觉 嗅神经数量随年龄增长减少、萎缩和变性。50岁以后，嗅觉开始变得迟钝，对气味的分辨力下降，尤其男性减退明显。由于嗅觉在味觉上扮演重要的角色，故可能会影响食欲。此外，嗅觉丧失也会对一些有害气体、变质的食物等敏感度降低，使老年人不太能辨别危险的处境，造成意外伤害如煤气中毒等发生。

(四) 本体觉改变

40岁以后触觉小体数量逐渐减少，60岁以后触觉小体和表皮连接发生松懈，使触觉敏感性降低，阈值升高。由于神经细胞缺失，神经传导速度减慢，对温觉、痛觉的敏感性降低，造成伤害性刺激反应不敏感，对烫伤、冻伤、刺伤、撞伤、内脏病变所引起的疼痛反应慢。在行走中，对路况及台阶深浅不能做出精确判断，易造成跌伤。

第二节 老年性白内障和青光眼患者的护理

(一) 老年性白内障

老年性白内障(senile cataract)是指中年以后因晶状体逐渐变性浑浊引起的视觉功能障碍，主要表现为进行性无痛性视力减退。本病随着年龄的增长发病率逐渐增加，50～60岁老年人中发生率为60%～70%，70岁以上老年人发生率在80%以上。据统计，全球白内障盲人约1700万，白内障致盲居各种眼病的首位。我国现有白内障盲人约400万，其中大部分都是老年人。

1. 病因及发病机制

(1)晶状体生理性变化：随着年龄增加，晶状体逐渐变硬和浑浊。晶状体营养代谢障碍，内分泌紊乱引起晶状体蛋白变性。

(2)物理因素：老年性白内障的发病原因与紫外线的长期慢性损害密切相关。阳光中的紫外线产生光化学作用，导致晶状体和房水中活性氧的产生，损害晶状体，使蛋白变性凝固，引起黄色或棕色核性白内障或是黑内障的发生。

(3)维生素及微量元素缺乏：老年人晶体内维生素 B_2、维生素C、维生素E及微量元素硒、锌缺乏及谷胱甘肽等营养物质含量的不足，导致晶状体内氧自由基含量增加。

(4)其他：与遗传因素、全身疾病(如糖尿病、甲状腺功能减退、严重脱水、中毒)等有关。

2. 临床特点 老年性白内障根据晶状体浑浊的部位不同分为皮质型、核型、囊下型3类。临床上以皮质型和核型多见。主要表现为进行性无痛性双侧视力减退。老年人出现无痛性的视物模糊，视力进行性下降，眼前有固定不动的黑点。可有单眼复视或多视，即用一眼看远处物体时可同时出现两个或多个叠影，最后仅能见眼前光感和手动，直至导致失明。两眼可先后发病。

3. 实验室及其他检查

(1)检眼镜或裂隙灯显微镜检查，散瞳后发现晶状体混浊。

(2)角膜曲率及眼轴长度检查，可计算手术植入人工晶体的度数。

4. 治疗要点 本病目前无特效药，主要以手术治疗为主。

(1)药物治疗：老年性白内障早期应在医师指导下服用维生素C、维生素E。经常用吡诺克辛(白内停)等眼药水滴眼，可能延缓白内障的进展。

(2)手术治疗：中后期老年性白内障以手术治疗为最有效的治疗方法。临床上常用的手术方法：白内障囊内摘除术、白内障囊外摘除术、白内障超声乳化吸出术、激光乳化白内障吸出术。

知识链接

白内障超声乳化吸出术

白内障超声乳化吸出术是使用晶体乳化仪，通过3mm大小的巩膜切口将硬的晶状体核粉碎使其呈乳糜状后吸出，保留后囊的白内障摘出术。白内障超声乳化吸出术具有手术时间短，手术切口小，术后反应轻，愈合快，视力恢复快而稳定、术后散光小，可同时进行人工晶体植入，不须住院，术后即可回家等优点，是目前被公认的最安全有效的白内障手术方法之一。

(二) 青光眼

青光眼(glaucoma)是以眼压升高为主要特征的眼病。持续病理性高眼压压迫视网膜、视神经和血管，常引起视神经萎缩、视野缺损，引起视功能减退和眼组织的损害。本病是老年人重要的致盲性眼病之一。最新流行病学资料表明，青光眼已成为许多发达国家的第二位致盲眼病，是全球仅次于白内障导致视力丧失的另一原因。所以，必须强调早发现、早诊断、早治疗，以避免失明。

1. 病因及发病机制

(1)老化因素：随着年龄增长，晶状体的体积不断扩大，弹性降低而变硬，晶体悬韧带张力降低，易致晶体前移，使前房角狭窄者房角关闭，影响房水的回流，致眼内压升高；同时累及视神经且使之逐渐发生萎缩，因而老年人容易发生青光眼。

(2)遗传因素：有家族史者发病率是无家族史者的6倍。

(3)屈光因素：屈光不正者发病率高。

(4)诱发因素：如情绪激动、过度劳累、气候突变以及暴饮暴食、精神创伤、暗室停留时间过长、长时间阅读或近距离用眼、散瞳、局部或全身抗胆碱类药物的应用等，均可诱发急性闭角型青光眼。

2. 临床特点

青光眼最常见的有2种类型：原发性闭角型青光眼和开角型青光眼。老年人好发闭角型青光眼，多见于50岁以上的老年人，女性更常见，男女之比为1∶2，发病高峰在61～71岁。

(1)典型症状：发作前多有诱因，如情绪激动、疲乏等。临床表现为突发性的眼压急剧升高，剧烈的眼痛伴同侧头痛，有虹视现象或视力明显下降；眼球充血、水肿、伴有恶心、呕吐；指测眼球坚硬如石。

(2)体征：急性发作期可出现青光眼三联征：角膜后色素沉着、虹膜节段性萎缩、晶体前囊下乳白色混浊点(青光眼斑)。

3. 实验室及其他检查　检查青光眼常用的检查方法有激发试验、暗室俯卧、饮水试验。实验前后眼压差≥8mmHg者为阳性。

4. 治疗要点　迅速降低眼压，减少组织损害，积极挽救视力。首先用药物降低眼压，待眼压恢复正常后，可考虑手术治疗。

(1)药物治疗：缩瞳剂如1%～4%的毛果芸香碱眼药水滴眼、碳酸酐酶抑制剂如乙酰唑胺口服、高渗脱水剂20%甘露醇快速静脉点滴，可降低眼压。

(2)手术治疗：急性闭角型青光眼的基本治疗原则是手术，根据病情选择术式。

(3)视神经保护性治疗：如使用神经营养因子、抗氧化剂(维生素 C、维生素 E)、钙离子通道阻滞剂等。

【护理评估】

1. 健康史 询问老年人有无视力减退；视物时是否有异常；注视灯光时，有无虹视现象等。询问老年人有无在暗处时间较长后出现轻度眼胀、眼痛、头痛、视力下降、雾视、恶心、呕吐等表现；有无劳累、情绪波动等诱因。询问老年人工作性质、生活习惯、饮食状况及健康状况。是否有脂代谢异常、动脉硬化、糖尿病、高血压、甲状腺功能减退、中毒等病史。是否嗜好烟酒。平时是否注意用眼卫生等。

2. 身体评估 检查有无视力下降、视野缺损及程度；观察晶体有无浑浊，瞳孔对光反应是否正常；眼压升高程度；有无睫状充血或混合性充血、瞳孔扩大、对光反射迟钝或消失；有无前房浅、房角窄或关闭；有无青光眼三联征的体征等。眼底检查注意有无动脉硬化及视网膜微血管病变。

评估生命体征有无改变，注意是否有高血压、心脏病、糖尿病等。

3. 实验室及其他检查 评估检眼镜或裂隙灯显微镜检查的结果，是否出现晶状体混浊；激发试验、暗室俯卧、饮水试验检查眼压是否过高。

4. 心理-社会状况 了解老年人由于视力下降，眼胀、眼痛等是否影响日常生活和社会交往，是否出现焦虑、孤独感，有无担心失明出现恐惧等。家人是否给予关心和爱护，是否给予适当的生活照顾。

【常见护理诊断及合作性问题】

1. 视力下降 与晶状体浑浊、视网膜及视神经萎缩、眼压增高有关。

2. 疼痛 与眼压升高有关。

3. 有受伤的危险 与视力下降有关。

4. 恐惧、焦虑 与视力下降、手术及担心失明有关。

5. 知识缺乏 缺乏本病的有关知识。

【护理目标】

1. 视力好转或者恢复正常。
2. 疼痛减轻或消失。
3. 无意外损伤出现。
4. 情绪稳定。
5. 知道有关白内障及青光眼疾病的预防、治疗、护理相关知识。

【护理措施】

1. 一般护理

(1)病情观察：对青光眼患者，要注意检测患者的视力、视野、瞳孔、眼压的变化，并做好记录。如有变化，应及时报告医生。

(2)生活护理：①老年人生活要有规律，保持精神愉快，避免过度疲劳、情绪激动和用眼过度。②给患者提供一个安全、舒适的生活环境。老年人常用的物品如眼镜、放大镜、台灯等，位置要相对固定，放在他们易于拿取的地方。③室内照明应采用柔和的阳光，因老年人在直接的灯光及刺眼的强光下都会感到视物困难。不要在暗室久留，少看电视和小说，睡眠时枕头稍高，避免长时间低头弯腰，导致头部充血而致眼压升高。④为老年人提供的印刷刊物字体宜大且避免用蓝、绿、紫色背景。因老年人视力减退，色彩分辨力弱，室内装修应避免色彩反差过大。

(3)饮食护理：饮食应注意摄入足够蛋白质，低脂、低糖、低盐、高维生素，易消化，少量多餐，保证营养摄入。多摄入具有抗氧化作用的新鲜蔬菜、水果，如西红柿、菠菜、洋葱、苹果、桔子等。多摄取富含脂溶性维生素的食品如芝麻油、玉米油、鸡蛋等，以及含硒、锌较多的食品，如瘦肉、青鱼、沙丁鱼、虾、核桃、蘑菇等。烹调中加入葱、蒜、姜等调味品代替糖、盐，注意颜色搭配，以刺激食欲。勿吃刺激性食物，忌烟酒、咖啡、浓茶。青光眼患者适当控制进水量。白内障患者保持机体水盐代谢平衡，及时纠正失水状态，有利于晶状体蛋白质代谢保持稳定。

2. 对症护理　对青光眼患者，如有眼胀痛剧烈、烦躁不安、恶心呕吐等，应遵医嘱给止痛、安眠、止吐药。

3. 用药护理　对老年青光眼患者要注意用药监护，按医嘱及时正确给药并观察用药反应。

(1)缩瞳药：常用1%～2%毛果芸香碱滴眼，在发作期应频繁应用(1次/15min)，观察瞳孔和眼压，待瞳孔缩小后可减少滴眼次数至每日4次，滴眼后用棉球压迫泪囊片刻，避免吸收中毒。注意眼部治疗操作要轻柔，切勿压迫眼球。

(2)房水抑制剂：抑制房水生成，降低眼压。应用乙酰唑胺时，应注意神经末梢反应(口周及四肢末梢麻木、针刺感等)，可口服维生素B_6缓解之；泌尿系统的副作用有少尿、血尿、结石的可能，可口服碳酸氢钠预防。此药不宜长期应用。

(3)高渗脱水剂：甘露醇必须快速静脉滴注，患者有心、脑、肾功能不全者，应严密观察血压、脉搏及呼吸变化，以防意外。用药后因颅内压降低，部分患者可出现头痛、恶心等症状，宜平卧休息。

4. 手术护理　见专科护理。

5. 心理护理　加强与患者的沟通，给予关心、理解、体贴和同情。给患者及家属讲解疾病的知识，减轻对预后的恐惧感，消除其焦虑心理，使患者积极配合治疗，树立战胜疾病的信心。

6. 健康教育

(1)老年人生活要有规律，注意身心休息，保持精神愉快，避免情绪激动和过劳。注意保暖，避免寒冷刺激。适当参加体育活动，少看电视、电影，多听音乐、广播。

(2)注意用眼卫生，不要在暗处长时间停留，不宜过久阅读。避免接触过多紫外线，室外阳光下活动时，要带宽边帽、用遮阳伞或戴防护眼镜，可防止视力进一步减退和预防白内障发生。

(3)养成良好的饮食习惯，进食易消化无刺激性食物，摄入足够蛋白质，控制食盐、糖的摄入量，增加新鲜蔬菜、水果的摄入。忌饮浓茶、咖啡。戒除吸烟、酗酒不良嗜好，指导老年人主动戒烟、限酒。

(4)用药指导：①详细向老年人介绍出院时所带的各种药物的使用方法。②嘱患者必须定期复查，按医嘱调整用药。③指导老年人及家属正确使用滴眼药水。正确的滴眼药方法为：用示指和拇指分开眼睑，嘱患者眼睛向上看，将眼药水滴在下穹隆内。闭眼后，再用示指和拇指提起上眼睑，使眼药水均匀的分布在整个结膜腔内。滴药时注意滴管不可触及角膜。每种眼药水在使用前均要了解其性能、维持时间、适应证和禁忌证，检查有无混浊、沉淀，是否超过有效期。平时应多备一瓶眼药水以便常用药水遗失后使用。滴药后须按住内眼角数分钟，防止药水进入泪小管，吸收后影响循环和呼吸系统；使用缩瞳剂后会出现视物模糊，宜晚上临睡前点滴；患有哮喘和慢性阻塞性肺部疾病及心率＜60次/分的开角型青光眼患者不宜使用β受体阻滞剂。

(5)对视力明显下降者，指导其生活自理方法，使其适应视力现状。①指导患者多运用听觉、触觉、残余视力；②训练患者判断方向、距离、防止跌伤、碰伤的方法；③家庭要提供穿衣、取物的方便条件，保证安全的生活环境，促进患者完成生活自理。

(6)定期检查视力，指导老年人在出现下列情况时及时就诊：①视物模糊或视野变窄；②眼球肿痛伴头痛；③有视物模糊的盲点，视灯光旁有彩虹圈，视力明显下降。

(7)积极预防、治疗脂代谢异常、动脉硬化、糖尿病等疾病。

(8)积极治疗原发性全身性疾病，防止并发症的发生。

第三节 老年性耳聋患者的护理

老年性耳聋(presbycusis)是指随着年龄的增长，听觉器官逐渐老化而引起的双耳听力进行性减退。这种耳聋是以高频听力下降为主的感觉神经性耳聋，可伴有耳鸣。老年耳聋的年龄没有确定界限，多在40岁以后开始，逐渐加重。老年耳聋影响了老年人与他人的沟通和交流，对文化程度低的老年人更是妨碍了外界信息的接收，因此，做好老年性耳聋的预防和护理显得尤为重要。

(一) 病因及发病机制

1. 老化因素 听觉器官随着年龄的增长出现的生理性变化是导致老年性耳聋的主要原因。由于老化，耳蜗底末端数毫米的高频区螺旋器感觉上皮及其相关的神经萎缩，首先表现为高频音调听力减退。这种单纯因老龄化引起的耳聋为生理性耳聋，

2. 疾病因素 老年性疾病如高血压、冠心病、脑动脉硬化、糖尿病等均可促使听觉感受器和(或)蜗后听神经系统受损，是加速老年性耳聋的因素。

3. 药物因素 在治疗疾病的过程中使用对耳有毒性的药物如链霉素、卡那霉素、庆大霉素、新霉素及奎宁等药物，老年人的肾脏排泄及肝脏解毒功能下降，更容易受到药物的影响。

4. 其他 长期吸烟、高脂饮食、在有噪音的环境中工作和生活不注意防护，以及缺锌、维生素D和钙代谢异常、贫血等均可引起听觉功能减退，也可能是老年性耳聋的原因。

(二) 临床特点

1. 听力下降 60岁以上出现不明原因的双侧对称性听力下降，以高频听力下降为主。

2. "语言识别力"差 许多老年人常出现"打岔"现象。

3. "重听现象" 即低声说话听不见，大声说话又感觉吵，刺耳难受。

4. 耳鸣 部分伴有耳鸣。开始为间歇性，渐渐发展呈持续性，夜深人静时更明显，常影响老年人的睡眠。

(三) 实验室及其他检查

听力学测试：可做纯音听力检查，通过测得的听力图以了解患者的听力损伤情况。本项测试应在专门的医疗机构由专业人员进行，测得的数值可为佩戴助听器提供参考。

(四) 治疗要点

老年性耳聋目前无特效治疗方法，以防为主，积极治疗高血压、动脉硬化、糖尿病等慢性

疾病；慎用或禁用对耳有毒性的药物，如庆大霉素等；戒烟酒等。听力减退明显者的老年人应在专业医生的指导下选配合适的助听器提高听力。听力损失为全聋，完全不能借助助听器改善听力者，或听力损失≥80fb，用助听器改善听力有限的患者可实施人工耳蜗的植入。

知识链接

人工耳蜗

人工耳蜗(cochlear implant system)，又称人造耳蜗、电子耳蜗。人工耳蜗是一种替代人耳功能的电子装置。这种装置可代替病变受损的听觉器官，把声音转换成编码的电信号传入内耳耳蜗，刺激分布在那里的听神经纤维，再由大脑产生听觉。它可以帮助患有重度、极重度耳聋的成人和儿童恢复或提供听的感觉。人工耳蜗技术开始于50年代末期的法、美两国，经过几十年的发展，特别是随着近年来生物医学工程等高新技术的出现，已经从实验研究进入临床应用，成为目前全聋患者恢复听觉的唯一有效的治疗方法。

【护理评估】

1. 健康史　了解老年人近期有无听力下降表现，如说话习惯改变，倾向于大声说话或希望别人大声说话；经常要求交谈对象重复讲过的话的现象。评估有无沟通困难，询问老年人有无误解语言含义的情况；有无因说话内容猜测错误导致交谈失误。有无耳鸣、眩晕等不适。询问工作性质、生活习惯、饮食状况及健康状况。是否有脂代谢异常、动脉硬化、糖尿病、高血压、甲状腺功能减退、中毒等病史。有无居住环境噪音、严重精神压力等。是否用过耳毒性的药物，如氨基糖苷类抗生素等。

2. 身体评估　触按耳部以了解有无触压痛存在。用耳窥镜检查耳道，观察有无充血、肿胀、分泌物、囊肿、异物、耳垢栓塞和鼓膜的形状。通过交谈粗略评估听力下降程度。

3. 实验室及其他检查　评估老年人听力下降表现及程度，通过检查结果可明确是传音性或感音性耳聋。

4. 心理-社会状况　评估老年人有无因为听力下降严重导致交流障碍感到自卑、绝望、痛苦、孤独和寂寞；老年人对本病的认知程度；家人及朋友患者是否关心等。

【常见护理诊断及合作性问题】

1. 听力下降　与耳部血液供应减少、退行性病变有关。

2. 社交隔离　与听力下降有关。

3. 知识缺乏　缺乏本病的有关知识。

【护理目标】

1. 通过有效的方法使听力下降减慢或者改善。

2. 通过戴助听器等措施可以和他人正常沟通和交流。

3. 老年人或家属能说出影响听力的相关因素及危害性并能积极预防。

【护理措施】

1. 一般护理

(1)坚持体育锻炼，注意劳逸结合。避免精神过度紧张，保持健康的行为及合理生活节奏等。

(2)饮食要营养齐全，合理搭配，宜三低一高(低糖、低盐、低脂肪、高纤维素)。因热量、胆固醇过高会引起高脂血症，易导致老年性耳聋。

(3)局部按摩：教会老年人用手掌和手指按压耳朵的方法，环揉耳屏，每日3～4次，以增加耳膜活动，促进局部血液循环，防止听力下降。

2. 指导家属与老年人正确沟通

(1)与老年人交谈时，说话速度要慢，吐字要清楚，避免用高声呐喊的方式讲话。

(2)交谈的环境宜安静，交谈前抬起手或轻拍老年人以引起其注意。使用短句表达意思，避免用单个字回答。老年人如不太理解所讲的意思，要对原话加以解释而不是重复原话。

(3)必要时，在沟通中可采用书面交谈或手势等非语言交流技巧辅助交谈，以表达意图。

3. 心理护理 帮助老年人认识衰老是正常的生理现象，清除精神心理障碍，保持情绪稳定、乐观。老年耳聋语言听力比纯音听力减退明显，有“音素退化”现象，即听到了语言而不能理解其含义，有重振现象及耳鸣，使老年人非常苦恼。应耐心地给予解释、关怀和帮助，进行沟通交流，减轻老年人的孤独感与压抑感，增强社会乐趣和社会交往。

4. 健康教育

(1)日常生活和外出时应注意加强个人防护，尽量注意避开噪声大的环境场所，避免长时间噪音刺激。

(2)避免使用耳毒性药物。必须使用时要在医生的指导下使用。且剂量不可大，时间不可长，并加强观察药物的副作用。

(3)指导老年人早期积极治疗相关慢性疾病，如心血管疾病、糖尿病等。

(4)戒烟酒，可明显延缓老年耳聋发展。

(5)指导老年人及家属发现听力下降时，要及时到医院做听力及相关检查，以便及时治疗。

(6)帮助并指导老年人及其家属正确使用助听器。①佩戴助听器的适应证：一般情况下，具有中度至重度感觉神经性耳聋，精神及身体状况较好，语言分辨率较高的老年人适合佩戴助听器。卧床老人宜用盒式助听器，戴眼镜者宜用耳内式助听器，并在其上加一拉线，以利取戴。老年性耳聋多为双耳听力下降，最好双耳选配。②熟悉助听器的性能：指导老人掌握助听器各种开关的作用、电池的安装和助听器外部的清洁。③对话训练：初次佩戴助听器不宜立刻到喧闹的环境中去，应先在安静环境中训练听自己的声音，适应后练习听媒体播音员的讲话，再听其他节目。然后训练在安静环境中与一人或多人对话，最后练习在嘈杂环境中听多人讲话。④佩戴时间：初戴助听器时每天先戴1～2小时，几天后逐渐延长佩戴时间，而且上、下午应分开戴，待完全适应后才整天佩戴。否则易产生听觉疲劳，甚至引起头痛。⑤助听器调整：助听器使用2～3个月后应重新调整音调和各种控制装置。⑥助听器的保养：助听器应保持清洁、干燥，避免掉在地上；不使用时应打开电池盖，长期不用应取出电池，把助听器放入干燥盒进行干燥；经常清洁耳道，以防助听器的传声孔堵塞。

（李佳敏）

思考题

1. 简述正确使用滴眼药水方法。

2. 简述老年白内障及青光眼患者的饮食护理措施。

3. 简述老年人正确使用助听器的方法。

4. 患者女性，78 岁，退休工人。主诉：右眼剧烈的疼痛伴同侧头痛，视力明显下降 2 天。2 天前因与家人生气情绪激动后出现右眼剧烈疼痛伴同侧头痛，视力明显下降，有虹视，伴有恶心、呕吐，未正规治疗。检查：眼球充血、水肿，指测眼球坚硬如石。

请问：(1)本病可能的医疗诊断是什么？

(2)要进一步确诊还需要哪些检查？

(3)如何做好对症护理？

5. 患者男性，78 岁，退休教师。近几个月家人发现一般声音和说话患者听不清，常常打岔或需重复几遍。看电视将声音开得很大，自己不觉得。

请问：(1)该患者可能的医疗诊断是什么？

(2)如何指导家人和他正确沟通交流？

第九章　老年呼吸系统常见疾病患者的护理

学习目标

1. 掌握老年人呼吸系统常见疾病患者护理措施。
2. 熟悉老年人呼吸系统常见疾病的临床特点。
3. 了解老年人呼吸系统的生理性变化；老年人呼吸系统的病因与发病机制。
4. 熟练掌握吸氧方法与协助患者排痰方法及注意事项。
5. 熟练掌握对老年人感官系统常见疾病患者的护理评估方法，实施整体护理。

呼吸系统由呼吸道和肺组成，其主要功能是进行气体交换，并具有防御、免疫及内分泌功能。随着年龄的增长，呼吸系统的组织结构及生理功能都会发生退行性改变，这些改变与老年人慢性阻塞性肺病、呼吸系统感染等疾病的发生、发展密切相关，也影响疾病的临床征象和预后转归。了解老年人呼吸系统的老化特征，熟悉老年人呼吸系统常见疾病的表现及护理要点，对维护和促进老年人的健康意义重大。

第一节　老年人呼吸系统的生理变化

(一) 呼吸道

老年人鼻黏膜萎缩，咽、喉部淋巴组织退行性改变，支气管分泌免疫球蛋白的功能降低，呼吸道的防御功能减退。气管软骨钙化，弹性降低，黏膜上皮萎缩，纤毛运动减弱，细支气管管腔缩小或阻塞，阻力增加，有效咳嗽反射功能减退，使呼吸道清除分泌物、异物及抵御感染的能力降低，易发生呼吸系感染。

(二) 肺

老年人肺组织萎缩，体积变小，重量减轻。老年人肺泡壁弹性纤维减少，胶原纤维增加，肺泡的回缩力减弱，气道阻力增加，使呼气末肺残气量增多，肺活量及最大通气量减少。肺泡壁周围的弹力纤维组织退行性变使肺泡壁断裂、肺泡相互融合，肺泡腔变大，形成老年性肺气肿。

肺小动脉硬化，血管内膜胶原纤维增生、肺泡毛细血管床减少，使肺组织循环血流灌注减少，并引起肺动脉压升高。肺呼吸面积减少，肺泡与血流气体交换能力降低，动脉血氧饱和度下降。

(三) 胸廓及呼吸肌

老年人脊柱退行性变,使胸廓呈桶状;肋软骨钙化、胸肋关节及关节周围韧带硬化,肋骨活动度减少;呼吸肌和膈肌萎缩,导致肺活量降低,呼吸功能减退。

老年人呼吸系统的退行性变,使呼吸储备功能下降,对各种增加呼吸负荷的承受力降低,尤其在急性病和大手术时容易发生缺氧。

第二节　老年慢性阻塞性肺病患者的护理

慢性阻塞性肺病(chronic obstructive pulmonary disease,COPD)是以气流受限不完全可逆为特征的慢性肺部疾病。COPD与慢性支气管炎和慢性阻塞性肺气肿有密切相关性,当慢性支气管炎和肺气肿患者肺功能检查出现气流受限并且不完全可逆时,则可诊断为COPD。

COPD是老年人的常见病、多发病,呈进行性发展,后期常并发肺心病、肺性脑病、酸碱失衡及电解质紊乱、自发性气胸等,死亡率高。目前COPD在全球死亡原因中居第4位,严重影响患者的劳动能力和生活质量,已成为重要的公共卫生问题。

(一) 病因和发病机制

1. 慢性阻塞性肺病病因复杂,是内、外因素相互作用的结果

(1)外因:①吸烟:吸烟是COPD主要危险因素。②感染:呼吸道感染是COPD发生、发展的一个重要因素。反复呼吸道感染使疾病不断进展,急性加重期变得频繁。③环境因素:长期吸入污染空气、职业性粉尘、浓度过大的化学物,也是COPD发病的重要原因之一。

(2)内因:①老化:老年人气管和肺组织老化,呼吸道局部防御及免疫功能降低;②蛋白酶-抗胰蛋白酶失衡:机体蛋白酶增多或抗蛋白酶不足,在蛋白酶-抗蛋白酶失衡的情况下,蛋白酶破坏肺组织结构而产生肺气肿;③其他:自主神经功能失调、免疫球蛋白减少、单核巨噬细胞功能低下、肾上腺皮质功能减退也与COPD的发生有关。

2. 发病机制　上述因素的刺激,使呼吸道、肺、肺血管发生慢性炎症反应,炎症细胞激活、释放多种炎症介质如白细胞三烯B_4、白细胞介素-8等,这些介质破坏肺的结构和(或)促进中性粒细胞炎症反应。反复发病可使气道狭窄或阻塞,最终导致气流受限不完全可逆而成为COPD。

(二) 临床特点

1. 慢性咳嗽　疾病初期咳嗽呈间歇性,晨起较重,随病情进展,早晚或整日均有咳嗽,少数患者无咳嗽但有明显气流受限。

2. 咳痰　黏液性痰,晨起痰量较多,合并感染时有脓痰,痰量增多。

3. 喘息和胸闷　部分重症患者有喘息,劳累后可出现胸部紧闷感。

4. 气短和呼吸困难　是COPD的标志性症状,早期于劳累时出现呼吸困难,后逐渐加重,呈持续性,影响患者的日常生活。

5. 其他症状　晚期患者常有食欲减退、营养失调、体重下降。合并感染时可有血痰或咯血。部分患者会出现较重的心理、精神问题。

6. 体征　早期COPD体征不明显,随病情进展,可出现肺气肿的体征,如桶状胸、语音震颤减弱或消失、肺呈过清音、两肺呼吸音减低等。并发肺感染时可闻及干湿啰音。低氧血症时可出现皮肤及黏膜发绀。并发右心衰可出现下肢水肿、肝大等。

老年 COPD 患者还有以下特点：

(1)呼吸困难更为突出：老年人气道阻力增加，呼吸功能为失代偿，轻度活动甚至安静时亦有胸闷、喘息。

(2)机体反应差，症状、体征不典型：急性发作时体温可能正常；白细胞增加不明显；咳嗽、咳痰、气促不显著，仅表现为厌食、胸闷、少尿等；体格检查可有精神萎靡、颜面发绀、呼吸音减弱或干湿啰音等。

(3)反复感染，并发症多且重：老年人气道防御及免疫功能减退，体质差，易反复感染，常并发肺心病、肺性脑病、酸碱失衡、电解质紊乱、休克、弥散性血管内凝血(DIC)等。①肺心病：是 COPD 最常见的并发症。肺、心功能代偿期主要是基础肺部疾病的表现，肺、心功能失代偿期主要表现为呼吸衰竭和心力衰竭。②肺性脑病：由于呼吸功能不全导致严重缺氧及二氧化碳潴留而引起的以精神神经症状为主的一组临床综合征。表现为呼吸困难加重，发绀明显，甚至出现头痛、兴奋、烦躁、嗜睡、昏迷及抽搐等。体检可见皮肤发绀、球结膜充血、水肿，严重时颅内压升高。二氧化碳潴留时因周围血管扩张而出现皮肤潮红、多汗。

(三)实验室及其他检查

1. 肺功能检查 是诊断 COPD 的金标准，也是判断气流受限的主要客观指标，定期检查肺功能有助于早期发现肺气肿和肺心病并正确判断病情。COPD 常有第一秒用力呼气容积占预计值百分比(FEV_1)和第一秒用力呼气容积占用力肺活量的比值下降、最大通气量(MVV)减少、残气量(RV)增加、残气量占肺总量的比值增加等。

2. 影像学检查 早期 COPD 时胸部 X 线及 CT 可无变化，合并感染时有肺纹理增粗紊乱。发展到肺心病时可有右下肺动脉干扩张，肺动脉段凸出，右心室扩大。

3. 实验室检查 长期缺氧可出现红细胞及血红蛋白增加，并发感染时白细胞总数及中性粒细胞可增高，痰细菌培养可鉴定致病菌。

4. 血气分析 病情进展出现低氧血症及高碳酸血症，酸碱平衡失调。当氧分压 PaO_2 $<60mmHg$ 和(或)$PaCO_2>50mmHg$ 时提示呼吸衰竭。对晚期 COPD 患者进行此项检查有重要意义，可指导临床治疗。

(四)治疗要点

急性加重期以控制感染为主，同时给予解痉平喘、祛痰，维持气道通畅。感染加重、出现并发症时，应纠正缺氧和二氧化碳潴留，控制呼吸衰竭和心力衰竭，处理并发症。缓解期加强呼吸功能锻炼，改善肺功能，提高免疫力，预防呼吸道感染。

【护理评估】

1. 健康史 询问有无与慢性阻塞性肺病相关的内、外因素，如吸烟、环境污染、反复呼吸道感染等；询问患者发病与季节及气候的关系、症状特点、持续时间、治疗及用药情况；询问患者近期发病有无诱因、发作情况、活动能力及饮食、睡眠情况。

2. 身体状况 了解患者的咳嗽、咳痰情况；评估痰液性状及痰量；观察患者的呼吸情况，评估有无呼吸困难；评估患者生命体征；评估肺部感染情况，有无发热、肺部啰音；评估有无并发症。

3. 实验室及其他检查 评估患者肺功能、血气分析检查结果，有助于评价疾病的严重程度和治疗效果。

依据病史、身体状况、肺功能检查等综合评估，可确定 COPD 的严重程度(表 9-1)。

表 9-1　慢性阻塞性肺病的严重程度分级

分级	分级标准
0 级：高危患者	有罹患 COPD 的危险因素，肺功能在正常范围，仅有慢性咳嗽、咳痰症状
Ⅰ级：轻度 COPD	轻度气流受限，$FEV_1/FVC<70\%$，$FEV_1\%\geq 80\%$预计值，有或无慢性咳嗽、咳痰症状
Ⅱ级：中度 COPD	气流受限加重，$FEV_1/FVC<70\%$，$50\%\leq FEV_1\%<80\%$预计值，有或无慢性咳嗽、咳痰症状
Ⅲ级：重度 COPD	症状加重，伴有典型的活动后气促，$FEV_1/FVC<70\%$，$30\%\leq FEV_1\%<50\%$预计值，反复加重会影响患者的生活质量，必须及时处理
Ⅳ级：极重度 COPD	严重气流受限，多伴有呼吸衰竭或右心衰的临床征象，$FEV_1/FVC<70\%$，$FEV_1\%<30\%$预计值，患者的生活质量明显受到影响，且急性加重时可能威胁患者生命

4. 心理-社会状况　评估患者及家属对疾病相关知识的了解程度。由于本病病程长，症状重，严重影响患者日常生活，患者易产生不良心理及负性情绪。应评估患者的生活自理能力及有无焦虑及抑郁情绪。评估患者家属对患者的照顾支持情况及家庭经济状况。

【常见护理诊断及合作性问题】

1. 气体交换受损　与气道阻塞、通气不足、分泌物多且清理不畅及呼吸肌疲劳有关。

2. 清理呼吸道无效　与呼吸道分泌物多且黏稠、咳痰无力有关。

3. 活动无耐力　与呼吸困难、心肺功能下降有关。

4. 营养失调：低于机体需要量　与咳嗽、呼吸困难、体循环淤血引起的食欲减退、消化功能下降有关。

5. 焦虑　与病程长、疗效差、自理缺陷、担心预后和经济压力有关。

6. 潜在并发症　与肺心病、肺性脑病、休克、电解质紊乱、DIC 有关。

【护理目标】

1. 呼吸困难减轻，缺氧状况改善。
2. 咳嗽减轻，痰液变稀，能有效排痰。
3. 活动耐力提高。
4. 营养状况改善。
5. 情绪稳定。
6. 遵医嘱合理用药，无并发症发生。

【护理措施】

1. 一般护理

(1)病情观察：观察痰量、痰的性状及是否有呼吸困难；观察有无心悸、胸闷、水肿及少尿；定期监测动脉血气和电解质酸碱平衡情况；密切观察患者的生命体征，有无精神神经症状，如有无头痛嗜睡、表情淡漠、烦躁不安、昼睡夜醒等，如有异常及时报告医生并协助处理。

(2)环境：病室阳光充足、空气新鲜，室内通风每日 2 次，每次 15～30 分钟，但避免患者受到直接吹风，以免受凉。室温保持 18～22℃。空气干燥会降低气管纤毛运动的功能，使痰液更黏稠不易咳出，室内相对湿度在 55%～60%为宜。

(3)体位：根据呼吸困难程度酌情取适当体位如高枕卧位、半坐卧位、端坐位，以增强肺通气量，减轻呼吸困难，并注意保护受压部位的皮肤。危重患者头侧向一边，防止吸入性肺炎。

(4)基础护理:做好口腔护理,防止大量抗生素应用后出现口腔真菌感染;加强生活照顾如协助患者上下床、进食、如厕等。

(5)休息与活动:肺、心功能代偿期应适当活动,如步行、慢跑、太极拳等,以改善呼吸功能,增强体质,活动应以不加重症状为度。肺心功能失代偿期应卧床休息,保证患者充分睡眠,降低机体耗氧量,促进心肺功能恢复。

(6)备好抢救用物,如氧气、呼吸器、气管切开包、吸痰器及抢救车等。

2. 氧疗护理 呼吸困难伴低氧血症的患者,遵医嘱给予氧疗。一般采用鼻导管低流量低浓度持续给氧,其流量为1～2L/min,浓度25%～29%,以提高氧分压;严密观察患者的神志、面色、咳嗽和排痰能力、发绀程度、呼吸幅度和节律,注意是否有呼吸抑制发生。定期进行血气分析,以便更好的调节氧流量和浓度。在吸氧过程中若呼吸频率正常、心率减慢、尿量增多、神志清醒、皮肤转暖,提示组织缺氧改善、氧疗有效。

3. 保持呼吸道通畅 ①根据病情采取适当的体位,协助患者翻身。②指导患者有效咳嗽,采取正确的排痰方法如拍背、雾化吸入、运用祛痰剂等,痰多黏稠不易咳出每天给予超声雾化吸入,同时指导患者饮水。避免用强烈镇咳剂,以免抑制呼吸。对于痰量较多又无力咳嗽或昏迷的患者,可采用吸痰法将痰液排出;吸痰动作要轻柔,负压不宜过大,以免过度刺激迷走神经而发生心律失常或心搏骤停等意外。边吸边旋转向上提导管,尽量将痰液吸净。每次吸痰时间不宜超过15秒,以免加重缺氧。③病情允许可采用体位引流。

4. 用药护理 按医嘱正确及时给药,并注意心肺功能改善情况。注意观察药物疗效及不良反应,长期应用抗生素的患者,注意避免菌群失调的发生。指导老年人正确使用雾化吸入器。

5. 心理护理 关心体贴患者,针对患者病情、家庭状况、外界因素、精神状态等问题,进行分析,给予具体指导,与患者及家属共同制订康复计划,为患者排忧解难,使患者保持良好的心境,消除焦虑情绪,积极配合治疗,树立战胜疾病的信心和勇气。

6. 健康教育

(1)向患者讲解疾病相关知识及预防措施,积极防治呼吸道感染:因慢阻肺患者多体弱、抵抗力低,易患上呼吸道感染,引起COPD急性发作,使病情恶化。因此,COPD患者一年四季,特别是冬天和早春,要注意防止受凉,寒冷天气更要防寒保暖。在冬春呼吸道传染病流行时,不要到人多拥挤的公共场所去,减少感染机会。室内要保持一定温湿度,这样有利于保持呼吸道通畅。一旦发生上呼吸道感染,应尽快请医生治疗,控制消除感染。

(2)改善生活方式:指导患者改变不良生活方式,做到生活规律,注意休息、劳逸结合,保证睡眠。避免生活中烟雾、油烟、粉尘刺激。戒烟、戒酒。对有烟酒嗜好者,要和患者一起制定切实可行的戒烟、酒计划。

(3)呼吸功能锻炼:指导患者进行腹式呼吸、缩唇呼吸。①腹式呼吸:可先取仰卧位,熟悉后可取坐位或站立位。患者一手放上腹部,另一手放胸部。用鼻吸气,吸气时胸腹部放松,让腹部自然隆起;用口呼气,呼气时轻轻收腹;呼吸时使腹部活动,而保持胸部不动。要尽量做到深吸慢呼,吸气与呼气时间比为1∶2或1∶3,每分钟约7～8次,每天锻炼2次,每次10～20分钟。②缩唇腹式呼吸:其方法与腹式呼吸大致相同,也是用鼻吸气,用口呼气。但在呼气时,要使口唇缩拢(成鱼口状)使气体通过缩窄的口型缓缓呼出。腹式呼吸可增强膈肌的肌力和活动度,从而增加肺泡通气量,改善通气功能,缓解症状。而缩唇式呼吸主要是通过腹式呼吸并在呼气时使口唇收拢,以减慢呼气,延缓小气道陷闭,以达到提高肺活量和呼吸功能的目的。

(4)饮食指导:①向老年人及家属说明摄取足够营养的重要性。②设计科学合理的食谱。给予高营养、丰富维生素的清淡易消化食物;勿食产气性食物;避免油腻、辛辣刺激生冷的食物;多食水果、蔬菜保持大便通畅;适当饮水。③注意口腔护理,以增强食欲。提倡少食多餐,以减轻心肺负担。

(5)家庭氧疗指导:指导患者及家属使用氧疗装置的方法及注意事项,同时让患者了解坚持氧疗的意义。

知识链接

长期家庭氧疗

大规模研究证实,一天12~24小时,长期使用氧气治疗对COPD病人的存活率有显著改善,氧疗时间越长,此种改善将更显著。此外生活质量、运动耐受力及肺心病症状也都有明显改善。长期家庭氧疗的指征是:①$PaO_2 \leqslant 55mmHg$或$SaO_2 \leqslant 88\%$,伴有或不伴高碳酸血症;②PaO_2 55~60mmHg或$SaO_2<89\%$且伴有肺动脉高压、心力衰竭、水肿或红细胞增多症。长期氧疗一般都是使用低流量经鼻管予以氧气,流量每分钟0.5~2L,使用时病人动脉氧分压能维持在60~65mmHg,或血氧饱和度在90%。一天建议使用至少14小时(包括睡眠时间),可能的话,尽量全天24小时使用。

第三节 老年肺炎患者的护理

肺炎是指多种因素导致的终末气道、肺泡和肺间质的炎症,是老年人常见的呼吸系统疾病,也是住院老年人、高龄老年人、长期卧床老年人最常见的并发症。病因以感染为最常见,如细菌、病毒、真菌、寄生虫等。由于获得感染的场所和环境不同,其感染的病原微生物亦不同。院外感染以肺炎链球菌多见;院内以革兰阴性杆菌多见,常为混合感染,耐药菌株多,病死率高。老年人以吸入性肺炎和坠积性肺炎为常见。

老年人肺炎与年轻人患肺炎不同,具有病因复杂,临床表现不典型、容易误诊或漏诊、并发症多的特点。因此,医护人员要了解其特点,准确评估,积极治疗,以降低死亡率。

(一)病因和发病机制

老年人肺炎的病因复杂。

1. 感染 感染是最常见的原因,老年人肺炎的致病菌大多数来自误吸的口咽部细菌。

2. 呼吸器官老化 进入老年期后,呼吸道黏膜萎缩,纤毛运动功能较年轻人下降,使致病菌易进入下呼吸道并停留引起感染。

3. 免疫功能下降 机体细胞和体液免疫功能的改变,使老年人发生肺炎的危险性增加。慢性疾病并存增多尤其是慢性消耗性疾病如糖尿病、肺癌、肝硬化等,使老年人免疫功能低下,容易继发肺炎。

4. 医源性因素 长期使用抗生素、糖皮质激素、免疫抑制剂等药物;胸腹部手术及留置鼻胃管、气管插管和气管切开等，可损伤呼吸道的防御功能和机体的免疫功能；不恰当的使用镇静剂也可诱发老年人肺炎。

(二) 临床特点

1. 老年人肺炎的临床表现不典型

(1)全身感染症状不明显：早期少有高热、寒战、胸痛等症状，体温可不升高，白细胞也常不增高。

(2)呼吸系统症状轻微，非呼吸道症状显著：咳嗽轻微，咳痰少，甚至无咳嗽咳痰，1/3 患者表现为非呼吸道方面的症状，如：①消化道症状：食欲减退、恶心、呕吐、腹胀、腹泻等；②循环系统症状：心悸、气促、胸闷、胸痛、心律失常等；③精神神经症状：表情淡漠、恍惚、嗜睡、躁动不安等；④活动减少、大小便失禁等。这些表现既可以是患者就诊的原因，也可能导致延误诊断和治疗。

2. 并发症多而且严重 因老年人常患多种慢性疾病，免疫功能下降，一旦罹患肺炎，常并发呼吸衰竭、心功能不全、水电解质紊乱、败血症、休克、DIC 等。后期患者常死于多脏器功能障碍综合征。

3. 病情发展变化快、预后较差、病死率高 表现为原有疾病恶化，如充血性心力衰竭加重或突发难以解释的败血症、感染性休克、呼吸衰竭或发生肺性脑病等。

(三) 实验室及其他检查

1. 白细胞计数及分类 约半数以上患者白细胞总数增高，也有少数病例白细胞总数降低，但中性粒细胞超过 80%，可见中毒颗粒和核左移。

2. 微生物检查 确定病原菌，针对性地选择抗生素。

3. 影像学检查 老年人肺炎绝大多数是支气管肺炎，常侵犯下肺叶。X 线和 CT 检查多数表现为双下肺沿支气管分布的斑片状影。

4. 其他检查 纤维支气管镜可排除中心型肺癌导致的阻塞性肺炎、当出现并发症时，也可做生化检查及动脉血气分析。

(四) 治疗要点

早期根据病情、痰涂片和药敏试验结果选择敏感的抗生素治疗，可促进康复、降低死亡率。如选择对肺炎链球菌和流感杆菌有效的头孢菌素，选择对厌氧菌有效的甲硝唑，嗜肺军团杆菌感染首选红霉素，尽量避免使用广谱抗生素，以免二重感染或产生耐药菌株。全身支持治疗和对症治疗包括退热、止咳、祛痰等措施。

【护理评估】

1. 健康史 询问老年人有无发热、咳嗽、咳痰、胸痛等表现；有无食欲减退、恶心、呕吐、腹痛、腹胀、腹泻等不适；有无活动耐力下降，有无乏力，气促等；有无受凉、劳累等诱因；有无长期慢性病病史；近期是否有住院及住院时间、治疗情况，是否使用抗生素、糖皮质激素、免疫抑制剂等药物，使用时间。

2. 身体状况 了解患者生命体征有无异常，观察患者的精神状态，有无精神萎靡、倦怠等表现。肺部有无干啰音。重点评估患者有无严重并发症如呼吸衰竭、心力衰竭、消化道出血、弥散性血管内凝血(DIC)、休克、电解质紊乱等。

3. 实验室及其他检查 了解血常规、病原菌检查、影像学检查结果，了解生化检查及动脉血气分析情况，确定有无并发症。

4. 心理-社会状况 评估患者对疾病发生、发展、预后及保健知识的了解情况；了解患者有无紧张、焦虑等不良心理反应；评估患者家属对患者的关心支持情况及医疗费用支付能力。

【常见护理诊断及合作性问题】

1. 清理呼吸道无效　与呼吸道分泌物多、黏稠不易咳出且咳痰无力有关。

2. 气体交换受损　与肺部炎症、气道分泌物多导致通气功能下降有关。

3. 体温过高　与感染导致的炎症反应有关。

4. 活动无耐力　与呼吸困难、乏力、倦怠或器官功能障碍有关。

5. 焦虑　与疾病发展，不了解病情，经济压力等有关。

6. 潜在并发症　感染性休克、呼吸衰竭、上消化道出血等。

【护理目标】

1. 痰液变薄，能有效咳嗽清除呼吸道分泌物。

2. 呼吸通畅，能维持正常的呼吸，无气促、发绀等缺氧征象。

3. 患者感染得到有效控制，体温恢复正常。

4. 呼吸困难、乏力、倦怠或器官功能障碍缓解，活动耐力增加。

5. 能描述焦虑相关因素，并能控制不良情绪，积极配合治疗和护理。

6. 不发生并发症或及时发现并控制并发症。

【护理措施】

1. 一般护理

(1)病情观察：①观察患者的意识状态、生命体征，注意呼吸的频率、节律、深度，有无呼吸困难，能否顺利排痰，检测血氧饱和度和动脉血气变化。②注意观察有无早期休克征象如烦躁不安、面色苍白、四肢湿冷、脉搏细速、血压下降、尿量减少等，观察呼吸衰竭、心律失常、肺脓肿等并发症表现。如患者出现意识障碍，呼吸频率>30次/分，$PaO_2<60mmHg$和(或)$PaO_2/FiO_2<300$，血压<90/60mmHg，尿量<20ml/h等表现，提示病情严重，及时报告医生，并配合医生抢救。

(2)环境：提供安静、清洁、舒适的环境，尤其注意室内温湿度适宜，湿度50%～60%，温度18～22℃。

(3)休息与活动：注意休息，降低机体消耗，尤其是发热患者，应卧床休息，减少活动，同时协助患者取舒适体位，一般取半卧位或端坐卧位以减轻呼吸困难。危重患者头偏向一侧，防止吸入性肺炎。

(4)饮食护理：给予清淡易消化，含高热量、高蛋白、丰富维生素的饮食，避免辛辣、刺激性食物，少食多餐，适量饮水，提高机体的抗病能力。戒烟酒。

(5)口腔护理：做好口腔护理，坚持用生理盐水漱口，保持口腔清洁。

2. 用药护理　遵医嘱合理使用抗生素，对长期使用广谱抗生素者，注意观察有无二重感染或菌群失调的表现。慎用对肝肾有损害的药物。在护理过程中注意无菌操作，如氧气的湿化瓶与鼻导管每日消毒更换，防止医源性感染。

3. 对症护理　高热患者做好物理降温，并嘱患者多饮水。加强翻身拍背，鼓励患者咳嗽、咳痰，有呼吸困难者给予吸氧。严密监测各脏器功能，预防并发症发生。一旦出现脏器功能损害，应积极配合抢救，降低病死率。

4. 心理护理　帮助老年人了解疾病相关知识及预防措施，与其共同制定活动及康复计划，增强其战胜疾病的信心。指导老年人缓解焦虑的方法。

5. 健康教育

(1)向患者讲解肺炎的基本知识,在呼吸道传染病流行期间,可接种疫苗,尽量少去公共场所,避免呼吸道感染。避免受凉感冒、劳累、酗酒等诱发因素。

(2)对患有慢性疾病卧床的老年人,指导其经常变换体位,鼓励有效咳嗽咳痰,保持呼吸道通畅,同时密切关注老年人的身体情况,出现不明原因的消化道症状、乏力、呼吸加快、心率加快、意识改变及时就医。

(3)指导老年人生活规律,劳逸结合,适当锻炼身体,协助制定个体化的锻炼计划,提高免疫力。

(4)指导老年人进行呼吸功能锻炼,如有效咳嗽、腹式呼吸、缩唇呼吸、呼吸操等训练,改善肺功能,增强活动耐力。

(5)向患者说明吸烟的危害,帮助吸烟者制定戒烟计划。

(程东阳)

思考题

1. 简述对慢性阻塞性肺疾病患者排痰的方法。

2. 简述老年人肺炎的临床特点。

3. 患者男性,70 岁。慢性咳嗽、咳痰反复发作 15 年,近 5 年来常感胸闷、乏力、喘息,活动后症状加重。2 日前因急性上呼吸道感染,发热,咳黄色黏稠痰,气急,不能平卧;头痛、烦躁,故入院。体格检查:T 37.9℃,P 110 次/分,R 26 次/分,BP 150/90mmHg;皮肤发绀,球结膜充血、水肿;神志恍惚、抽搐;桶状胸,心率、心律正常;血气分析 PaO_2 55mmHg,$PaCO_2$ 68mmHg。

请问:(1)此患者临床诊断是什么病?此时患者可能出现哪些并发症?

(2)简要说明此患者的护理要点。

(3)如需氧疗,怎样控制吸氧流量、浓度、时间?

第十章　老年循环系统常见疾病患者的护理

学习目标

1. 掌握老年人循环系统常见疾病患者护理措施。
2. 熟悉老年人循环系统常见疾病的临床特点。
3. 了解老年人循环系统的生理性变化;老年人循环系统的病因与发病机制。
4. 熟练掌握测量血压的方法及注意事项,能正确测量血压。
5. 熟练掌握对老年人循环系统常见疾病患者的护理评估方法,实施整体护理。

循环系统由心脏、血管和调节循环系统的神经体液组成,其功能是向全身组织器官运输血液,通过血液将氧气、营养物质和激素等供给组织,并将组织产生的代谢废物运走,保证人体新陈代谢的进行。随着机体的老化,心血管系统在形态结构和生理功能等方面均发生衰老性改变,代偿和适应能力降低,易患心血管疾病如高血压、冠心病等。因此,护理人员要了解老年人心血管系统的老化特点,常见疾病的表现,进行准确评估,制定周全的护理计划并提供有效护理。

第一节　老年人循环系统的生理变化

(一) 心脏

1. 结构变化　随着年龄增长,心脏的体积和重量逐渐增加。心肌呈褐色萎缩,心肌间结缔组织增生,心包膜下脂肪沉积增加,使心脏的顺应性下降,心功能受到影响。心脏瓣膜逐渐硬化、纤维化、钙化,影响其功能。心脏传导系统退行性改变,表现为窦房结内胶原纤维和弹性纤维增多,起搏细胞减少,房室束及束支连接部脂肪浸润、水肿和纤维化,传导细胞减少。

2. 功能变化　老年人心肌收缩力下降,心输出量减少,影响各脏器的血流灌注。休息时心率减慢,活动后心率增加较年轻人少且恢复时间长。

(二) 血管

1. 动脉　血管管壁弹性纤维减少,胶原纤维增多,动脉中层钙盐沉积,使管壁增厚、变硬,血管内膜粥样硬化,造成管腔狭窄。外周阻力增加,使血压增高。全身血流缓慢,脏器血流灌注减少,脏器缺血。压力感受器敏感性下降,容易出现体位性低血压。

2. 静脉　静脉壁弹性减弱,血流减慢,使回心血量减少。

3. 毛细血管 毛细血管总数减少，弹性降低，脆性和通透性增加，代谢率下降，致使机体出现供氧不足等微循环改变。

第二节 老年原发性高血压患者的护理

高血压（hypertension）是指以体循环动脉血压升高为主要表现的临床综合征，临床分为原发性高血压（primaty hypertension）和继发性高血压（secondary hypertension）两大类。60 岁以上患者称为老年高血压，多属于原发性高血压。

高血压诊断标准：在未服用降压药的情况下，血压持续或非同日 3 次以上测量，收缩压（SBP）≥140mmHg（18.7kPa）和（或）舒张压（DBP）≥90mmHg（12.0kPa）。

原发性高血压多见于中、老年人，其患病率随年龄增加而升高，尤其是收缩期高血压。长期血压升高常并发心、脑、肾和视网膜等器官病变，是导致老年人脑卒中、冠心病、充血性心力衰竭、肾衰竭的主要危险因素之一。原发性高血压具有“三高三低”的流行特点，即患病率高、致残率高、死亡率高，知晓率低、治疗率低、控制率低，严重影响老年人的健康及生活质量。

（一）病因和发病机制

原发性高血压病因不十分明了。目前认为是在一定的遗传背景下，由于多种后天环境因素（如高盐、高脂饮食、酗酒、吸烟、精神、心理因素等）作用使正常血压调节机制失代偿所致。老年高血压病一部分是由中青年高血压延续而来，因而具有一般高血压相同的病因与发病机制。

老年人高血压发病有以下几方面的解释：①血流动力学改变：高血压者总外周血管阻力相对或绝对增高；②大动脉硬化，弹性显著减退，当心室射血时，主动脉不能有效扩张，射血压力的缓冲能力减退，导致收缩压升高；③社会、心理因素影响：社会、家庭地位改变，容易发生抑郁、焦虑等不良心理；④肥胖、内分泌等因素的影响也都参与了老年高血压的发病。

（二）临床特点

大多患者起病隐匿，进展缓慢。早期高血压老人平时多无症状，半数是在体格检查时被发现。部分患者有头晕、头痛、耳鸣、失眠、乏力等症状，常不引起注意。晚期常有心、脑、肾等重要器官功能受损的表现。严重高血压还可并发主动脉夹层而致命。此外，老年人高血压病还具有以下特点：

1. 单纯收缩期高血压多见 老年人高血压半数以上是单纯收缩期高血压，而靶器官的受损程度及心脑血管并发症的发生均与此有关。

2. 血压波动大 老年人血压波动大，其原因与老年人压力感受器调节血压的敏感性减退有关。收缩压、舒张压和脉压的波动均增大，尤其是收缩压波动更明显，一天内波动可达 40mmHg 左右。血压波动大易使老年人发生体位性低血压，且恢复时间长。了解血压波动情况（可采用 24 小时动态血压监测），按照血压波动特点指导患者服药，有利于防止血压过高对心、脑、肾造成损伤。

3. 并发症多且严重 长期高血压可导致靶器官的损害，引起各种并发症，如冠心病、心力衰竭、脑卒中、肾小动脉硬化、肾衰竭等，尤以脑血管并发症多见，死亡原因以脑出血占首位，单纯收缩期高血压患者更常见。病程越长，血压控制不稳，靶器官受损机会越多。

4. 与其他慢性疾病并存　老年人高血压多合并一些慢性疾病，如糖尿病、高脂血症、慢性肾病、脑血管病等。这些疾病相互影响，使老年人高血压病的治疗变得复杂，致残致死率高。

（三）实验室及其他检查

1. 血常规、尿常规、血糖、血脂、肾功能、心电图、胸部X线及头颅CT等检查，有助于发现相关危险因素和靶器官的损伤情况。

2. 动态血压监测　连续24小时监测患者血压，监测血压升高程度及波动情况，指导降压治疗及评价降压药物疗效。

3. 眼底检查　通过眼底检查有利于了解高血压的严重程度。

（四）治疗要点

原发性高血压治疗包括非药物治疗和药物治疗。非药物治疗主要是改善生活方式，如低盐低脂饮食、戒烟限酒、适当运动、减轻体重、保持乐观情绪等（见护理措施）。在此基础上，根据情况合理使用降压药物，使血压降至理想目标，以最大限度保护脏器的功能，防止脑卒中、冠心病、心力衰竭和肾衰的发生和发展。

临床常用的一线降压药物有6大类，包括利尿剂、β受体阻滞剂、钙通道阻滞剂、血管紧张素转换酶抑制剂、血管紧张素Ⅱ受体拮抗剂及α受体阻滞剂。药物应用原则：①小剂量原则：小剂量开始，缓慢增量，以减少副作用；②个体化原则：老年人个体差异较大，肝肾功能减退程度不同，应用降压药要因人而异；③联合用药原则：合理的联合用药，既可以有效降低血压，同时可使不良反应减少至最低程度；④择时原则：老年人血压波动大，根据24小时动态监测结果，选择服药最佳时间，尽量避免夜间用药，以免夜间血压过低和心动过缓，导致脑血栓形成；⑤选药原则：尽量选用一天一次的长效降压药，提高依从性，减少血压波动，保护靶器官，减少心血管事件的危险性；⑥注意药物的不良反应。

【护理评估】

1. 健康史　了解家族史，既往健康状况，有无心脑血管疾病病史及以往治疗、用药情况。了解患者的饮食、活动及有无吸烟、嗜酒情况。

2. 身体状况　测量血压，评估血压升高水平。是否超重或肥胖。评估患者有无体位性低血压情况。根据血压升高水平（表10-1）、有无心血管疾病的危险因素、有无靶器官损害及损害程度，评估患者的危险度级别（表10-2）。

表10-1　血压水平的定义和分类

类别	收缩压（mmHg）	舒张压（mmHg）
理想血压	＜120	＜80
正常血压	＜130	＜85
正常高值	130～139	85～89
1级高血压（轻度）	140～159	90～99
（亚组：临床高血压）	140～149	90～94
2级高血压（中度）	160～179	100～109
3级高血压（重度）	≥180	≥110
单纯收缩期高血压	≥140	≤90
（亚组：临界收缩期高血压）	140～149	≤90

注：当收缩压和舒张压分属不同分级时，以较高的级别为标准

表 10-2 高血压病危险度分级标准

危险因素和病史	血压		
	1级	2级	3级
Ⅰ.无其他危险因素	低危	中危	高危
Ⅱ.1～2个危险因素	中危	中危	极高危
Ⅲ.≥3个危险因素，或靶器官损害，或糖尿病	高危	高危	极高危
Ⅳ.并存临床情况	极高危	极高危	极高危

3. 实验室及其他检查 依据24小时血压监测，判断血压程度及血压波动情况，根据实验室检查、心电图、X线检查、CT检查及眼底检查情况了解靶器官受损情况。

4. 心理-社会状况 评估患者及家属对疾病的认识，了解患者有无紧张、焦虑；有无因血压过高影响户外及社交活动。评估家庭经济承受能力。

【常见护理诊断及医护合作性问题】

1. 组织灌注改变 与血压过高或血压降低有关。

2. 有受伤的危险 与血压过高或脑组织灌注不足有关。

3. 头晕、头痛 与血压过高有关。

4. 焦虑 与治疗效果不理想，出现并发症有关。

5. 知识缺乏 缺乏高血压的有关知识。

6. 潜在并发症 高血压危重症、心力衰竭、脑卒中、肾衰竭、冠心病等。

【护理目标】

1. 血压恢复正常，组织灌注良好。

2. 学会专门的方法保护自己，主动避免伤害，无意外发生。

3. 血压控制在合适的范围，头痛减轻或消失。

4. 正确对待疾病，焦虑消除或减轻。

5. 能描述高血压预防、保健方面的知识，坚持合理用药。

6. 无并发症发生，如发生能及时发现并配合医生处理。

【护理措施】

1. 一般护理

(1)病情观察：老年人血压波动较大，应严密监测血压变化，同时注意有无靶器官损伤的征象。一旦发现血压急剧升高、剧烈头痛、呕吐、烦躁不安、视力模糊、意识障碍及肢体运动障碍，立即报告医生并配合处理。

(2)休息与活动：①为老年人提供安全、安静、舒适、温暖的环境。②限制探视，护理操作动作要轻柔并集中进行，少打扰患者。③提醒老人注意休息，血压升高明显时要增加卧床休息时间，保证睡眠充足。适当活动，尽量选择有氧运动，以降压减肥，改善脏器功能。④避免受伤，避免迅速改变体位、保证活动场所安全如光线、地面、障碍物等。⑤冬季外出注意保暖，以防寒冷诱发血压升高。

(3)预防直立性低血压：指导有直立性低血压史或使用降压药的老年人平时抬高床头25～30cm。老年高血压患者变换体位姿势(由卧到坐、由坐或蹲到立)时应缓慢，无异常感觉后再继续活动，如出现头晕、黑矇、心慌等表现，应立即平卧，以免眩晕跌倒意外。

2. 熟悉防治高血压的非药物治疗措施(表10-3)，指导患者积极配合参与。

表 10-3 高血压防治的非药物治疗措施

措施	目标	收缩压下降范围
膳食限盐	每人每日食盐量限制在 8g,以后再降至 6g 或更低	2～8mmHg
减少膳食脂肪	总脂肪＜总热量的 30%,饱和脂肪＜10%,增加新鲜蔬菜 400～500g/d,肉类 50～100g/d,鱼虾类 50g/d,蛋类 3～4 个/周,奶类 250g/d,食油 20～25g/d,少吃糖类和甜食	2～8mmHg
减肥	平衡膳食,减少热量,增加运动,BMI 保持 20～24	5～20mmHg/减重 10kg
体力活动	每周 3～5 次,每次持续 20～60 分钟。如运动后感觉舒适,保持理想体重,表明活动方式及活动量合适	4～9mmHg
戒烟、限酒	戒烟、限酒(尽量不饮酒),如饮酒,首选葡萄酒,酒精量＜25g/d,即葡萄酒＜(100～150)ml/d 或白酒＜(25～50)ml/d,女性减半。不提倡饮高度烈性酒	2～4mmHg
心态平和,提高应激能力	通过宣传和咨询,提高老年人自我防病能力。提倡选择适合个体的运动、绘画等文娱活动,增加老年人的社交机会,提高生活质量	4～9mmHg

3. 用药护理 遵医嘱应用降压药,注意观察药物疗效及不良反应。

(1)利尿剂:用于轻、中度高血压,尤其老年人单纯收缩期高血压或并发心力衰竭时,使用时注意监测电解质,糖尿病及高脂血症慎用,痛风患者禁用。

(2)β 受体阻滞剂:用于轻、中度高血压,尤其是合并心绞痛并心率较快的患者。有哮喘、慢性阻塞性肺病或传导阻滞病史者慎用。

(3)钙通道阻滞剂:用于各种程度高血压,尤其是老年人单纯收缩期高血压或合并稳定性心绞痛,但应注意有无心率过快、下肢水肿和体位性低血压的发生。

(4)血管紧张素转换酶抑制剂:主要用于高血压合并糖尿病或心功能不全、肾损害有蛋白尿的患者,副作用有干咳、高血钾、白细胞减少,应定期复查肝肾功能、白细胞以及血清电解质。

(5)血管紧张素Ⅱ受体拮抗剂:主要用于血管紧张素转换酶抑制剂治疗后干咳不能耐受的患者。

(6)α 受体阻滞剂:主要副作用是直立性低血压,不宜于老年高血压常规治疗。

4. 心理护理 指导高血压老年人注意避免情绪激动。鼓励患者使用正确的调适方法,获得愉悦的感受。对易激动的患者应做好家属工作,给患者以理解、宽容与支持,保证患者有安静舒适的休养环境。

5. 健康教育

(1)指导老年人建立健康的生活方式如生活规律,睡眠充足,合理膳食,适当运动,戒烟限酒;积极预防各种危险因素如糖尿病、血脂异常等,超重及肥胖者减轻体重;保持心理平衡。

(2)向患者和家属讲解高血压知识,提高对高血压相关知识的知晓率。指导老年人定时体检,经常测量血压。教会患者及家属正确测量血压的方法。指导患者预防直立性低血压。

(3)教育患者按医嘱坚持用药,不得随意减量和停药,以维持血压平稳,预防及减少靶器官损害。

(4)定期门诊复查,血压升高或病情变化及时就医。

第三节 老年冠状动脉粥样硬化性心脏病患者的护理

冠状动脉粥样硬化性心脏病(coronary atherosclerotic heart disease)简称冠心病,是指冠状动脉粥样硬化使血管腔狭窄或阻塞,或(和)冠状动脉功能性改变(痉挛)导致心肌缺血缺氧或坏死而引起的临床综合征。由于冠状动脉病变的部位、范围、狭窄程度及供血不足的发展速度不同,冠心病的表现亦不相同。1979 年 WHO 将冠心病分为 5 型:①无症状性心肌缺血;②心绞痛型冠心病;③心肌梗死型冠心病;④缺血性心肌病;⑤猝死型冠心病。新近临床学家结合病理变化特点提出了急性冠脉综合征的概念,包括:①不稳定型心绞痛;②非 ST 段抬高心肌梗死;③ST 段抬高心肌梗死。

(一)病因和发病机制

冠状动脉粥样硬化的病因不明,目前认为是多种危险因素综合作用的结果。

1. 年龄 冠心病患病率随年龄增长而增加,多见于 40 岁以后,60 岁达发病高峰,年龄增长是冠心病独立的发病危险因素。

2. 性别 50 岁以前,男性患病率高于女性,女性在绝经后患病率上升。老年妇女冠心病增多与寿命延长及雌激素分泌变化有关。

3. 慢性疾病 高血压是冠心病的重要危险因素,高脂血症、糖尿病、肥胖症及纤维蛋白原增高等,都是冠心病的危险因素。

4. 不良生活方式 吸烟、高热量饮食、缺少体力活动等。

5. 心理-社会因素 退休、子女分居、丧偶等使得老年人社会交往减少,易产生孤独感、失落感、抑郁等,成为老年人特有的危险因素。

由于以上因素的影响,促使冠状动脉粥样硬化,官腔狭窄加重,甚至引起粥样斑块出血、破裂及溃疡形成,引发冠状动脉血栓形成及冠状动脉痉挛,表现出一系列临床症状。

(二)临床特点

冠心病是老年人的常见病,发病率随增龄而增高。老年冠心病有以下临床特点:①病史长、病变常累及多支血管,有心肌缺血或陈旧性心肌梗死的表现,并可伴有不同程度的心功能不全;②发生急性冠脉综合征的危险性相对较大,特点是发病急、事先无预兆,病情不稳定,死亡危险大;③常伴有高血压、糖尿病等慢性疾病;④存在多器官功能退行性病变如心脏瓣膜退行性变,心、肾、肝功能减退等;⑤在原有严重冠脉病变的基础上,体内任何微小变化均可导致心肌供氧失衡,也可促使急性冠脉综合征的发生。

心绞痛是冠心病最常见的类型,心肌梗死是冠心病的严重类型,死亡率高。本节主要介绍心绞痛及心肌梗死患者的护理。

1. 老年心绞痛 心绞痛是冠状动脉供血不足,心肌急剧、暂时的缺血与缺氧所引起的临床综合征。老年心绞痛表现多不典型,以不稳定型心绞痛居多。

(1)疼痛部位不典型:疼痛部位不固定、范围广,可有胸骨下段、上腹部或心前区疼痛,有的仅有放射部位的疼痛,如咽喉、颈、下颌等部位疼痛。

(2)疼痛程度较轻:老年人由于对痛觉敏感性降低,心绞痛发作时的疼痛程度比中青年患者轻,但持续时间往往较长,有时可达到 1 小时以上,多数患者经休息或舌下含服硝酸甘油可缓解。因此，对持续时间较长的轻度疼痛，不要轻易否定心绞痛。

(3)非疼痛表现较多：老年患者对心肌缺血的感觉可以是胸痛，也可以是疼痛以外的症状，如气促、疲倦、喉部发紧、胸闷、呼吸困难、胃灼热、左上肢酸胀等症状。

(4)常与其他疾病并存：心绞痛可由其他疾病激发，或易被其他疾病所掩盖或混淆，导致误诊、漏诊而延误治疗。

2. 老年心肌梗死　心肌梗死是指在冠状动脉病变的基础上，发生冠状动脉血供急剧减少或中断，使相应的心肌严重而持久地缺血导致心肌细胞坏死。老年期心肌梗死发病前多有基础疾病，如高血压、糖尿病、脑卒中等，这些基础疾病使心肌梗死表现不典型或复杂化、并发症多、病死率高，给诊断和治疗带来困难。

(1)临床表现不典型：老年心肌梗死可在临床症状、心电图或心肌酶学等方面表现不典型。①疼痛症状不典型：表现为疼痛的部位、性质、持续时间均不典型，部分患者可无心前区疼痛或疼痛轻微，而表现为牙、肩、腹等部位疼痛或出现其他症状如气促、呼吸困难、意识障碍等，也有以并发症为首发表现而就诊者；②心电图不典型；③心肌酶学不典型。

(2)并发症多且严重、病死率高：常见并发症有心力衰竭、心源性休克、心律失常、室壁瘤甚至心脏破裂等。①心力衰竭和心源性休克是心肌梗死最重要的并发症；②心律失常是本病重要的死亡原因；③心脏破裂：通常发生在心肌梗死初期，突然用力和血压升高是其重要诱因，心肌梗死后使用洋地黄药物治疗也可促使其发生。

(3)再梗及梗死后心绞痛发生率高，且易发生心肌梗死扩展。

(三) 实验室及其他检查

1. 心电图　心绞痛发作时的心电图(ST 段及 T 波改变)对诊断很有帮助，但难以及时查到。运动试验、药物负荷试验、动态心电图对老年人冠心病诊断有较大意义。老年心肌梗死心电图可无病理性 Q 波，而只有 ST-T 改变，若临床症状不典型极易漏诊误诊。

2. 影像学检查　①超声心动图可测定心室各壁的运动情况，评估心肌梗死的特异表现，诊断室壁瘤和乳头肌功能不全有特殊参考价值，为临床治疗及判断预后提供重要依据；②X 线或多排 CT 冠状动脉造影可显示冠状动脉狭窄的部位、程度及范围，是迄今为止诊断冠心病最可靠的方法；③放射性核素检查可显示心肌梗死的部位、范围。

3. 血液生化检查　老年心肌梗死发生时肌酸磷酸激酶(CK)峰值低、出现迟、持续时间长，提示老年心肌梗死后心肌供血较差，坏死心肌恢复慢；乳酸脱氢酶(LDH)峰值出现迟；谷草转氨酶(GOT)峰值出现迟、持续时间长。

(四) 治疗要点

1. 心绞痛　发作时立即停止活动，首选作用快、疗效高的硝酸酯类药物，以扩张冠状动脉，减轻心脏前后负荷，减少心肌的耗氧量，使心绞痛缓解。缓解期遵医嘱应用硝酸酯制剂、β受体阻滞剂、钙通道阻滞剂等药物，同时注意避免和治疗冠心病的诱发因素及危险因素。

2. 心肌梗死　治疗原则是及早发现，及早住院，并加强住院前的就地处理。保护和维持心脏功能，挽救濒死心肌，防止梗死面积扩大，及时处理各种并发症。

【护理评估】

1. 健康史　询问患者有无胸痛，疼痛的部位、程度、持续时间、诱发因素、缓解方式。有无疼痛以外的表现，如胸闷、气促、心悸、头晕、恶心、呕吐等；了解老年人有无高血压、糖尿病、高脂血症等病史，了解老年人有无吸烟、酗酒、高脂饮食等不良生活方式；评估患者发病前有无劳累、情绪激动等诱发因素。

2. 身体状况 评估患者体温、脉搏、呼吸、血压、意识状态等生命体征有无改变,有无心律失常、心力衰竭、休克等表现。

3. 实验室及其他检查 评估心电图改变,了解心肌缺血、损伤及坏死情况。血液生化检查有无异常。冠状动脉造影了解冠状动脉狭窄的部位、程度及范围。

4. 心理-社会状况 本病常反复发作,严重影响日常生活及工作,患者常存在焦虑、恐惧等心理。部分患者因乏力、担心疾病复发,从而减少了以往的社会活动,甚至改变了家庭和社会角色。因此需评估患者存在的心理问题和家庭及社会状况。

【常见护理诊断及合作性问题】

1. 急性疼痛 与心肌缺血、缺氧或坏死有关。

2. 活动无耐力 与心肌梗死心排血量减少引起全身氧供需失调有关。

3. 焦虑、恐惧 与胸痛产生的濒死感、担心预后有关。

4. 知识缺乏 缺乏控制诱发因素及预防性用药的相关知识。

5. 潜在并发症 急性心肌梗死、心律失常、心源性休克、心力衰竭。

【护理目标】

1. 胸痛缓解或消失。
2. 生活自理能力改善,生活质量提高。
3. 患者情绪稳定。
4. 了解疾病的有关知识,主动避免诱发因素,积极配合治疗。
5. 不发生并发症或发生后得到及时控制。

【护理措施】

1. 老年心绞痛患者的护理

(1)发作期护理:①心绞痛发作时,立即停止活动,卧床休息,协助患者取舒适体位。②立即舌下含服硝酸甘油或硝酸异山梨酯,硝酸甘油 0.3~0.6mg,舌下含化,5 分钟后无效可加用 0.3mg,15 分钟内不超过 1.2mg,有条件最好使用硝酸甘油喷雾剂,注意首次使用硝酸甘油时宜平卧,因老年人易出现减压反射导致血容量降低。硝酸异山梨酯 5~10mg,舌下含服。③稳定患者情绪,指导患者放松,缓解焦虑和恐惧;观察用药反应,必要时吸氧。④监测病情变化,严密观察胸痛的特点及伴随症状,随时监测生命体征、心电图变化,注意有无心肌梗死的可能。

(2)缓解期护理:根据患者情况积极治疗原有慢性疾病,遵医嘱用药,可单独、交替或联合应用调节血脂药、阿司匹林、硝酸酯类、β受体阻滞剂、钙拮抗剂等。指导患者生活规律、劳逸结合、合理膳食、适量运动并保持情绪稳定。

(3)健康教育:让患者了解心绞痛的发作规律及诱发因素,加强宣传教育;有心绞痛发作史的患者建议其随身携带急救药品。

2. 老年心肌梗死患者的护理

(1)监护:安置患者于冠心病监护室(CCU),连续进行心电图、血压和呼吸的监测 5~7 天,必要时需监测肺毛细血管压和静脉压。遵医嘱吸氧,增加氧饱和度并加速氧向缺血心肌弥散。密切观察心率、心律、血压、心功能、尿量、意识等的变化,为适时制定治疗和护理措施提供客观资料。老年人夜间病情变化多且快,应加强巡视。

(2)休息:保持环境安静,减少探视,防止不良刺激,解除焦虑。卧床休息 1 周,第 1~3 天绝对卧床休息,一切日常生活均由他人协助进行,减轻患者心脏负荷,降低心肌耗氧量,限制或缩小心肌梗死范围。病情稳定后逐渐增加活动量，以促进心脏侧支循环的建立和心功能的恢复。无并发症者发病后2～3天协助患者翻身，活动肢体，以防止发生肺炎、便秘与深静脉血栓。第2周帮助患者逐步离床站立和在室内缓步走动。第2～3周帮助患者逐步从室内到室外走动。除病重者外，卧床时间不宜过长，症状控制、病情稳定者应鼓励早期活动，有利于减少并发症，及早康复。

(3)疼痛的护理：①胸痛发作时立即停止活动、卧床或坐下休息，保持安静；②解开衣领和束缚的衣服，缓慢深呼吸，使全身肌放松；③按医嘱舌下含服硝酸甘油，并观察疗效和可能出现的副作用如心率增快和血压降低；④当胸痛发作频繁而严重难以控制时，遵医嘱肌注哌替啶100mg或皮下注射吗啡5～10mg，必要时重复给药2～3次，直到疼痛消失为止。对有脑动脉硬化和呼吸疾患者不宜选用吗啡，因其可抑制呼吸、加重低氧血症；⑤烦躁不安、焦虑者可用地西泮，以达到镇静目的。

(4)饮食护理：进食不宜过饱，可少量多餐。心肌梗死发作时应禁食，第1天进流质饮食，之后改为半流食、软食，食物以含必需的热量和营养、易消化、低钠、低脂肪而又少产气者为宜。

(5)排便的护理：保持大便通畅，避免用力排便，如便秘可给缓泻剂，并协助患者使用床边便椅排便。

(6)溶栓治疗的护理：①询问患者有无溶栓禁忌证，协助医生做好溶栓前的检查如血常规、血小板、出凝血时间和血型等。②准确、迅速地配制并输注溶栓药物。③观察患者用药后是否发生不良反应和副作用，如过敏反应、低血压、皮肤黏膜及内脏出血等。颅内出血是老年人溶栓治疗时最危险的并发症，其发生率为治疗患者的0.3%～0.5%，且随年龄增长进行性增加，所以对接受急性溶栓治疗的老年人，应密切观察有无头痛、意识改变及肢体活动障碍，注意血压及心率的变化，及时发现脑出血的征象，一旦出血应立即中止治疗，紧急处理。④使用溶栓药物应心电监护、抽血查心肌酶，询问患者胸痛缓解情况，以观察溶栓效果。

(7)并发症的护理：①心律失常的护理：心律失常必须及时消除，以免演变为严重的心律失常甚至猝死。建立静脉通道，吸氧。遵医嘱使用抗心律失常药物，室性心律失常首选利多卡因50～100mg静脉注射，同时备好除颤器、人工心脏起搏器、呼吸机等抢救器械。②休克的护理：根据休克不同类型采取相应的处理方案。补充血容量、升压药、血管扩张药及纠正酸中毒等。③心力衰竭的护理：参见本节慢性心力衰竭的护理。

(8)心理护理：不良情绪会增加心脏负荷和心肌耗氧量，注意安慰患者，适时给予心理支持，消除患者焦虑、恐惧心理。向患者及家属介绍本病的相关知识，耐心解答患者提出的问题，帮助其树立战胜疾病的信心，主动配合治疗和护理工作。

(9)健康教育：①指导冠心病患者建立良好的生活方式，如戒烟限酒，低糖、低脂、高蛋白饮食，适当增加体力活动，切忌疲劳，避免剧烈运动；②积极治疗高血压、糖尿病、高脂血症，减轻体重；③嘱患者随身携带“保健盒”，坚持按医嘱服药，注意药物不良反应；④教会患者及家属识别病情变化和紧急自救措施。

第四节　老年慢性心力衰竭患者的护理

心力衰竭(heart failure)简称心衰，是各种心脏疾病导致心肌舒缩功能障碍，使心排血量减少，不能满足机体代谢的需要，器官、组织血液灌注不足，出现肺循环和(或)体循环淤血的一组复杂临床症状群，是各种心血管疾病的终末阶段的表现。

随着高血压、冠心病等心血管疾病发病率的增高，老年人心力衰竭的患病率及死亡率逐渐升高，我国尚无确切统计，据美国心脏病学会（AHA）1996 年的统计报告，全美有 490 万心力衰竭患者，50～60 岁成年人发病率为 1%，而 80 岁以上老年人发生率达 10%，是严重威胁老年生活质量和生命的临床危重症。

（一）病因和发病机制

1. 病因 基本病因是原发性心肌损害和心脏负荷过重引起心肌由代偿发展为失代偿的过程。几乎所有类型的心脏、大血管疾病均可引起心力衰竭。老年人慢性心力衰竭的常见病因为冠状动脉粥样硬化性心脏病、高血压性心脏病、肺源性心脏病等，尤其是多种心脏病并存；此外退行性心瓣膜病、心肌淀粉样变性、传导束退化症等老年特有心脏病引起的老年心力衰竭也逐渐增多。

2. 诱因 ①各种感染：呼吸道感染最多见；②心律失常：各种快速心律失常如心房纤颤、阵发性室上性心动过速等；③原有心脏病变加重或并发其他疾病；④过度体力劳累和情绪激动；⑤治疗不当：不恰当地使用洋地黄及损伤心肌药物等；⑥血容量增加：输液过多过快等。

老年人由于心脏储备功能差，各种基础心脏疾病相对较重，因此诱因对老年心衰的影响比中青年患者更大，稍遇诱因便可出现心排血量降低，随之发生心力衰竭。

慢性心力衰竭有一个缓慢发展过程，一般均有代偿性心脏扩大或肥厚及其他代偿机制参与，这些机制可使心功能在一定时间内维持在相对正常的水平，当超过一定限度即出现失代偿，导致肺循环和（或）体循环淤血，即发生心力衰竭。

（二）临床特点

心力衰竭的临床表现取决于各种因素，如患者的年龄、心功能受损程度、病变发展速度及心室的受累状况等。临床上以左心衰竭和其后继发的右心衰及全心衰竭常见。左心衰竭引起肺淤血及心排血量降低，主要表现有呼吸困难、心悸、乏力、头晕，体检可有心率增快、舒张期奔马律、两肺湿啰音、交替脉等体征；右心衰引起体静脉淤血，主要表现为胃肠道淤血症状、颈静脉怒张、肝淤血肿大、水肿等。全心衰竭具有两者症状，但左心衰竭继发右心衰后肺淤血症状反而有所减轻。

老年期心力衰竭病因复杂、诱因多、临床症状不典型、易发生洋地黄中毒、肺淤血严重、诊断治疗困难、死亡率高，应引起足够的重视。

老年人心力衰竭的临床特点：

1. 临床症状不典型 老年人慢性心力衰竭往往无明显心悸、气促，仅表现为疲乏、无力或食欲减退。部分老年人虽已处于中度心力衰竭，但却缺乏心力衰竭的典型表现，仅表现重度疲倦、大汗、干咳，无明显呼吸困难。一旦遇到某种诱因，立即出现重度急性左心衰竭，危及患者生命。体质差、恶病质的老年患者，感染征象往往不显著，应予重视。

2. 精神、神志改变明显 表现为烦躁不安、表情淡漠、嗜睡、注意力不集中等，可能与慢性心力衰竭时心排血量降低致脑供血不足有关。

3. 慢性咳嗽，易与呼吸道感染相混淆 老年人慢性心力衰竭时出现咳嗽、心悸、气促等症状，易被认为是呼吸道感染，忽略对其心脏方面问题的注意。

4. 并发症多且严重，常以并发症为主要表现 由于衰老，老年人慢性心力衰竭时常并发多种疾病如心律失常、代谢性酸中毒、电解质及酸碱平衡紊乱、休克、败血症、DIC、多脏器衰竭等，易掩盖慢性心力衰竭的症状、体征，以致误诊或漏诊。

5. 心率增快不明显 部分患者心率增快不明显，与老年人心脏传导系统退行性改变、心脏反射调节功能减弱有关。

(三)实验室及其他检查

1. X线检查 可了解心脏的大小及外形的变化,判断有无肺淤血及程度从而反映心脏功能状态。

2. 超声心动图 可估计心脏收缩及舒张功能,是临床上最实用的判断心脏舒张功能的方法。比X线更准确地提供各心腔大小变化及心瓣膜结构及功能情况。

3. 放射性核素检查 有助于判断心室腔大小,通过记录放射活性-时间曲线计算左心室最大充盈速率以反映心脏舒张功能。

4. 心-肺吸氧运动试验 在运动状态下测定患者对运动的耐受量,说明心脏的功能状态。

5. 有创性血流动力学检查 多采用漂浮导管在床边进行,经静脉插管直至肺小动脉,测定各部位的压力及血液含氧量,了解左心功能。

6. 其他 血、尿常规,肝肾功能,血气分析,电解质检测等。

(四)治疗要点

采取综合治疗措施。①病因治疗:积极治疗各种基础心脏病;②减轻心脏负荷:合理使用利尿药及血管扩张药以减轻心脏负荷;③增强心肌收缩力:应用洋地黄及其他正性肌力药物增加心排血量,以调节心力衰竭的代偿机制缓解症状,提高运动耐力,改善生活质量,防止心肌损害进一步加重,降低死亡率;④避免各种诱发因素:控制呼吸道感染,控制输液量及输液速度等。

【护理评估】

1. 健康史 询问患者有无呼吸困难特别是夜间阵发性呼吸困难、疲乏无力、食欲减退、恶心等;有无慢性咳嗽;有无烦躁不安、淡漠、注意力不集中及嗜睡情况;了解患者有无高血压、冠心病、肺心病病史,以及病程、治疗用药情况;此次发病有无呼吸道感染、快速性心律失常、过度劳累及情绪波动等诱因;发病后大小便及睡眠情况。评估患者心功能、日常生活能力。

2. 身体状况 护理体检注意体位、脉搏、呼吸、血压、心率、心律,有无肺部啰音及心脏杂音,有无颈静脉怒张、肝大、水肿情况。评估患者有无并发症如电解质及酸碱平衡紊乱、休克、败血症、DIC、多脏器衰竭等及程度。

评估患者目前心功能状况。心功能分级可大体上反映病情严重程度,对治疗措施的选择,劳动能力的评定,预后的判断等有实用价值。目前常用美国纽约心脏病协会(NYHA)1928年提出的分级方案(表10-4)。

表10-4 心功能分级(NYHA,1928年)

心功能分级	特点
Ⅰ级	患者患有心脏病但活动量不受限制,平时一般活动不引起疲乏、心悸、呼吸困难或心绞痛
Ⅱ级	体力活动受到轻度限制,休息时无自觉症状,但平时一般活动下可出现疲乏、心悸、呼吸困难或心绞痛
Ⅲ级	体力活动明显受限,小于平时一般活动即引起上述的症状
Ⅳ级	不能从事任何体力活动。休息状态下也出现心衰的症状,体力活动后加重

3. 实验室及其他检查 通过超声心动图、心-肺吸氧运动试验等检查了解判断心脏功能。

4. 心理-社会状况 因老年期心力衰竭病因复杂、诱因多、患者反复住院且诊断治疗困难、并发症多且严重、死亡率高，因此患者常表现焦虑、绝望、恐惧等心理，评估患者有无以上心理反应，同时应评估家人对老年人的关心、支持度及老年人的家庭经济状况等。

【常见护理诊断及合作性问题】

1. 心输出量减少 与心脏前、后负荷增加，心肌收缩无力有关。

2. 活动无耐力 与心输出量减少有关。

3. 气体交换受损 与左心衰竭致肺淤血有关。

4. 体液过多 与右心衰致体循环淤血、水钠潴留有关。

5. 营养失调：低于机体需要量 与胃肠道淤血、药物不良反应影响食欲有关。

6. 焦虑、恐惧 与疾病反复发作及担心预后有关。

7. 潜在并发症：水电解平衡失调、洋地黄中毒、多脏器衰竭等。

【护理目标】

1. 呼吸困难、疲乏、无力等症状减轻或消失。

2. 活动无耐力增加，日常生活能力改善，能基本自理。

3. 食欲增加，恶心、呕吐、水肿减轻或消失。

4. 情绪稳定，配合治疗。

5. 不发生并发症。

【护理措施】

1. 一般护理

(1)病情观察：①观察患者意识、生命体征、咳嗽、咳痰及呼吸困难的改善情况；②识别老年人慢性心力衰竭不典型表现，尤其要重点观察体位变化与咳嗽、呼吸困难的关系，注意症状是否与慢性心力衰竭常见诱因有关；③随时监测血气分析、血氧饱和度及电解质、肾功变化，注意出入液量，早期需要体液负平衡，直至肺水肿完全纠正；④注意保持血压水平，特别是老年、长期高血压控制不良者不宜过低。

(2)休息：病情较重时应注意卧床休息，根据病情给予半坐卧位或端坐卧位，减轻心脏的负荷，有利于心功能的恢复。但要注意帮助患者进行四肢被动活动，防止压疮及静脉血栓形成等并发症的发生。恢复期的患者应根据心功能状态逐渐开始恰当的康复锻炼。

(3)饮食及排便护理：给予低热量、低钠、高蛋白、高维生素及清淡易消化的饮食，饮食不宜过多、过饱，限制水、盐摄入，以减轻水肿等症状。适当增加粗纤维食物，保持大便通畅，避免用力排便，必要时遵医嘱适量应用缓泻剂。

(4)吸氧：遵医嘱吸氧，一般采用持续性吸氧，氧流量2～4L/min；吸氧过程中，观察患者口唇、末梢发绀的改变，及时调整氧流量。

2. 用药护理 ①对心力衰竭应控制输液量、输液速度，以免加重心脏负荷；②利尿剂可减轻心脏负荷，使用过程中应密切观察用药后反应及尿量变化，长期应用需监测可能出现的高血钾或低血钾等副作用；③血管紧张素转化酶抑制剂已作为心衰治疗的基石和首选药物，需注意高血钾、低血压以及干咳等不良反应；④严格遵医嘱按时按量使用洋地黄药物，密切观察有无洋地黄中毒表现，如有中毒及时处理。洋地黄中毒最重要的表现是各类心律失常，以室性期前收缩二联律常见，快速性心律失常伴有传导阻滞是洋地黄中毒的特征性表现。此外胃肠道反应如恶心、呕吐，以及中枢神经的症状如视力模糊、黄视、倦怠等也常见。一旦出现以上症状应报告医生，及时停药。伴低钾者需静脉补钾，快速性心律失常者可用利多卡因或苯妥英钠，缓慢性心律失常者可用阿托品。⑤合并感染者，遵医嘱使用有效抗菌药物控制感染，以免加重心衰。

3. 心理护理　由于长期疾病影响老年患者常常有抑郁和焦虑发生，护理人员应鼓励患者说出内心感受，指导教育老年人正确认识自身疾病治疗的艰巨性，同时鼓励他们树立信心，与医护人员一道共同抗击疾病，必要时使用一些抗抑郁的药物。

4. 健康教育

(1)教育患者积极防治基本病因，如改善冠心病患者心肌血供，将高血压患者血压控制在安全范围等。

(2)指导患者预防呼吸道感染，避免过度劳累。

(3)规律生活、劳逸结合，根据心功能情况适当参加社会活动及体育锻炼，保持情绪稳定。

(4)指导患者自我监测病情变化，定期体检，积极治疗相关疾病。

(5)指导患者遵医嘱正确用药。控制输液量及输液速度。

（程东阳）

思考题

1. 老年高血压有何特点？

2. 高血压防治的非药物治疗措施？

3. 老年心肌梗死患者应该怎样护理？

4. 患者男性，60 岁。患冠心病 15 年，间断胸闷 1 周，1 天前于夜间突然被迫坐起，频繁咳嗽，严重气急，咳大量粉红色泡沫痰。请问：

(1)此患者首先考虑的医疗诊断是什么？

(2)目前首优的护理诊断是什么？

(3)对该患者的护理措施有哪些？

5. 患者女性，77 岁。高血压病史 10 年，反复胸痛发作 8 年，每次数分钟，常因劳累或情绪激动诱发，含硝酸甘油可缓解。长期遵医嘱服用应用调节血脂药、阿司匹林、硝酸酯类、钙拮抗剂等药物。近 2 年患者常感疲乏、无力，食欲差；3 日前因上呼吸道感染，出现心悸、气促、烦躁，下肢水肿，故入院。端坐呼吸 30 次/分钟，心率 130 次/分钟，血压：160/90mmHg，全肺湿啰音，颈静脉充盈。请问：

(1)为进一步确诊，此患者需要做哪些检查？

(2)如何确定患者的心功能状态，并制定切实可行的休息与活动计划。

(3)对此患者需要做哪些健康指导？

第十一章　老年消化系统常见疾病患者的护理

学习目标

1. 掌握老年人消化系统常见疾病患者的护理措施。
2. 熟悉老年人消化系统常见疾病的临床特点。
3. 了解老年人消化系统的生理性变化;老年人消化系统常见疾病的病因及发病机制。
4. 学会沟通与交流技巧,具有对老年人进行健康教育的能力。
5. 熟练掌握对老年人消化系统常见疾病患者进行护理评估,实施整体护理。

消化系统由消化管和消化腺组成。消化管为肌性管道,包括口腔、咽、食管、胃、小肠和大肠等。消化腺包括唾液腺、肝脏和胰腺,以及位于消化管壁内的小腺体。消化系统的各器官虽然形态、结构不相同,但其主要功能都是协力于完成食物的消化和吸收。随着年龄的增加,消化系统的组织结构和生理功能都出现一系列变化,即消化系统的老化改变,这些改变是老年消化疾病发生的基础。虽然老年人死亡原因中前几位的是心血管疾病、恶性肿瘤和脑血管疾病等,但在就诊的老年患者中,以老年消化病求医者仍占很大一部分。因此,了解消化系统的老化改变,做好老年消化系统疾病的防治和护理,对保障和促进老年人的健康都极为必要。

第一节　老年人消化系统的生理性变化

(一) 口腔

随着年龄的增加,老年人舌表面变得光滑,乳头味蕾明显减少,且约有半数发生萎缩,各种味觉减退。口腔黏膜变薄,弹性减低,对刺激抵抗力差,易发生口腔溃疡。唾液腺发生萎缩,唾液分泌量只有年轻人的1/3左右,口腔黏膜干燥。老年人的牙釉质和本质逐渐磨损,使牙本质内神经末梢外露,对冷、热、酸、甜等刺激敏感而出现牙齿酸痛;牙龈逐渐萎缩,牙根外露,加之血管硬化,组织松脆易受损伤,故老年人易患牙周病。老年人常有牙齿部分或全部缺失。口腔的这些老年化改变,影响了食物的研磨和润滑功能,进而影响消化吸收。

(二) 食管

老年人食管黏膜上皮逐渐萎缩,平滑肌萎缩变薄,收缩力减弱,蠕动及输送食物的功能减退，排空延迟。食管下段括约肌压力下降，贲门括约肌松弛，易导致胃-食管反流病。由于食管平滑肌萎缩，使食管裂孔增宽，膈食管膜和食管周围韧带松弛，失去其固定食管下端及贲门正常位置的作用，故老年人食管裂孔疝的发生率随年龄增长而增加，这被认为是老年人的生理现象。

（三）胃

老年人的胃黏膜和肌层均有萎缩，胃血流量减少，腺体萎缩，胃腺多种细胞分泌功能减退，胃酸和胃蛋白酶原减少，这些改变导致老年人胃张力降低、排空减慢、消化能力减弱，故老年人常有食欲减退、腹胀、早饱、上腹不适等。由于胃黏膜-黏液屏障作用减弱和破坏，故老年人易发生慢性胃炎、消化性溃疡。老年人慢性萎缩性胃炎、胃溃疡及肠腺上皮化生和不典型增生的高发生率，导致胃癌的发生率随年龄增加而上升。同时胃黏膜和肌层萎缩，弹性降低，胃腔扩大，易出现胃下垂。胃酸和内因子分泌减少，影响了铁和维生素 B_{12} 的吸收，是老年人易发生贫血的原因之一。

（四）肠

老年人小肠重量减轻。年轻人的小肠绒毛呈指状，老年人的小肠黏膜变宽变粗且弯曲。由于小肠蠕动较慢，黏膜上皮细胞减少，加之胰腺分泌功能降低，导致吸收功能下降，故老年人易发生吸收不良综合征。因老年人肠蠕动减弱、胃酸减少等综合因素，使小肠内细菌增多，过度繁殖，导致细菌过度繁殖综合征，表现为体重下降、贫血、腹泻等。

老年人结肠黏膜常有萎缩、肠腺形态异常、结缔组织增多，肌层萎缩、张力降低、小动脉硬化等老化改变。结肠的这些老化改变，与老年人易发生便秘、大便失禁、直肠脱垂等疾病密切相关。结肠蠕动减弱，使肠内容物通过时间延长，水分吸收增加，粪便坚硬，向前推动粪便的动力不足，直肠对内容物膨胀的感觉减退，加之老年活动少，故老年人易发生便秘。肛门括约肌张力降低，易导致大便失禁。由于骨盆底部肌肉及提肛肌无力，使直肠缺乏支托，在腹压增高的情况下，易发生直肠脱垂。大肠癌也随年龄增大而增多，长期便秘、各种致癌物质与肠壁接触时间延长，是其发生的原因之一。

（五）肝脏

随着年龄增加，老年人的肝脏因肝细胞逐渐减少和变性而使体积变小，重量减轻，功能减退，合成蛋白质能力下降，可出现清蛋白减少。肝脏可有轻度脂肪变。老年人的肝炎死亡率明显高于青年人。肝硬化的发生率、死亡率也随年龄增长而增加，但老年肝硬化半数左右临床症状不明显，有时仅有脾大。虽然肝脏代偿能力很强，但老年人对药物的清除率降低，转化酶减少，药物作用时间延长，易出现药物不良反应。故老年人长期服用某些药物应考虑到药代动力学的改变，剂量宜偏小。

（六）胆囊和胆道

老年人胆道系统黏膜萎缩，肌层肥厚，弹力减弱，管壁松弛。胆汁量减少，胆汁中胆固醇浓度增加使胆汁浓稠，因此胆石症的发病率随年龄增长而明显增加，60～70 岁者为 40%，80 岁以上者为 55%，90 岁以上者则增至 80%。随着年龄增长，胆总管近十二指肠乳头部分逐渐变窄，造成了老年人胆道疾病的一些特点，如急性胆囊炎和胆总管结石发病率增加、结石大、临床症状少、胆道肿瘤发病率高等。

（七）胰腺

增龄时胰腺大小无明显变化，但重量减轻，位置下垂。胰液分泌量以及胰淀粉酶和蛋白酶的含量与年轻人相同，但脂肪酶减少，脂肪吸收率低，故老年人易发生脂肪泻。

第二节 老年慢性胃炎患者的护理

慢性胃炎(chronic gastritis)是由多种病因引起的胃黏膜的慢性炎症。本病多见于中老年人,随年龄的增长发病率有逐渐增加的趋势。据报告,50 岁以上者约有半数以上患慢性胃炎。慢性胃炎按病变部位,可分为慢性胃窦胃炎和慢性胃体胃炎;按病理组织学变化,一般可分为慢性浅表性胃炎和慢性萎缩性胃炎。老年人的慢性胃炎多见肠腺化生(intestinal metaplasia)和胃黏膜细胞不典型增生,后者与胃癌关系密切,因此,对老年人的慢性胃炎应予重视。

(一)病因和发病机制

慢性胃炎的病因尚未完全阐明,主要与以下因素有关:

1. 理化因素

(1)刺激性食物:老年人由于牙齿脱落、牙龈萎缩引起的上下颌骨及下颌关节改变,致使咀嚼困难。另外老年人味觉减退,喜食过咸、过甜、过酸、过辣的食物。研究表明,长期摄入粗糙、过热、过冷、过辣、过酸、过咸的食物,可引起胃黏膜损伤,导致胃黏膜的慢性炎症。

(2)药物:老年人常患多种疾病,需要长期服药。长期服用非甾体类、洋地黄类等药物可引起胃黏膜损害。

(3)吸烟:吸烟可直接损伤胃黏膜,也可通过胆汁反流致胃黏膜损伤。

2. 感染因素 幽门螺杆菌感染是慢性胃炎的主要病因之一。幽门螺杆菌感染率随着年龄的增长而增加,70 岁以上者可达 78.9%。其通过直接侵袭胃黏膜、代谢产物和分泌毒素致炎症反应以及免疫损伤引起慢性胃炎。另外,老年人口腔常有慢性感染灶,经常咽下含有细菌和细菌毒素的分泌物,也与慢性胃炎的发生有关。

3. 十二指肠液反流 老年人胃肠蠕动减弱,影响食物的消化与排空。加之幽门括约肌退行性变和功能紊乱,易引起十二指肠液反流,破坏胃黏膜屏障,造成慢性损伤,最后形成胃炎。

4. 自身免疫 自身免疫反应是衰老过程的重要表现之一。慢性萎缩性胃炎的发生可能和自身免疫有关。该型胃炎患者体内常有内因子抗体、抗壁细胞抗体及促胃泌素分泌细胞抗体等自身抗体。

5. 各种慢性病 慢性心力衰竭、肝硬化、尿毒症、缺铁性贫血、重症糖尿病等均可引起慢性胃炎。

6. 老化改变 慢性胃炎多见于老年人,这可能与老年人胃黏膜有一定程度的退行变及黏液-黏膜屏障功能减退有关。

(二)临床特点

慢性胃炎病程迁延,发作与缓解交替出现。病变程度与临床症状不一定一致。症状缺乏特异性,部分患者可无症状。约半数患者有餐后上腹饱胀不适、疼痛。一般为隐痛或钝痛,很少表现为剧痛。疼痛无规律。多有程度不同的消化不良症状,如食欲减退、嗳气、反酸、"烧心"、恶心、呕吐等。胃黏膜糜烂者可有消化道出血。部分患者有消瘦、贫血表现。老年人慢性胃炎尚有以下的特点:

1. 症状与病程不典型 因为老年人感觉较为迟钝,故发病时主诉少,症状轻微。部分老年人平时无症状,以出血和癌变为首发表现。其病程经过也与年轻人不同,如浅表性胃炎多发展为萎缩性胃炎,胃酸低下,易致癌变。

2. 并发症和伴发症多　老年人慢性胃炎并发胃出血,常因黏膜血管硬化而不易止血,导致血容量减少,继发重要脏器功能障碍。慢性胃炎活动期呕吐、腹泻严重者,可引起水、电解质紊乱。

(三) 实验室及其他检查

1. X 线检查　X 线检查仅能协助排除其他胃部疾病,对慢性胃炎诊断帮助不大。

2. 胃镜和胃黏膜活组织检查　是诊断慢性胃炎最直接、最可靠的方法。

3. 胃液分析　浅表性胃炎胃酸正常,萎缩性胃炎常有胃酸缺乏。

(四) 治疗要点

1. 去除病因和诱因　如避免对胃有刺激的食物及药物;戒烟忌酒;清除口腔慢性感染灶等。

2. 药物治疗　尚无特效药物。幽门螺杆菌阳性者,可选择抗菌治疗;常用胃黏膜保护药硫糖铝、米索前列醇等。对症治疗包括胃酸高者可用制酸剂;胃酸缺乏者可用稀盐酸、胃蛋白酶合剂;胆汁反流者可用促胃动力药如多潘立酮、西沙必利;恶性贫血者需补充维生素 B_{12}。

3. 手术治疗　慢性萎缩性胃炎伴重度不典型增生者,目前多认为是癌前病变,如果老年人全身情况允许,可考虑手术治疗。

【护理评估】

1. 健康史　询问患者此次发病情况,有无饮食不当、饮酒、受凉、劳累等诱因。腹痛的部位、程度、性质、有无规律、与进食的关系、缓解因素等。有无饭后饱胀、早饱、食欲减退、反酸、嗳气、恶心、呕吐等消化不良的症状。了解首次发病时间,病程经过。有无呕血和黑便史,检查及治疗情况。患者有无喜食过热、过冷及辛辣等刺激性食物的习惯。有无吸烟、酗酒等不良嗜好。有无慢性心力衰竭、肝硬化、尿毒症等病史。有无长期服用非甾体类、洋地黄类等药物史。

2. 身体评估　观察患者有无痛苦表情,营养状况如何,有无消瘦、贫血。上腹有无压痛、包块。口腔有无慢性感染灶,如慢性扁桃腺炎、牙周炎等。有无浅表淋巴结肿大。

3. 实验室及其他检查　评估患者既往做过何种检查,结果如何。此次检查粪便隐血试验是否阳性。胃酸是否增多。X 线钡餐检查有无异常。胃镜检查是萎缩性还是浅表性胃炎,有无不典型增生,程度如何。

4. 心理-社会状况　因本病呈慢性过程,反复发作,症状时轻时重,加之疗效欠佳,患者常怀疑自己是否患上胃癌,因而产生紧张、焦虑及恐惧心理,评估时应予充分注意。

【常见护理诊断及合作性问题】

1. 慢性疼痛:腹痛　与胃黏膜炎症有关。

2. 营养失调:低于机体需要量　与食欲减退致食物摄入减少及消化吸收不良有关。

3. 焦虑　与病情反复发作、疗效欠佳有关。

4. 知识缺乏　缺乏对慢性胃炎病因和防治的知识。

【护理目标】

1. 腹痛缓解或消失。

2. 食欲增加,能按机体需要摄取营养物质,体重增加。

3. 焦虑消除。

4. 对疾病正确认识,积极应对。

【护理措施】

1. 一般护理　合理安排患者的休息与活动。老年慢性胃炎患者,应做到生活要有规律。发作期应注意卧床休息,保证充足的睡眠。对长期失眠的患者,可口服温和的安眠药物。避免精神过度紧张，保持良好的心态。

2. 饮食护理

(1)评估患者的营养状况，说明摄取足够营养的重要性，鼓励患者进食。

(2)与患者和家属一起制定饮食计划。指导患者及家属改进烹饪技巧，增加食物的色、香、味，以刺激食欲。饮食应富营养、清淡、易消化，以软食为宜。规律进食，细嚼慢咽，少量多餐，定时进餐。避免摄入过热、过冷、过咸、粗糙及辛辣食物，戒烟酒，以免诱发疼痛，影响进食。胃酸低者，食物应完全煮熟后食用，以利消化吸收，并给刺激胃酸分泌的食物如肉汤、鸡汤等。胃酸高者，应避免进食酸性、多脂肪食物。

知识链接

慢性胃炎病人不宜饮啤酒

很多人都喜欢啤酒，认为多饮也无大碍。其实，大量饮啤酒可能会引起慢性胃炎。因为，人的胃黏膜会分泌前列腺素E，其能调节胃酸，保护胃黏膜不受损害。假如啤酒过量，有可能会抑制或减少胃黏膜分泌前列腺素E。慢性胃炎病人胃黏膜的保护因素和消化能力本已减弱，常有消化不良、吸收障碍的问题，再饮啤酒，只会使病情加重。因此，患有慢性胃炎的病人不应再饮啤酒。

(3)提供舒适的进食环境，避免不良刺激，如噪声、不良气味等。安静的环境、清新的空气、适宜的温度，都有利于患者食欲的增加。鼓励患者晨起、睡前、进食后刷牙漱口，保持口腔清洁。

(4)观察并记录患者每日进餐次数、量、品种，以了解其摄入营养能否满足机体需要。定期测体重，检测有关营养指标，如血红蛋白、清蛋白等，并将营养状况的改善及时告诉患者，以增强患者治疗的信心。

3. 腹痛护理

(1)腹痛者应卧床休息。

(2)指导患者避免精神紧张，如可用转移注意力、做深呼吸等方法，以利于疼痛缓解。

(3)可用针灸缓解疼痛，也可用热水袋敷胃部，以解除痉挛，缓解疼痛。

(4)向患者解释疼痛的原因，帮助患者去除诱发或加重疼痛的因素。如对服用非甾体类药物的患者，嘱其停药。对有烟、酒嗜好者，劝其戒除，并帮患者制定切实可行的戒烟酒计划。

4. 用药护理 遵医嘱给予药物，嘱患者定时服药，坚持疗程，不可过早停药，注意观察药物不良反应。

5. 心理护理 护士要经常与患者接触，耐心向患者讲解本病的有关知识，说明症状的慢性迁延是本病的特点，并非癌症所致，使之对自身病态有较完整的认识。告诉患者只要坚持正规治疗，本病是可以治愈的，以消除患者的思想顾虑和焦虑情绪，增强其对治疗的信心。

6. 健康教育

(1)向患者及家属讲解有关慢性胃炎的知识，避免复发与加重的诱因，疾病发作时能积极应对。

(2)指导患者生活要有规律，注意劳逸结合。加强饮食卫生和饮食营养，避免摄入过冷、过热、粗糙及刺激性食物。戒烟酒。避免对胃有刺激的药物。

(3)嘱患者按医嘱服药，指导正确服药方法，学会观察药物疗效和不良反应。不随便停药，坚持长期、全面治疗，以减少复发。

(4)本病易复发,病程迁延,有时可出现急性胃炎的表现,部分病例有癌变倾向。故应消除病因和诱因,定期复查。

第三节　老年消化性溃疡患者的护理

消化性溃疡(peptic ulcer)主要是指发生在胃和十二指肠黏膜的慢性溃疡,因其形成与胃酸和胃蛋白酶的自我消化作用有关,故称消化性溃疡。消化性溃疡一般分为胃溃疡和十二指肠溃疡,老年人以胃溃疡多见,约占60%,十二指肠溃疡约占35%,余为复合性溃疡。

(一) 病因和发病机制

消化性溃疡的病因和发病机制尚未完全明了。目前认为,胃、十二指肠黏膜损害因素增强和(或)保护因素削弱是消化性溃疡发生的基本原理。

1. 胃酸和胃蛋白酶　消化性溃疡的最终形成是由于胃酸-胃蛋白酶自身消化所致,胃酸的存在是溃疡发生的决定因素。

2. 幽门螺旋杆菌感染　是消化性溃疡的重要原因。幽门螺旋杆菌感染随年龄增长而增加。幽门螺旋杆菌通过其毒力因子的作用、诱发局部炎症和免疫反应以及增加胃酸分泌等多个环节,破坏黏膜屏障,导致黏膜损伤。

3. 非甾体类药物　老年人消化性溃疡与非甾体类药物的关系更为密切。一是因为老年人胃、十二指肠黏膜更易受到非甾体类药物的损害;二是老年人使用非甾体类药物的人数较多。非甾体类药物通过破坏黏膜屏障使黏膜防御和修复功能受损而导致消化性溃疡。

4. 其他　十二指肠液反流,长期精神紧张、焦虑、抑郁等心理因素,吸烟,酗酒,饮食不当如长期摄入粗糙、过热、刺激性食物等,都可损伤胃、十二指肠黏膜,与消化性溃疡的发生有关。

(二) 临床特点

消化性溃疡具有慢性过程、周期性发作和节律性上腹痛的临床特点。其复发常与季节气候变化、情绪波动、饮食失调有关。上腹痛为本病的主要症状。典型胃溃疡上腹痛常有进食-疼痛-缓解的规律,而十二指肠溃疡则呈疼痛-进食-缓解的规律。溃疡发作时剑突下可有固定而局限的压痛点,缓解期则无明显体征。老年人消化性溃疡尚有以下特点:

1. 症状不典型　老年人消化性溃疡大多症状不典型。上腹痛较年轻人为轻,甚至可无疼痛,而表现为上腹胀满、"烧心"、嗳气等。部分患者因食欲减退和呕吐引起体重减轻,以致误诊为恶性肿瘤。疼痛可无规律,与饮食关系不密切。疼痛部位有时模糊,难以确定,呈不规则放射。老年人高位胃溃疡多见,可出现吞咽困难、胸骨后紧迫感和疼痛,易被误诊为食管疾病或心绞痛。

2. 并发症多　老年人消化性溃疡易于发生并发症,70岁以上的消化性溃疡患者约半数出现并发症。部分患者以并发症为首发表现。使用非甾体类药物是并发症易于发生的原因之一,老年人消化性溃疡并发症的死亡率高达30%。

(1)出血:出血是老年消化性溃疡最常见的并发症。其特点是出血量大,易于反复出血,死亡率高。

(2)穿孔:急性穿孔常引起急性腹膜炎。老年消化性溃疡患者不但半数左右穿孔前无症状,穿孔后也常无典型临床表现,腹痛和腹肌紧张都不明显,因此就诊较晚。需要指出的是,不能因膈下没有游离气体就排除溃疡穿孔,因少部分患者并无此征。

(3)幽门梗阻:消化性溃疡活动期可因溃疡处充血、水肿、痉挛致暂时性梗阻,溃疡愈合后形成的瘢痕可致持久性梗阻。表现为上腹胀痛,呕吐大量有酸腐味的宿食,常伴有体重减轻和代谢紊乱。

(4)癌变：老年人胃溃疡癌变者可高达4%～5%。45岁以上、长期溃疡病史、症状顽固、体重明显减轻、粪便隐血试验持续阳性者，应怀疑是否癌变，需进一步检查。

(三)实验室及其他检查

1. 胃镜检查及黏膜活检 对于怀疑老年消化性溃疡的患者，胃镜检查优于X线检查。老年人对胃镜检查易于耐受，这与以往做过胃镜或其他医疗检查有关。胃镜检查及黏膜活检对消化性溃疡有确诊价值，也有助于与慢性胃炎及胃癌的鉴别。

2. X线检查 X线钡餐检查发现龛影，是溃疡的直接征象。

3. 幽门螺杆菌检测 有助于病因诊断。

4. 胃液分析 胃溃疡患者胃酸分泌多正常，十二指肠溃疡胃酸分泌增多。

5. 粪便隐血试验 溃疡活动期粪便隐血试验可呈阳性，静止期则为阴性。胃溃疡患者若持续阳性，则有癌变的可能。

(四)治疗要点

消化性溃疡的治疗目的是消除病因，控制症状，促进溃疡愈合，预防复发和避免并发症。治疗原则是整体治疗和局部治疗相结合，发作期治疗和与巩固治疗相结合。药物：①中和胃酸药：常用氢氧化铝、氧化镁等。有中和胃酸，缓解疼痛的作用。②抑制胃酸分泌药：常用组胺H_2受体拮抗剂和质子泵抑制剂。前者有西咪替丁(甲氰咪胍)、雷尼替丁、法莫替丁等。后者有奥美拉唑(洛赛克)等。③抗菌药物：抗菌药物和质子泵抑制剂或胶体铋联用可根除幽门螺杆菌。④胃黏膜保护剂硫糖铝，很少与其他药物互相干扰，适合老年人应用。常用硫糖铝等。

【护理评估】

1. 健康史 询问老年人此次发病的时间，发作时有无明显诱因，如饮食不当、受凉、精神刺激、劳累等。腹痛的部位、程度、性质、有无规律、与进食的关系、缓解因素等。有无食欲减退、反酸、恶心、呕吐，呕吐物的量和气味。

了解首次发病的时间，病程经过。既往发作与本次发作是否相同。有无呕血和黑便史，检查及治疗情况。患者有无暴饮暴食、喜食过热或过凉及辛辣等刺激性食物的习惯，有无吸烟、酗酒等不良嗜好。有无长期服用阿司匹林等对消化道有刺激性的药物史。家中有无类似患者。

2. 身体评估 观察患者有无痛苦表情、贫血面容，营养状况、生命体征有无变化。有无浅表淋巴结肿大。

上腹是否有压痛，部位偏左还是偏右。有无蠕动波，有无腹肌紧张、反跳痛，肝浊音界是否存在。有无包块，肠鸣音是否正常。

3. 实验室及其他检查 评估既往做过何种检查，结果如何。此次检查粪便隐血试验是否阳性。胃酸是否增多。X线钡餐检查是否有龛影，部位如何。胃镜检查病灶是否有出血，溃疡的部位、程度、性质等。

4. 心理-社会状况 消化性溃疡病程长，常反复发作，易出现并发症，给老年人带来身心上的痛苦，因而患者易产生焦虑、恐惧。评估时应注意了解患者对本病的认识，有无焦虑、恐惧心理。之外，情绪波动和精神刺激也是溃疡复发和加重的常见原因，评估时应予充分注意。如果必须改变生活方式和饮食习惯，评估患者是否有信心建立新的生活方式。家庭成员能否提供有规律生活的条件及满足患者对饮食的要求。

【常见护理诊断及合作问题】

1. 慢性疼痛：腹痛 与胃酸对溃疡面的刺激及病变区对刺激敏感、肌肉张力增高或痉挛有关。

2. 营养失调:低于机体需要量 与疼痛导致食物摄入减少及消化吸收不良有关。

3. 焦虑 与病情反复发作有关。

4. 知识缺乏 缺乏本病的有关知识。

5. 潜在并发症 上消化道出血、穿孔、幽门梗阻、癌变。

【护理目标】

1. 患者能积极应对,腹痛缓解或消失。

2. 食欲增加,能按机体需要摄取营养物质。

3. 焦虑消除。

4. 对疾病有正确认识,积极应对。

5. 无并发症发生,如发生能及时发现并配合处理。

【护理措施】

1. 一般护理 生活要有规律。合理安排患者的休息与活动,保证充足的睡眠。避免精神过度紧张,保持良好的心态。

2. 饮食护理 向患者说明足够营养的重要性,鼓励患者进食。饮食应富营养、易消化。以面食为主,因面食较软、含碱易消化,并能中和胃酸,不习惯面食者可用米粥代替。两餐间可饮适量牛奶。蛋白质适量。脂肪可延缓胃排空,故应低脂饮食。少量多餐,溃疡活动期可每日可进餐4～5次,以后改为正常餐次饮食。定时进餐。避免辛辣食物及酒类、浓茶、咖啡等刺激性饮料。消化道出血不多者,可进温凉、清淡、无刺激性流质饮食,以牛奶、豆浆、米汤为宜。

3. 腹痛护理

(1)腹痛者应卧床休息。

(2)向患者解释疼痛的原因,消除患者的紧张心理,帮助患者去除诱发或加重疼痛的因素。如对服用非甾体类药物的患者,嘱其停药。对有烟、酒嗜好者,劝其戒除。突然戒绝烟酒可引起焦虑、烦躁,故应并帮患者制定切实可行的戒烟酒计划。

(3)了解上腹痛的节律及缓解因素,按其特点指导缓解方法。如十二指肠溃疡常有空腹痛或夜间痛,可让患者准备含碱食物如苏打饼干、蛋糕,在疼痛时食用。亦可用热敷或针灸止痛。遵医嘱给予制酸剂。

4. 并发症护理 注意观察患者腹痛的部位、性质、生命体征等,以及时发现消化性溃疡的并发症。

(1)询问有无诱发溃疡出血的因素,如饮酒、劳累、服用非甾体类药物及糖皮质激素等。注意有无头晕、恶心、呕血、黑便等消化道出血的表现。一旦发现,应立即报告医生,安置患者平卧位,建立静脉通路做输液、输血的准备。呕血后立即清除血迹和呕吐物,以免引起患者恐惧。严密观察病情变化,迅速执行医嘱。

(2)有无溃疡穿孔的诱因(同出血)。如患者突发上腹痛,应立即报告医生。如为急性穿孔,嘱患者立即卧床、禁食,并放置胃管进行胃肠减压,做好手术前的准备。

(3)如有上腹饱胀,呕吐大量酸性宿食等幽门梗阻表现,轻者可进流质饮食,重者需禁食,并做手术前的准备。

(4)提高警惕,及早发现癌变(见并发症)。

5. 用药护理 遵医嘱给予药物,嘱患者定时服药,坚持疗程,不可过早停药,注意观察药物不良反应。

(1)中和胃酸药:饭后1小时和睡前服用。片剂宜嚼碎,乳剂宜摇匀,以提高中和胃酸的效果。如需要服用其他药物时,应在服用抗酸药1～2小时后再用为宜。氢氧化铝可引起便秘。为防止便秘可与氧化镁交替服用。肾功能不良者禁用或慎用。氢氧化铝凝胶阻碍磷的吸收,长期服用应警惕骨质疏松。

(2)抑制胃酸分泌药:组胺 H_2受体拮抗剂餐前服用,睡前可加服一次。药物不良反应有乏力、腹泻、粒细胞减少、皮疹等。肝肾功能不良者应减少剂量。长期大量服药者,不可突然停药,以防反跳。治疗期间应隔周检查白细胞计数和肝肾功能。应注意与其他药物互相干扰,如法莫替丁与硝苯地平合用时能影响心肌收缩力。奥美拉唑可引起头晕,特别是在用药初期,应注意。

(3)抗菌药物:阿莫西林使用前应做过敏试验。甲硝唑可引起恶心、呕吐等胃肠道反应。

(4)硫糖铝饭前1小时及睡前服。可有口干、便秘、皮疹等不良反应。

6. 心理护理 消化性溃疡的发生与精神神经因素关系密切。长期处于应激状态可增强胃黏膜损害因素,减弱保护因素。情绪波动和精神刺激是溃疡复发和加重的常见原因,因此对患者进行心理护理十分重要。护士要经常与患者接触,给患者以心理支持。告诉患者本病是可以治愈的,增强其对治疗的信心。教会患者放松技巧,保持乐观情绪,以消除焦虑,减轻症状,预防复发。

7. 健康教育

(1)向患者及其家属讲解有关消化性溃疡的知识,避免复发与加重的诱因。

(2)合理安排休息与活动,保证足够睡眠,生活要有规律。教育患者要心胸宽阔,正确对待人和事。精神要愉快放松,避免过度紧张。

(3)指导老年人合理饮食,避免摄入过冷、过热、粗糙及刺激性食物,戒烟酒。

(4)慎用或不用致溃疡药物,如阿司匹林、泼尼松等。

(5)嘱患者按医嘱服药,指导正确服药方法,学会观察药物疗效和不良反应。不随便停药,坚持长期、全面治疗,以减少复发,尤其在季节转换时更应注意。

(6)嘱患者定期复诊。怀疑有并发症时,应立即就医。

(罗悦性)

思考题

1. 老年慢性胃炎和消化性溃疡患者的饮食护理应注意哪些?

2. 老年消化性溃疡有哪些特点?

3. 患者男性,65岁,反复上腹痛5年,黑便4天。5年来因饮食不规则,反复发生上腹疼痛,疼痛规律不明显,与饮食关系不密切。疼痛时用手按压或吃数片饼干可以缓解。4天前因饮酒腹痛加剧,且出现黑便,无呕血,无明显头晕。大便隐血强阳性。黑便后患者恐惧、焦虑,急于想知道患何种疾病。

请问:(1)你建议患者进一步做何种检查?

(2)主要护理诊断是什么?

(3)请制定护理措施。

第十二章　老年泌尿及生殖系统常见疾病患者的护理

学习目标

1. 掌握老年人泌尿生殖系统常见疾病患者的护理措施。

2. 熟悉老年人泌尿生殖系统常见疾病的临床特点。

3. 了解老年人泌尿生殖系统的生理性变化；老年人泌尿生殖系统常见疾病病因与发病机制。

4. 学会留取清洁中段标本的方法；掌握阴道冲洗及阴道内放药方法。

5. 熟练掌握对老年人泌尿生殖系统常见疾病患者护理评估的方法，实施整体护理。

第一节　老年人泌尿及生殖系统的生理变化

泌尿系统主要由肾脏、输尿管、膀胱和尿道组成。其主要功能是泌尿，通过泌尿排出体内代谢产物和多余的水分，调节水、电解质及酸碱平衡。生殖系统包括男性生殖系统和女性生殖系统，具有产生生殖细胞，繁殖新个体和分泌性激素等功能。前者主要由睾丸、前列腺等组成，后者主要由卵巢、子宫、阴道组成。随着年龄增长，泌尿、生殖系统的功能逐渐发生形态改变和功能减退，给老年人带来许多痛苦与不便，影响着老年人的身心健康。但有些老年人因为有“害羞”心理，即使有不适也往往不愿接受泌尿、生殖系统检查，以致延误诊断与治疗。因此，认识老年人泌尿、生殖系统的生理性改变，了解泌尿、生殖系统的常见疾病，及时地进行诊断、治疗与护理，对促进老年人健康十分重要。

（一）肾脏

1. 结构改变　随着年龄的增长，老年人的肾脏体积逐渐缩小，重量逐渐减轻，可从成年的250～270g减至80岁的180～200g。肾脏重量的减轻主要是因肾皮质减少，肾髓质的影响相对较小。随着年龄的增加，逐渐出现肾小球硬化，肾小球基底膜增厚。肾小管随着肾小球硬化亦逐渐萎缩，近曲小管上皮细胞减少，远曲小管局限性扩张，形成囊肿。肾血管也发生硬化，使肾血流量减少。肾间质纤维化与龄俱增，尤其是60岁以后，髓质和乳头区纤维化更为明显。间质纤维化导致肾小管梗阻，肾椎体萎缩。

2. 功能改变　由于老年人肾脏组织结构改变，肾功能也逐渐发生变化，表现在：①肾小球滤过功能下降：由于肾小球硬化，加之肾血流量减少，故肾小球滤过率逐渐下降，40岁以后大约每年下降10%。所以，老年人如果出现导致有效循环血量减少的疾病（如低血压、休克、呕吐、腹泻、大量利尿、心力衰竭等），都可能使肾功能进一步下降而发生急性肾衰竭。影响蛋白质合成，增加蛋白质分解的一些疾病或药物（如上消化道出血、肾上腺皮质激素等）都可使老年人产生氮质血症。在老年人，肾毒药物更易引起肾脏损害和蓄积中毒，故老年人用药应予注意。②肾小管功能减退：随着年龄增加，肾脏的浓缩-稀释功能也逐渐减退。健康人40岁时尿比重为1.030，到80岁时为1.023。浓缩功能减退可使水分大量丢失，尿比重降低，夜尿增多。肾小管维持水电解质、酸碱平衡的功能下降。机体缺钠时，保钠能力下降，易致低钠。而在钠负荷增加时，排钠能力下降又导致钠水潴留。肾小管排泄酸性物质减少，易引起代谢性酸中毒。③肾脏内分泌功能减退：老年人前列腺素分泌减少，导致血管收缩；血浆肾素活性降低或肾素分泌减少，醛固酮减少，使水钠失衡，影响肾血流量；促红细胞生成素减少，导致红细胞生成与成熟障碍，可引起肾性贫血。

（二）输尿管

老年人输尿管肌层变薄，支配肌肉的神经细胞减少，输尿管张力减退，使尿入膀胱的流速减慢，易产生尿液反流而引起肾盂肾炎。

（三）膀胱

膀胱老化改变表现为膀胱肌肉萎缩、变薄，纤维组织增生。组织学改变是膀胱多层移行上皮之间出现散在的未分化的单层上皮细胞。60岁以后，单层立方上皮细胞数量迅速增加，使老年人膀胱的表皮下组织易于接触尿中的致癌物质，这是老年人膀胱癌发病率高的原因之一。膀胱容量也逐渐减少，从青年时期的600ml减至65岁的300ml，残余尿量从无增至100ml，导致膀胱既不能充满又不能排空，加之膀胱括约肌收缩无力，故老年人容易出现尿失禁、尿频，也易发生尿路感染。老年妇女可因盆底肌肉松弛，膀胱口处漏斗部膨出而引起尿失禁。另外老年人饮水量减少，尿液中的代谢产物易在膀胱内积聚形成结石，结石在膀胱内在尿液冲击下而滚动，长期刺激膀胱内壁容易诱发膀胱癌。

（四）尿道

老年人的尿道肌肉萎缩，易发生纤维化变硬，括约肌萎缩，使尿流速度减慢，排尿无力，导致残余尿和尿失禁。老年女性因雌激素减少，尿道黏膜萎缩，松弛的尿道黏膜常发生脱垂甚至形成憩室。

（五）前列腺

老年男性因性激素减少使前列腺中纤维组织增生，造成前列腺增生、体积变大，压迫尿道，引起尿路梗阻，影响膀胱排空。60岁后，前列腺逐步出现均匀的萎缩。随年龄增长，前列腺结石增多，是尿路梗阻的原因之一。

（六）卵巢

中年以后，卵巢的体积逐渐减小，重量逐渐下降，从成年期的9～10g下降至60～70岁时的4g。卵巢性激素的周期性变化减退，激素水平低下，绝经后期卵巢分泌功能几乎丧失。血中雌激素水平降低使蛋白合成减少，骨吸收增加，骨基质减少，易引起骨质疏松及更年期综合征。雌激素水平下降也可引起萎缩性膀胱炎和多种尿道疾患。

（七）子宫

老年女性子宫体积缩小，重量减轻，子宫内膜萎缩，腺体分泌减少；子宫韧带松弛，易发生子宫脱垂。

(八) 阴道

由于老年女性雌激素减少,阴道萎缩、变薄;渗出液减少,阴道干燥;上皮细胞糖原减少,阴道 pH 由酸性变为中性或碱性,局部抵抗力下降,易患老年性阴道炎。

第二节 老年尿路感染患者的护理

尿路感染(urinary tract infection)是指致病菌侵入泌尿系统引起的炎症。本病是老年人常见的疾病,在老年人感染性疾病中仅次于呼吸道感染而居第二位。70 岁以前尿路感染的发生率女性高于男性,70 岁以后男性、女性则无明显差别。尿路感染分为上尿路感染和下尿路感染,前者主要是肾盂肾炎,后者包括膀胱炎和尿道炎。

(一) 病因和发病机制

1. 致病菌 尿路感染的致病菌主要是大肠杆菌,其次是变形杆菌、铜绿假单胞菌、产碱杆菌等革兰阴性细菌。革兰阳性球菌如葡萄球菌、肠球菌也较常见。随着抗生素的大量应用,真菌、L 型细菌导致老年人尿路感染的发病率也有明显增加的趋势。体质衰弱或长期卧床的老年人还可由各种非条件致病菌导致尿路感染。

2. 易感因素

(1)全身及局部抵抗力降低:由于老年人免疫功能减退,以及泌尿系统相对缺血导致局部黏膜血液循环不良,尿路上皮细胞阻止细菌黏附能力下降;老年妇女尿路黏膜退行性改变难以抑制局部细菌生长,老年男性前列腺分泌减少以及肾的老化改变等,这些都使老年人全身或局部抵抗力减退而易引起尿路感染。

(2)尿路梗阻、尿流不畅:老年人前列腺增生、膀胱颈梗阻、尿路结石和肿瘤等疾病高发;老年人神经、肌肉功能减退,排尿无力等,导致尿路梗阻、尿流不畅,膀胱内残余尿量增多,尿路上皮细胞抗菌能力下降,使细菌易于上行、生长繁殖而易发生尿路感染。

(3)慢性疾病:老年人因慢性疾病导致长期卧床、尿失禁、营养不良等易致致尿路感染。老年男性常患前列腺炎,女性常有盆腔炎及生殖道炎症,细菌可通过直接蔓延或淋巴道引起尿路感染。老年糖尿病患者尿中含糖量增高,是细菌良好的培养基,易并发尿路感染。

(4)侵入性操作:老年人常因尿失禁、尿潴留等因素需留置导尿管或进行尿路器械检查等侵入性操作,使尿道黏膜损伤,继发尿路感染。

(5)尿量减少:老年人由于神经系统的生理性改变,口渴中枢不敏感,常饮水不足,导致尿量减少,尿液对尿路的冲洗作用减退,细菌易停留在尿路内繁殖,导致尿路感染。

(二) 临床特点

典型的尿路感染常有尿频、尿急、尿痛等膀胱刺激征的表现,肾盂肾炎者还往往伴有发热、乏力、不适等全身感染的症状。老年人尿路感染可有以下特点:

1. 症状不典型 可无明显发热、膀胱刺激征等表现,仅表现为食欲下降、乏力、下腹不适、腰骶部酸痛等;部分患者表现为遗尿、夜尿、尿失禁;部分患者表现乏力、头晕或意识恍惚,易误诊或漏诊。

2. 病情严重 急性肾盂肾炎极易并发菌血症、败血症及感染性休克,是老年人败血症的主要原因。

3. 尿中可无白细胞 部分患者的白细胞尿或菌尿与尿路感染的症状不一致,尿中可无白细胞;部分患者因前列腺和生殖道炎症出现白细胞尿而并无尿路感染。故尿常规检查有时仅作参考。

4. 反复发作 老年尿路感染易反复发作或再感染，迁延不愈，而转为慢性，且治疗困难，是导致慢性肾衰竭的重要原因之一。

(三) 实验室及其他检查

1. 尿常规检查 尿中白细胞增多，>5/HP，如能发现白细胞管型，则对诊断肾盂肾炎有帮助。

2. 尿细菌定量培养 是确诊尿路感染的可靠方法。清洁中段尿培养细菌定量$\geq 10^5$/ml为阳性，$<10^4$/ml为阴性，$10^4 \sim 10^5$/ml之间，应结合临床作出诊断。

(四) 治疗要点

1. 去除和治疗易患因素 如解除尿路梗阻，保持局部清洁卫生，提高机体抵抗力等。

2. 多饮水 多饮水使尿量每天保持在2500ml以上，以冲洗尿路，促进致病菌及分泌物的排出。

3. 抗菌药物治疗 由于老年人尿路感染的复发率和再感染率很高，因此对无症状菌尿者不要长期应用抗生素。治疗过程中应随时根据尿检查和药物敏感试验调整药物，应选择对肾脏无损害或损害较小、半衰期短的抗生素，以防药物蓄积中毒或引起肾脏损害。难以治愈时应注意有无易患因素、耐药菌株或特别病原体存在。

【护理评估】

1. 健康史 评估老年人有无乏力、下腹不适、腰骶部酸痛、食欲下降、夜尿、尿失禁等症状，以及上述症状的持续时间及其程度。了解老年人有无尿路感染史、尿路梗阻性等疾病，有无长期卧床、尿失禁、营养不良等情况，有无留置导尿管等侵入性操作的病史。

2. 身体状况 测量体温，观察尿液颜色、量、次数、气味等。有无腰酸腰痛、肾区有无叩击痛等。

3. 实验室及其他检查 评估尿液颜色、透明度是否异常，有无尿中白细胞及管型等；尿细菌定量培养结果情况。

4. 心理-社会状况 评估老年人有无焦虑、紧张等情绪，家庭成员对老年人的关心程度。评估老年人患病后有无"害羞"心理，出现不适是否愿意接受泌尿生殖系统检查及治疗。

【常见护理诊断及合作性问题】

1. 舒适的改变 与尿路炎症刺激有关。

2. 焦虑 与反复发作尿感有关。

3. 体温过高 与细菌感染有关。

【护理目标】

1. 症状控制，感觉舒适。

2. 焦虑缓解或消除。

3. 体温恢复正常。

【护理措施】

1. 一般护理

(1)饮食护理：急性期患者应卧床休息，进食营养丰富、清淡易消化饮食。鼓励患者多饮水，使尿量每日保持在2500ml以上，以冲洗尿路，减轻膀胱刺激征。

(2)生活护理：协助患者保持皮肤、口腔、会阴部、肛周清洁，勤换内衣，保持床单被套清洁、平整。避免不必要的器械检查和损伤。

2. 对症护理　对寒战高热者，应定时测量体温并做记录，必要时予以物理降温或药物降温，注意皮肤出汗，及时擦干；对肾区明显疼痛的患者叮嘱不要弯腰、站立或坐直，以减少对肾包膜的牵拉力，也可以进行热敷、局部按摩等减轻疼痛。

3. 用药护理　注意观察药物的副作用。急性肾盂肾炎应在症状消失、尿检查正常后继续用药 3～5 天，然后停药观察。在停药后 1、2、6 周作尿细菌培养，如均为阴性，可认为治愈。切忌停药过早或停药后不观察，以免病情迁延转成慢性肾盂肾炎。

4. 清洁中段尿培养护理　向患者解释清洁中段尿培养检查的意义和方法。采集尿培养标本时应使用灭菌容器，充分清洗外阴，消毒尿道口，避免阴道分泌物、血液、粪便污染标本。应在使用抗生素 5 天之前或停用抗生素 5 天之后留取尿液，应严格无菌操作，以确保培养结果的准确性。一般取清晨新鲜、中段尿液(尿液在膀胱中停留 6～8 小时，使细菌有足够繁殖时间)，取标本后在 1 小时内培养或冷藏保存。培养结果阳性时，应做药敏试验以指导抗菌药的选用。

5. 心理护理　告诉患者急性尿路感染大部分预后较好，消除其紧张焦虑情绪。向患者讲解该病的病因与诱因，解释各种检查的意义和方法，协助做好清洁中段尿培养标本采集和送检。

6. 健康教育

(1)教育老年人平时注意饮食营养，加强锻炼，避免过度劳累，以增强全身机体抵抗力。

(2)注意局部清洁卫生，每晚用清水或 0.1%高锰酸钾液清洁外阴及肛周皮肤，女性患者不要坐浴，勤换内裤，保持会阴部清洁卫生，增强局部抵抗力。

(3)每天多饮水、勤排尿、不憋尿是最简单最有效的预防尿路感染的措施。

(4)避免尿路不必要的尿道损伤，及时治疗局部炎症如女性阴道炎，男性前列腺炎。

(5)遵医嘱服用抗菌药物，预防复发。

第三节　老年性阴道炎患者的护理

老年性阴道炎(senile vaginitis)又称萎缩性阴道炎，常见于绝经后的妇女，本病发病率约为 26%～31%，是老年女性常见病之一。

(一) 病因和发病机制

因卵巢功能衰退，雌激素水平明显下降，阴道壁萎缩，黏膜变薄，上皮细胞内糖原含量减少，阴道内 pH 值由酸性变为碱性，失去了自净和防御能力、局部抵抗力降低，致病菌容易侵入繁殖引起炎症。97%的患者阴道分泌物中有细菌生长，多为需氧菌和厌氧菌混合感染，少数为单纯的需氧菌和单纯的厌氧菌。需氧菌多为金黄色葡萄球菌和白色葡萄球菌，厌氧菌多为类杆菌。

(二) 临床特点

1. 外阴及阴道感觉改变　外阴及阴道有干涩、瘙痒、烧灼感、隐痛等感觉，排尿时症状加重，可伴有性交痛。

2. 外阴及阴道形态改变　由于老年女性雌激素减少，外阴萎缩，阴道上皮也有不同程度的萎缩、变薄、皱襞消失、平滑，阴道壁弹性降低，抵抗力下降，易致感染。严重感染者检查见阴道呈老年性改变，黏膜充血，有小出血点，有时见浅表溃疡。溃疡面可与对侧粘连，严重时造成阴道狭窄甚至闭锁，炎症分泌物引流不畅形成阴道积脓或宫腔积脓。

3. 阴道pH值改变 阴道内pH值上升，自净功能减弱，可出现阴道分泌物增多，阴道分泌物呈稀薄，淡黄色，严重者呈血样或脓性分泌物。

(三) 实验室及其他检查

白带涂片镜检可见大量白细胞或底层细胞，但要除外滴虫、白假丝酵母菌感染。有血性白带者，应进一步检查如做宫颈刮片等检查与生殖器恶性肿瘤相鉴别。

(四) 治疗要点

治疗原则为增加阴道抵抗力及抑制细菌生长。

1. 增加阴道抵抗力 给予雌激素制剂。雌激素可以局部给药，也可以全身给药。常用药物：已烯雌酚0.125～0.25mg，每晚1次，7天为一疗程；全身用药可口服尼尔雌醇，首次4mg，以后每2～4周1次，每次2mg，维持2～3个月。乳癌或子宫内膜癌患者禁用雌激素。

2. 抑制细菌生长 1%乳酸或0.5%醋酸液冲洗阴道，每日1次，冲洗后将甲硝唑或氯霉素等1片放入阴道深部，每日1次，10天一疗程。增加阴道酸度，抑制细菌生长繁殖。

【护理评估】

1. 健康史 评估老年女性有无外阴及阴道内瘙痒、烧灼感等症状，有无白带性状、量、气味异常以及持续时间和程度，是否治疗及用药情况。了解患者月经史、闭经时间，有无卵巢手术史或盆腔炎症病史。

2. 身体状况 观察阴道皱襞的弹性，有无出血点、溃疡或粘连。

3. 实验室及其他检查 评估阴道分泌物及宫颈刮片检查情况有无异常。

4. 心理-社会状况 评估老年妇女对本病了解的状况，能否以平静的心态对待，有无焦虑、自卑心理，家属对患者的关心程度。

【常见护理诊断及合作性问题】

1. 焦虑 与病程长、易发作、症状明显有关。

2. 睡眠形态紊乱 与局部瘙痒不适有关。

3. 有皮肤完整性受损的危险 与炎症导致的阴道、外阴皮肤黏膜充血有关。

4. 知识缺乏 缺乏本病的有关知识。

【护理目标】

1. 焦虑消失，情绪稳定。

2. 局部瘙痒好转或消失，睡眠好转。

3. 阴道、外阴皮肤黏膜完整。

4. 患者了解相关知识、外阴局部清洁及正确用药的方法。

【护理措施】

1. 一般护理

(1)饮食护理：给予清淡、富含营养的饮食，避免辛辣刺激性食物。

(2)对症护理：瘙痒影响正常生活休息时，要鼓励积极治疗，并遵医嘱给予止痒药物。避免用力摩擦、搔抓，以免局部皮肤、黏膜受损。

2. 局部用药护理 进行阴道冲洗和阴道内放药时要洗净双手，毛巾、盆等要消毒干净。老年妇女阴道壁弹性降低，进行阴道冲洗和阴道内放药时动作应轻柔、缓慢，以免损伤阴道黏膜，叮嘱其放松，不要紧张，减轻痛苦。

3. 心理护理 根据老年妇女心理的状况，做好安慰、解释工作，并指导其亲属多关心、体贴她们，帮助她们树立战胜疾病的信心。

4. 健康教育

(1)保持外阴局部清洁：每日大小便后清洗外阴，勤换内裤，保持内裤及会阴部局部清洁卫生。注意不要用较热的水及刺激性大的肥皂进行清洗，以免加重外阴干燥、瘙痒症状。

(2)遵医嘱坚持正确用药。

(3)教育老年女性重视妇科检查，无论有没有症状，都要定期进行检查。如已有症状，不必有悲观、害羞的心理，及时检查能及时得到治疗。

(4)增强机体抵抗力：指导老年妇女注意坚持体育锻炼，保持愉快心情。注意合理膳食，提高机体抵抗力。

第四节 前列腺增生症患者的护理

良性前列腺增生症简称前列腺增生(benign prostatic hyperplasia，BPH)是老年男性的常见病。前列腺是男性附属性器官，前列腺增生是前列腺体和间质细胞良性增生，是细胞增多，不是肥大。一般男性从35岁以后均有不同程度的前列腺增生，多在50岁以后出现症状，60岁以上发病率超过50%，80岁时可达到90%。临床以尿频、排尿困难为主要特征，不仅使老年人排尿痛苦，还使其精神压力较大，严重影响了老年人的生活质量。

(一)病因和发病机制

前列腺增生症发病原因尚不十分清楚，目前公认与老龄及性激素平衡失调有关。

1. 性激素平衡失调 老年人体内性激素平衡失调是引起前列腺增生的重要原因。随着年龄的增加，前列腺腺泡内双氢睾酮含量增加，不断刺激前列腺腺体，导致其增生。

2. 不良饮食习惯 长期饮酒、饮咖啡、喝浓茶及喜食辛辣等刺激性食物及高脂肪、高胆固醇食物，可引起前列腺充血、增生。

3. 性生活过度 过度的性生活可导致前列腺组织长期处于充血状态，到40岁以后前列腺逐渐增生。

4. 慢性炎症 尿道炎、睾丸炎等形成的有害物质和病菌长期刺激前列腺可引起增生。

5. 其他因素 劳累、便秘、局部受凉、久坐及活动减少可诱发或加重前列腺增生。

(二)临床特点

1. 尿频 是患者最早、最常见的症状，尤其是在夜间排尿次数增多。主要因为前列腺充血刺激，残余尿量增加，膀胱有效容量减少所致。以后随着尿路梗阻加重，残余尿量增加，尿频也加重。

2. 进行性排尿困难 是前列腺增生症最主要的症状。发展缓慢，轻度梗阻时，排尿起始延迟断续、排尿时间延长；若梗阻加重，排尿费力、尿流射程短、尿细线、分叉、断续或滴沥；长期排尿困难后腹压增高，可诱发导致腹股沟疝、脱肛等。

3. 尿潴留 随着梗阻程度的加重，残余尿量的增多，长期如此可导致膀胱肌收缩无力，发生尿潴留。如果膀胱过度充盈，还会使少量尿液从尿道口溢出，出现充溢性尿失禁。便秘、饮酒、寒冷、劳累、憋尿、气候变化、久坐等情况都可诱发急性尿潴留，患者不能排尿，膀胱胀满，下腹疼痛难忍，常需去医院急诊。

4. 血尿 伴有结石发生或膀胱颈黏膜充血时可有血尿发生。

5. 膀胱炎症状 前列腺增生合并感染时可出现尿频、尿急、尿痛等膀胱炎症状。

(三)实验室及其他检查

(1)肛门指检:是诊断前列腺增生症的重要手段,检查时可触及增大的前列腺,表面光滑、质韧、有弹性、边缘清楚、中间沟变浅或消失。

(2)B超检查:可以直接测得前列腺大小。计算体积、内部结构、是否突入膀胱,经直肠超声扫描更为精确;经腹部超声检测还可测得膀胱残余尿量。

(3)其他:尿流动力学检查:可对排尿功能做出客观评价。血清前列腺特异抗原(PSA)测定:可鉴别前列腺增生和前列腺癌。

(四)治疗要点

大多数患者年老体弱,在治疗时需要考虑尿路梗阻程度和全身情况,尤其是心、肺、肾功能能否能耐受手术。无症状者不需要治疗。梗阻较轻或难以承受手术治疗的患者,可采取非手术治疗或姑息性手术。膀胱残余尿量超过50ml或曾经出现过急性尿潴留者,有肾功能损害者,应及早手术治疗,切除前列腺增生部分。

1. 药物治疗 α受体阻滞剂,可使膀胱颈及前列腺平滑肌松弛,解除尿路梗阻。激素类以5α-还原酶抑制剂(非那雄胺)最为常用,可使前列腺体积逐渐缩小,控制前列腺增生,临床症状改善。雌激素副作用大,宜慎用。

2. 理疗 如射频和微波治疗,也有助于改善症状。

3. 手术治疗 梗阻严重的前列腺增生,应考虑手术治疗切除前列腺增生部分。

4. 其他疗法 如激光治疗、经尿道气囊高压扩张术、经尿道高温治疗、前列腺尿道支架网等。

知识链接

经尿道前列腺电切术(TUR-P)

经尿道前列腺电切术(Transurethral resection P, TUR-P),是一项将传统高频电刀外科技术与新型汽化电极相结合的腔内前列腺切除新技术。该技术不需手术刀切开进行开放性手术,而是将膀胱电切镜从尿道内插入,直达前列腺部位,在直接观察下利用电流,通过汽化切割作用,使被切除组织迅速加热汽化,并使切除面产生深达2~3mm的蛋白凝固层,从而有效地减少切割过程中的出血及液体的吸收。手术具有出血少、无手术切口、创伤小、术后恢复快、治疗效果好等优点,为前列腺增生症的首选手术方式。适用于大多数老年患者,尤其是身体条件较差、不能耐受开放手术的患者。术后一般2天可下床活动,4~5天拔除导尿管,自行排尿,5~6天出院。

【护理评估】

1. 健康史 详细询问老年人有无尿频、夜尿增多、进行性排尿困难等表现,诊治经过及用药效果。询问老年人有无反复发作下尿路感染、膀胱结石或肾功能不全等疾病,考虑有无前列腺增生的可能;注意有无便秘、饮酒、寒冷、劳累、憋尿等因素诱发急性尿潴留的病史;有无合并高血压、冠心病、肺气肿等疾病。

2. 身体状况 直肠指诊了解前列腺大小、质地、表面情况。

3. 实验室及其他检查 评估患者有无前列腺增大,性质有无改变;膀胱内有无残余尿量;尿流动力学是否异常,PSA是否异常等。

4. 心理-社会状况 长期排尿困难或反复出现尿潴留,影响老年人睡眠、休息等正常生活，严重时影响社交活动，加重老年人精神负担。因此要评估老年人有无紧张、焦虑情绪，家庭对老年人的关心程度。准备手术治疗的老年人，担心出现危险而产生恐惧，评估时应予注意。

【常见护理诊断及合作性问题】

1. 排尿形态异常：排尿困难、尿潴留　与前列腺增生引起尿路梗阻有关。

2. 睡眠形态紊乱　与夜尿、尿路梗阻、遗尿和感觉自尊受损有关。

3. 有感染的危险　与尿潴留有关。

4. 焦虑、恐惧　与排尿困难或尿潴留影响睡眠以及担心手术预后有关。

【护理目标】

1. 排尿困难、尿潴留缓解或解除。

2. 睡眠好转。

3. 无尿路感染的发生。

4. 焦虑、恐惧消除，情绪稳定。

【护理措施】

1. 一般护理

(1)饮食护理：加强营养，给予易消化的高蛋白、高维生素、高纤维素、低脂肪饮食。不要在短时间内饮大量水，以免导致膀胱急剧扩张而引起膀胱紧张度丧失。避免喝酒或有利尿作用的饮料，以免增加膀胱胀满不适，引起尿潴留，增加老年人的痛苦。

(2)生活护理：指导老年人养成良好的生活方式，生活起居要有规律，注意保暖，开展适当的体育锻炼，增强体质。夜间尿频时应尽量在床旁放便器或床尽量靠近洗手间，防止跌倒等意外发生。叮嘱老年人，有尿意时不要憋尿，应马上排尿，训练排尿功能。

2. 用药护理

(1)α受体阻滞剂：该药起效快，但副作用多，主要有头痛、心悸、鼻塞和直立性低血压等，合用降压药时应密切观察血压变化，注意安全方面的护理。

(2)激素相关类药物：该药无明显不良反应，不影响男性性功能，但服药男性精液中存在5α-还原酶抑制剂，可使孕妇的男性胚胎外生殖器异常。此类药物起效较慢(服药3个月以后)，停药后前列腺恢复增生，因此需终身服药。故要做好解释工作，鼓励老年人坚持服药。

3. 尿潴留的护理　如发生急性尿潴留，应给予留置导尿术，必要时可行耻骨上膀胱造口术，以引流尿液、控制感染、预防发生尿毒症，待全身情况改善后再行手术。在留置导尿或耻骨上膀胱造口引流期间，要保持持续引流通畅，为预防感染应每天2次冲洗膀胱，冲洗时应遵循少量、多次、微温、低压、无菌的原则。

4. 手术治疗的护理

(1)术前护理：向患者介绍手术治疗的目的和方法、手术前后的注意事项，消除老年人的恐惧心理。做好术前常规准备，如术前3～4天训练老年患者在床上排大、小便等。

(2)术后护理：密切观察患者的意识、生命体征变化，保持呼吸道通畅。平卧3日后改为半卧位。术后腹胀消失、肛门排气后给予半流质饮食，嘱患者应多饮水，尿量增多可以起到内冲洗作用。注意保暖。保持大便通畅(详见专科护理)。

5. 心理护理　向老人及家属介绍前列腺增生症的病因、发病与特征，嘱家属多关心、体贴和安慰老年人。给予耐心解释，配合治疗护理，树立战胜疾病的信心。

6. 健康教育

(1)指导患者保持乐观的情绪,养成良好的生活习惯。生活要规律,饮食以清淡为主,避免辛辣刺激食物,忌烟酒。睡眠要充足,保持大便通畅。注意保暖,避免受凉和劳累。避免久坐不动。性生活要适度,以防引起急性尿潴留。

(2)指导老年男性坚持每年进行直肠指诊、前列腺 B 超检查,了解前列腺增生情况。

(李佳敏)

思考题

1. 如何指导老年性阴道炎患者局部用药?
2. 简述前列腺增生症患者的临床特点。
3. 简述尿路感染患者的健康教育内容。
4. 患者男性,67 岁,近半年出现夜间排尿次数增多,排尿费力,滴沥不尽。患者认为人老了就是这样。1 天前受凉后排不出尿,痛苦难忍,立即到医院就诊。

请问:(1)该老人可能的医疗诊断是什么?

(2)如果要确诊需要做哪些检查?该如何治疗?

(3)该老人目前主要护理问题有哪些?该如何护理?

5. 患者女性,66 岁,畏寒、发热 3 天,体温最高达 39℃,伴尿频、尿急、尿痛、腰部酸痛。医疗诊断:急性尿路感染。

请问:(1)该老人目前主要护理问题有哪些?该如何护理?

(2)如果取清洁中段尿培养,该注意什么?

第十三章　老年内分泌系统及代谢性常见疾病患者的护理

学习目标

1. 掌握老年人常见内分泌及代谢性疾病患者的护理措施。
2. 熟悉老年人常见内分泌及代谢性疾病的临床特点。
3. 了解老年人内分泌系统的生理性变化；老年人内分泌系统常见疾病病因及发病机制。
4. 学会对老年人常见内分泌及代谢性疾病患者进行护理评估，具有运用护理程序对老年人实施整体护理的能力。
5. 熟练掌握糖尿病患者的饮食计算和安排、胰岛素的使用。

内分泌系统由内分泌腺和具有内分泌功能的细胞组成。它们分泌的激素通过血液循环到达靶细胞，与相应的受体结合，调节人体的代谢过程、脏器功能、生长发育、生殖衰老等生命现象，维持机体内环境的相对稳定，以适应内外环境的变化。随着年龄的增长，内分泌系统也与其他系统一样发生一系列形态和功能的变化。一般规律是：腺体萎缩，重量减轻，激素分泌量减少（但也有例外），应激储备能力降低，激素与靶细胞的亲和力下降，进而调节机体的功能全面减弱，易导致内分泌、代谢紊乱而诱发、引起许多疾病，或使这些疾病加重。所以，护理人员不仅要了解该系统正常老化过程，还要具备一定的识别能力，才能对老年人现存的或潜在的代谢与内分泌系统方面的健康问题做出正确的评估，实施整体护理。

第一节　老年人内分泌系统的生理变化

（一）垂体

50岁以后垂体的体积逐渐缩小，重量减轻，到高龄时可减轻20%。垂体细胞分裂次数减少，脂褐质沉积，纤维组织增生。但由于靶腺细胞激素分泌减少，对下丘脑-垂体负反馈作用减弱，所以垂体激素的分泌量有不确定性，有些激素（如生长激素）分泌量下降，有些激素（如促肾上腺皮质激素、促甲状腺素）无明显变化或增加。

（二）甲状腺

随着年龄增加，老年人甲状腺体积逐渐缩小，胶质增多，间质纤维组织增生，故老年人甲状腺结节发生率高。甲状腺素分泌减少，尤其是三碘甲状腺原氨酸（T_3）减少更为明显，健康老年人较年轻人的 T_3 男性减少 20%，女性减少 10%。甲状腺的老化，给老年人带来全身性变化，如基础代谢率降低，产热量减少，间接影响体温调节，因而老年人耐寒能力下降；同时可表现出心率减慢、思维反应慢、高胆固醇血症等。

（三）肾上腺

老年人的肾上腺重量减轻、皮质变薄、出现多灶性增生。皮质和髓质细胞数目减少，皮质细胞内有脂褐质沉积，包膜、间质和血管周围纤维组织增生，血清醛固酮水平下降，在应激状态下儿茶酚胺分泌延迟。由于老年人下丘脑-垂体-肾上腺素轴功能减退，使老年人对外环境的适应能力和应激反应能力均下降。表现为对过热、过冷、缺氧、创伤等耐受力减退，体力明显下降，劳累后恢复时间延长。

（四）胰岛

老年人的胰岛萎缩，胰岛内有淀粉样沉积，β 细胞减少，功能减退，胰岛素释放延迟，细胞膜的受体减少，对胰岛素的敏感性降低；胰岛内 α 细胞分泌的胰高血糖素异常增加，这是老年人 2 型糖尿病的发病率增高的原因。

（五）性腺

老年男性睾丸萎缩，生精小管功能减退，精子生成减少。睾丸间质细胞减少，60 岁以后，血中睾酮水平开始下降，到 85 岁时较成年人下降约 35%，性及生殖功能减退。女性随年龄增长，卵巢逐渐萎缩，雌激素水平降低，出现自然闭经、性器官萎缩、生育功能丧失。由于性激素减少，骨质疏松、冠心病、高脂血症发病率增高。

（六）松果体

松果体位于下丘脑，它分泌多种神经肽和神经递质来调节生殖、免疫及生物钟节律。其中的褪黑素，具有抗氧化、清除自由基、抗衰老作用。松果体随着年龄增长而老化，褪黑素分泌逐渐减少，其抗氧化、调节免疫等功能也随之减弱。

第二节 老年甲状腺功能亢进症患者的护理

甲状腺功能亢进症（hyperthyroidism）简称甲亢，是由于甲状腺素分泌过多，导致氧化代谢过程加速，代谢率增高的一种内分泌疾病。本病多见于青年人，但老年甲亢并非少见，老年甲亢约占甲亢的 10%～17%。

（一）病因和发病机制

甲亢最常见的类型是弥漫性甲状腺肿伴甲亢（Graves 病），其病因和发病机制未完全明了，一般认为与自体免疫反应有关。60 岁以上的甲亢则多由毒性结节性甲状腺肿所致。

（二）临床特点

老年甲亢的临床表现不一，可以为典型表现，也可为不典型表现。国内文献报道 60 岁以上的甲亢，不典型者约占 50%。

1. 代谢率增高的表现 怕热多汗、疲乏无力、食欲亢进、消瘦等。

2. 精神、神经症状 典型甲亢表现精神、神经兴奋性增加，如神经过敏、易激动、多语好动、行动急促、烦躁多虑。但老年患者这些症状不明显，有些反而表现为软弱无力、抑郁、淡漠、嗜睡、反应慢，此所谓淡漠型甲亢。有些则表现为精神异常，如幻觉、妄想等，这些表现易误诊为其他疾病。

3. 心血管系统症状 患者常有心悸，体检可有窦性心动过速（休息、睡眠时心率仍快）、心律失常、心音亢进，收缩压增高、脉压增大等表现。但老年患者心率增快不明显，40%的患者心率<100次/分钟，部分患者甚至<80次/分钟。心房颤动的发生率随年龄增加而增加，可见于1/3～1/2的患者，明显高于青壮年患者。资料显示，原因不明的心房颤动中约10%是由甲亢引起。甲亢可伴缺血性心脏病，引起心绞痛。老年甲亢易并发甲亢性心脏病而引起心脏增大和心力衰竭。

4. 消化系统症状 典型甲亢患者食欲亢进，多食善饥，体重减轻。甲状腺素刺激肠蠕动引起排便次数增多，大便稀溏。但老年患者食欲亢进者不到1/4，反而表现为食欲减退，甚至厌食。腹泻者也不多，反而表现为便秘，但也可表现为顽固性腹泻。部分老年甲亢患者可出现恶心、呕吐、腹痛，严重者有恶病质表现，易造成误诊。

5. 甲状腺肿大 多有甲状腺弥漫性、对称性肿大，质软，表面光滑，部分患者甲状腺上可闻及血管杂音。但老年患者1/3可无甲状腺肿大，肿大者肿大程度也较轻，半数呈结节性肿大。仅25%患者可听到血管杂音。

6. 突眼征 眼球突出，眼裂变大，目光闪烁、炯炯有神，呈惊愕表情。但老年甲亢突眼征相对少见，发生率不到30%。

7. 其他 部分患者以肝功能损害和黄疸、骨质疏松和骨折为主要表现。

8. 甲状腺危象 甲状腺危象是甲亢严重的并发症，死亡率高达60%～80%，老年患者尤其危险。精神刺激、感染、创伤、甲亢手术准备不充分等是常见诱因。表现为高热、心率明显加快、大汗淋漓、恶心、呕吐、腹泻、甚至脱水、休克、昏迷，终至死亡。由于老年人甲亢表现不典型，甲状腺危象也不典型。老年甲亢患者如病情突然加重，体温升高达38～39℃，应视作甲状腺危象。淡漠型甲亢发生危象时，神经反射普遍减弱，心率减慢，体温不升，心力衰竭、休克。应予高度重视。

（三）实验室及其他检查

由于老年甲亢不典型多见，因此实验室检查尤为重要。甲亢患者T_3、T_4增高，TSH常低于正常。甲状腺摄碘率增高，高峰提前。

（四）治疗要点

甲亢的治疗主要包括应用抗甲状腺药物、放射性^{131}I治疗和甲状腺次全切术3种方法。3种治疗方法各有其适应证和禁忌证。

1. 抗甲状腺药物 常用的有丙基硫氧嘧啶和甲巯咪唑、甲亢平等。治疗可分为初治、减量和维持3个阶段，总疗程约1～2年。抗甲状腺药物的不良反应主要是粒细胞减少。如白细胞低于$3\times10^9/L$，应暂停抗甲状腺药物。

2. 放射性^{131}I治疗 放射性^{131}I治疗是老年甲亢治疗的最佳方案，具有方便、安全、有效的特点，国内报告治愈率80%以上，总有效率95%以上。本疗法的并发症主要是甲状腺功能减退。

3. 手术治疗 老年患者尤其是合并有心脏病者，不宜手术。但较大的结节性甲状腺肿伴甲亢如无手术禁忌证，仍以手术为宜。

【护理评估】

1. 健康史 询问发病前是否存在感染、劳累、创伤、精神刺激等诱发因素；询问患者有无食欲亢进、体重减轻、疲乏无力、怕热、多汗、心悸、失眠、急躁易怒、慢性腹泻、手指发抖等表现，了解女性患者有无月经异常；了解患者有无家族史。

2. 身体状况 评估患者意识是否清晰，有无消瘦、贫血，突眼和甲状腺肿大的程度，有无心脏增大、心动过速、脉压增大、心律失常、心力衰竭等心血管表现。

3. 实验室及其他检查 评估血清 T_3、T_4是否增高、抗体有无异常，甲状腺摄^{131}I率及甲状腺放射性核素扫描是否正常。

4. 心理-社会状况 评估患者患病后的情绪反应，在检查、治疗和护理时能否与医护人员配合，与他人交往有无障碍，有无自卑心理。

【常见护理诊断及合作性问题】

1. 营养失调:低于机体需要量 与机体代谢率增高、消化吸收障碍有关。

2. 活动无耐力 与蛋白质分解增加、甲亢性心脏病、肌无力等有关。

3. 个人应对无效 与甲亢所致精神神经系统兴奋性增高，性格与情绪改变有关。

4. 有组织完整性受损的危险 与浸润性突眼有关。

5. 自我形象紊乱 与突眼和甲状腺肿大引起的身体外观改变有关。

6. 潜在并发症 甲状腺危象。

【护理目标】

1. 知道正确的饮食管理，恢复并维持正常体重。

2. 活动量逐步增加，活动时无明显不适。

3. 能有效地控制焦虑和紧张情绪，知道正确处理生活事件的方法。

4. 能正确采取保护眼睛的措施，视觉无异常改变。

5. 能正确认识自我，保持良好的形象，人际交往正常。

6. 能主动避免诱发甲状腺危象的因素，一旦发生能及时发现并配合处理。

【护理措施】

1. 一般护理

(1)休息:由于患者常乏力、易疲劳，故需充分休息，避免紧张和劳累。重症患者及合并心力衰竭、心律失常者，应注意卧床休息。

(2)环境:甲亢患者情绪不稳定、易激动，故要为患者提供安静、整洁、舒适的环境。避免强光和噪音刺激。室内要通风，室温在20℃左右为宜。

(3)饮食:因代谢率高，能量消耗大，应给予患者高热量、高蛋白、高维生素饮食。补充足量的水分，防止脱水。避免食用含碘丰富的食物，如海带、紫菜等，以免甲状腺素合成增加。忌饮对中枢系统有兴奋作用的饮料，如酒、咖啡、浓茶。禁食刺激性食物，如辣椒等。

(4)皮肤护理:患者出汗多，应勤洗澡常换内衣、床单，保持皮肤清洁干燥。

(5)病情观察:①监测体温、脉搏、呼吸、血压、心率(心律)的变化，观察患者的食欲、体重、大便情况，有无精神、神经、肌肉方面的变化;②观察突眼症状、甲状腺肿大的情况及变化;③注意有无甲状腺危象、心力衰竭等并发症的发生，以便及时发现和处理。

2. 对症护理

(1)突眼的护理:①睡眠时抬高枕头，限制钠盐摄入可减轻球后水肿，改善眼部症状;②用0.5%氢化可的松眼药水或抗生素眼药水滴眼，以免干燥、感染。睡前应用抗生素眼膏，眼睑不能闭合者覆盖纱布或眼罩，防止结膜炎、角膜炎的发生，一旦发生要及时处理;③外出戴墨镜，以防止强光、风沙和灰尘刺激;④每日做眼球运动以锻炼眼肌，改善眼肌功能。

(2)甲状腺危象的护理:①安置患者于安静、气温偏低的环境中,绝对卧位休息,避免一切刺激,烦躁不安者给镇静剂,持续氧气吸入;②监测生命体征和神志的变化,准确记录24小时出入液体量;③给予高热量、高蛋白、高维生素饮食,及时补液和纠正电解质紊乱;④遵医嘱严格按规定的时间和剂量给予抢救药物;⑤发热患者尽快行物理降温,如冰袋、酒精擦浴、凉水灌肠等,躁动不安者使用床栏保护患者安全,昏迷者按昏迷常规护理;⑥指导患者加强自我心理调整,避免感染、精神刺激、劳累、不规则服药等诱发因素。

3. 用药护理

(1)抗甲状腺药物治疗的护理:①硫脲类抗甲状腺药对已合成的甲状腺素无作用,在用药两周左右才开始生效,应向患者说明,以免患者在用药后不见即时疗效而心生疑虑,加重心理负担;②由于甲亢的疗程较长,在治疗过程中应遵医嘱调整用药剂量,向患者说明不能随便中断治疗或自行变更药物剂量,要监督患者按疗程服药;③注意观察药物不良反应:患者在服药最初1～2个月内可出现药物性皮疹、中性粒细胞减少。严重的毒性反应为粒细胞缺乏症和剥脱性皮炎,故服药初期需每周查白细胞总数和分类1次,以后每2～4周检查1次。若白细胞低于$3\times10^9/L$或中性粒细胞低于$1.5\times10^9/L$,则应停药,并进行保护性隔离,预防交叉感染。轻型药疹给予抗组胺药物可缓解,如出现剥脱性皮炎,则应立即停药。

(2)放射性^{131}I治疗的护理:①接受放射性^{131}I治疗的患者,治疗前后1个月内不能服用含碘的药物和食物;②治疗第1周不要用手按压甲状腺,避免精神刺激和预防感染;③应空腹服药,治疗后2小时不吃固体食物,以防呕吐丢失^{131}I,服药后24小时内不要咳嗽、咳痰,以免^{131}I丢失;④服^{131}I后一般3～4周方显效,此期间应卧床休息,鼓励患者多饮水,以增加尿量;⑤患者的排泄物、衣服、被褥、用具等须单独存放,待放射作用消失后再做清洁处理,以免污染环境。在处理患者的物品及排泄物时戴手套,以免造成自身伤害;⑥密切观察病情,如出现发热、心动过速、大量出汗、神经过度兴奋等表现时,应考虑并发甲状腺危象的可能,要及时与医生联系,做好抢救准备。

4. 心理护理 向患者解释情绪、行为改变的原因,提高对疾病的认知,解除患者焦虑和紧张心理,增强自信心,积极配合治疗。告诉患者有效的治疗可以使突眼征消失,消除患者的自卑心理。医护人员应体谅患者,鼓励患者表达其内心感受。避免患者受到精神刺激和创伤,与患者交流时应态度和蔼,避免刺激性语言。随时注意患者的情绪变化,避免过度激动。指导患者学习应对焦虑的技巧,如缓慢的深呼吸、全身肌肉放松、转移注意力等。了解患者家庭和工作环境,请家属配合,帮助患者建立舒畅愉快的生活氛围,鼓励家属给予患者心理支持。

5. 健康教育 本病的预后与患者的年龄、遗传素质、病情、治疗方式和疗效等有关。多数患者的病程冗长,反复发作,部分患者经药物治疗后甲亢症状可以控制,少数无需治疗而自行缓解。为使患者能够获得较好的预后,应给予正确的健康教育。

(1)教育患者保持身心愉快,避免过度劳累和不良精神刺激。家属应和患者建立良好的关系,理解患者的情绪和行为的改变。

(2)帮助患者及其家属了解甲亢的基本知识,教会患者自我监护和自我护理的方法,如上衣宜宽松,避免压迫肿大的甲状腺,严禁用手挤压甲状腺等。如有甲亢危象等并发症时及时就医。

(3)注意休息,合理安排工作与生活,避免过度劳累。

(4)指导患者加强营养,不使用碘盐,避免高碘饮食。

(5)坚持长期用药,并按时按量服用,不随意减量或停药。

(6)定期复查 T_3、T_4.,及时调整治疗方案。

第三节 老年糖尿病患者的护理

糖尿病(diabetes mellitus)是老年人常见的疾病,其发病率有逐年增高的趋势。本病是由于胰岛素分泌绝对或相对不足,导致以糖代谢紊乱为主,继发脂肪、蛋白质、水盐代谢紊乱的一种内分泌代谢性疾病。典型症状是三多一少。如不能加以控制,常发生多种并发症,影响患者的生存和生活质量。

(一)病因和发病机制

尚未完全明了。一般认为糖尿病的发生与遗传和环境因素有关。老年糖尿病的发生除遗传和环境因素外,还有生理性老化的原因。随着年龄的增长,老年人胰岛β细胞逐渐减少,胰岛素释放延迟,糖耐量减低;老年人靶细胞上胰岛素受体数目减少,组织对胰岛素的敏感性降低,肌肉组织对糖的利用减少;老年人胰高血糖素分泌增加等,这些都是老年糖尿病的易发的原因。老年人生活方式改变,如活动减少,体重增加,吸烟等,也对糖尿病的产生有重要影响。

(二)临床特点及并发症

糖尿病可分为1型糖尿病、2型糖尿病、其他类型糖尿病和妊娠期糖尿病,老年人多为2型糖尿病。糖尿病的典型表现是三多一少,即多尿、多饮、多食、体重减少。但老年糖尿病具有以下特点:①临床表现不典型或缺如。老年糖尿病一般较轻,三多一少症状不典型,不但多无消瘦,反表现为肥胖。由于老年人渴觉减退,血糖虽高,但口渴多饮不明显。部分老年人无症状,仅在健康检查时发现。②老年糖尿病并发症较多,常见以并发症为首发症状而就诊,如高血压、高血脂、冠心病、肾病变,脑血管意外、各种感染症状、肢体麻木、刺痛等。③致残率、病死率高。

本病的慢性并发症常见的有:

(1)大血管病变:主要是大中动脉粥样硬化,常导致冠心病、急性脑血管病、肾动脉硬化和肢体动脉硬化。据统计,70%的老年糖尿患者死于心脑血管并发症。

(2)微血管病变:是糖尿病特有的改变。可导致肾小球硬化,引起糖尿病性肾病。心脏微血管病变可导致心肌广泛性、小灶性坏死,引起糖尿病性心肌病。糖尿病视网膜病变是导致老年人视力减退和失明的常见原因。

(3)神经病变:以周围神经病变最常见,可引起感觉和运动障碍。自主神经病变可影响胃肠、心血管、泌尿系统和性功能,表现为腹泻、便秘、心悸、尿失禁和尿潴留、阳痿等。

(4)糖尿病足:多见于病程在10年以上的老年人。由于周围神经病变、下肢动脉供血不足及细菌感染等多种因素,引起足部疼痛、皮肤溃疡,肢端坏疽等,称为糖尿病足,是截肢、致残的重要原因。

(5)感染:糖尿病患者免疫力下降,极易并发各种感染,如皮肤化脓感染、真菌感染、泌尿系感染、肺结核等。

急性并发症常见的有糖尿病酮症酸中毒。

（三）实验室及其他检查

空腹血糖测定对糖尿病的诊断有重要价值。1999 年 10 月我国糖尿病学会规定空腹血糖≥7.0mmol/L 或随机血糖≥11.1mmol/L，可诊断糖尿病。但在老年人，餐后 2 小时血糖更重要，因老年人糖耐量生理性减低，餐后 2 小时血糖比空腹血糖更能及时反应血糖升高情况。尿糖定性可做参考，尿糖阴性，不一定就排除糖尿病，尤其是老年人。因老年人多有肾动脉及肾小球硬化，往往血糖很高，但尿糖始终阴性。

（四）治疗要点

糖尿病的治疗原则是控制高血糖，纠正代谢紊乱，防治并发症，提高生活质量。治疗应早期、长期、综合治疗，措施个体化。综合治疗包括饮食疗法、运动疗法（见护理措施），血糖监测，应用降糖药物或胰岛素，糖尿病教育。饮食治疗和运动疗法是治疗糖尿病基础措施，应长期坚持。

【护理评估】

1. 健康史　询问有无糖尿病家族史。有无病毒感染、肥胖、多次妊娠等诱发因素。了解患者的生活方式、活动情况等。患病的起始时间，有无“三多一少”症状，女性患者是否有外阴瘙痒，病情是否逐渐加重，检查、治疗经过。了解患者有无感染、心绞痛、肢体麻木、视力减退等并发症的症状。询问患病后对患者的生活如睡眠、饮食、大小便有无影响等。

2. 身体状况　观察患者的体型，是否肥胖或消瘦，判断有无并发症的体征，如呼吸是否深快、呼出气体有无烂苹果味；有无心脏扩大、心律失常和心力衰竭等心脏体征；有无眼底出血、白内障、视力减退等；有无足背动脉搏动减弱、足趾坏疽等体征。肢体有无感觉障碍、腱反射改变等。

3. 实验室及其他检查　评估患者尿糖、血糖、糖耐量试验（OGTT）及其他检查结果如尿常规、血脂是否异常。血糖控制是否满意。

4. 心理-社会状况　糖尿病是一终身疾病，应了解患者患病后的心理反应，有无沮丧、恐惧心理。评估患者对糖尿病有关知识的了解情况，家庭成员对疾病的认识及态度。家庭经济状况，长期治疗有无影响家庭生活及造成经济负担。出院后社会保健医疗条件等。

【常见护理诊断及合作性问题】

1. 营养失调：高于机体需要量　与机体代谢紊乱、活动减少、热量摄入过多有关。

2. 营养失调：低于机体需要量　与机体代谢异常、消耗过多有关。

3. 有感染的危险　与代谢紊乱、机体抵抗力下降有关。

4. 焦虑　与血糖控制不佳及长期治疗加重经济负担有关。

5. 潜在并发症　酮症酸中毒、冠心病、脑血管病、低血糖反应。

6. 知识缺乏　缺乏有关用药和自我保健知识。

【护理目标】

1. 患者血糖控制良好、体重指数正常或接近正常，并保持稳定。
2. 不发生感染或发生感染时能及时发现并处理。
3. 能正确地对待自己的健康状况，有效地控制焦虑。
4. 未发生急、慢性并发症或发生时能及时发现和配合处理。
5. 能获取糖尿病有关知识，自我护理能力增强。

【护理措施】

1. 饮食护理 饮食治疗是糖尿病治疗的基本措施。不管是否应用降糖药和胰岛素，都应长期坚持。饮食治疗就是根据患者的具体情况，控制总热量摄入，合理调配饮食，进而达到控制血糖，消除症状，减少并发症的目的。具体是：

(1)计算每日所需总热量：按患者的性别、年龄、身高或标准体重[标准体重(kg)＝身高(cm)－105]、活动强度等计算每日所需总热量。成年人休息者每日每公斤标准体重给予热量105～126kJ(25～30kcal)；轻体力劳动者126～146kJ(30～35kcal)；中体力劳动者146～167kJ(35～40kcal)；重体力劳动者167kJ(40kcal)以上。营养不良或有消耗性疾病者应酌情增加，肥胖者酌减，使患者体重恢复至标准体重的±5%左右。

(2)营养物质含量：饮食中碳水化合物每日约200～300g，占总热量的50%～60%；蛋白质含量成人每日每公斤标准体重0.8～1.2g，约占总热量的15%～20%；脂肪每日每公斤标准体重0.6～1.0g，约占总热量20%～25%。

(3)合理分配：根据生活习惯、病情和配合药物治疗的需要，可按每日三餐分配，一般为1/5、2/5、2/5或1/3、1/3、1/3。三餐饮食内容要搭配均匀，每餐均有碳水化合物、脂肪和蛋白质，而且要定时定量。

(4)饮食注意事项：①控制总热量：控制饮食的关键在于控制总热量。当患者因饮食控制而出现饥饿感时，可用蔬菜、豆制品、高纤维素食物来充饥，保持总热量不变。②合理选择食物：主食提倡用粗制米、面和适量杂粮；严格限制各种甜食，如食糖、糖果、甜点心、含糖饮料和水果；蛋白质应有1/3动物蛋白，以保证必需氨基酸的供给；尽量食用含不饱和脂肪酸的植物油，忌食或少食含饱和脂肪酸的动物油；食物中增加纤维素含量，保持大便通畅；限制饮酒。③预防低血糖：进食时间应尽量固定，而且要与运动、注射胰岛素及口服降糖药物的时间配合好。

知识链接

糖尿病饮食疗法的认识误区

饮食疗法作为糖尿病的基本治疗方法，已为多数病人所接受。但也有一些病人和家属对饮食疗法的认识还存在着一些误区，常见的有：①主食吃得越少越好；②用了降糖药或胰岛素后就不需要控制饮食；③副食及豆制品不含糖，可以多吃；④只要是甜的食物就不能吃；⑤偏方验方可治愈糖尿病，降糖食品可放心食用；⑥南瓜能治糖尿病，可多吃南瓜；⑦绝对不能吃水果；⑧粗粮含纤维多，对身体有利，只吃粗粮不吃细粮；⑨饮酒不影响血糖的控制；⑩不能喝牛奶。

2. 合理运动 适当的运动能提高胰岛素的敏感性、降低血糖、血脂，有利于减轻体重，增强体质，还可减轻患者的压力和紧张情绪。根据年龄、体力、病情、个人爱好及有无并发症等条件选择运动方式，如步行、慢跑、骑自行车、健身操、太极拳、游泳及家务劳动等。提倡有氧运动，运动使患者的脉率达到：170－年龄(如50岁的患者运动时脉率可达120次/分钟)，活动时间每次约30分钟左右，每天1次，或每周4～5次。应注意：

(1)运动前请专科医护人员指导，根据病情决定运动方式、时间及运动量。逐渐增加运动时间和运动量，以不感到疲劳为度。不要在空腹时运动，以免发生低血糖。

(2)预防意外发生：运动时随身携带糖果或点心，当出现饥饿感、心慌、出汗、头晕及四肢无力或颤抖等低血糖症状时及时食用。在运动中若出现呼吸费力、头晕、眼花、大汗淋漓、面色苍白、胸闷、心悸、胸痛等应立即停止运动,原地休息。

(3)运动要避开恶劣天气,不在酷暑及炎热的阳光下或严冬凛冽的寒风中运动。

(4)运动时随身携带糖尿病卡,卡上写有患者的姓名、年龄、家庭住址、电话号码和病情,以备急用。

3. 用药护理

(1)指导患者按医嘱服药:根据病情合理选药,患者自己不能随意更改药物;根据血糖水平按时按剂量服药,不可随意增量或减量。

(2)口服降糖药物的护理:注意观察药物的疗效和不良反应:①磺脲类药物的主要不良反应是低血糖反应,其他还有消化道反应、肝功能损害、皮肤瘙痒、白细胞减少、血小板减少、溶血、再生障碍性贫血等。②双胍类药物的主要不良反应是胃肠道反应,如口干、口苦、金属味、厌食、恶心、呕吐、腹泻等,饭后服用或从小剂量开始可减轻此类不良反应。个别患者有皮肤红斑、荨麻疹等过敏现象。因双胍类药物促进无氧糖酵解,产生乳酸,在肝、肾功能不全、休克或心力衰竭者可诱发乳酸性酸中毒。

(3)胰岛素治疗的护理:

1)剂量的选择:①按尿糖定性选择剂量:班氏试验呈绿色(+),以调整饮食为主;黄色(++)用4U;橙红(+++)用8U;砖红(++++)用12U。以上是首次用量,以后依据餐前尿糖定性实验结果调整。如(+)可维持原量或加4U,如(++)可加4~8U,如(-)可维持原量或减4U,以此类推。②按24小时尿糖总量选择剂量:每2g糖用1U胰岛素计算出胰岛素的1天量。开始先用半量,分3次餐前皮下注射。以后据每餐前尿糖定性结果,调整剂量。③按血糖浓度选择剂量:可按以下公式计算:(血糖克数-0.1)×3×体重(kg)=胰岛素用量(U)。一般先用计算量的1/3~1/2,以免发生低血糖,以后据血糖、尿糖检测结果而调整。

2)胰岛素的不良反应及护理:①低血糖反应:与胰岛素使用剂量过大、饮食失调或运动过量有关。如血糖低于2.8mmol/L时患者会有饥饿感、头昏、心悸、多汗、饥饿等表现,若低血糖持续较久或继续下降,会有神志改变甚至昏迷。对低血糖反应者,应及时进食糖类食物如糖果、饼干、含糖饮料等或静脉推注50%葡萄糖20~30ml。②变态反应:表现为注射部位瘙痒,局部出现红、肿、热、痛及硬结,少数有全身荨麻疹,罕见过敏性休克。发现变态反应后,应立即更换胰岛素制剂种类,使用抗组胺药物、糖皮质激素及脱敏疗法等,严重者需停用或暂时中断胰岛素治疗。③胰岛素性脂肪营养不良:注射部位出现脂肪萎缩或增生,局部硬结。停止使用该部位后可缓慢自然恢复,如出现硬结,可用热敷,但要避免烫伤。

3)使用胰岛素的注意事项:①注射前查看胰岛素制剂是否浑浊及失效,核对注射时间和剂量,确保准确无误。②胰岛素制剂不能冰冻保存,应避免温度过高或过低(不宜<2℃或>30℃)。③使用胰岛素空针时应注意注射器与胰岛素的浓度含量匹配,将胰岛素摇匀后抽取,但不可剧烈晃动。长、短效胰岛素混合使用时,应先抽短效胰岛素,再抽长效胰岛素,然后混匀,不可反向操作,以免将长效胰岛素混入短效胰岛素内,影响其速效性。④注射时须等消毒皮肤的乙醇干后再注射,以免带入改变药效。⑤胰岛素采用皮下注射法。胰岛素于餐前15~30分钟使用。可注射的部位有上臂三角肌、大腿前侧、臀部、腹部。应经常更换注射部位,避免两周内在同一部位注射2次,针眼之间至少间隔1.5~2.0cm,以防组织硬化,影响吸收。

4. 预防感染

(1)饮食控制合理而不过分,保证足量热量和蛋白质供给,以增强机体抵抗力。

(2)注意个人卫生、保持全身和局部清洁，尤其是口腔、皮肤、会阴部的清洁。做到勤洗澡和勤换衣服。女性糖尿患者因尿糖刺激常有外阴瘙痒现象，故每次小便后，最好用温水清洗外阴，洗后擦干，以防止和减少瘙痒和湿疹发生。

(3)糖尿病足的护理关键是预防皮肤损伤和感染，如每日进行足部皮肤的清洗、按摩，勤修指甲，鞋袜应平整、宽松。观察足部皮肤颜色、温度和湿度的变化，有皮损、破溃或感染时及时处理。

(4)护理操作时应严格无菌技术。

(5)观察有无与感染发生有关的症状和体征，做到及早发现，及时报告。

5. 心理护理　糖尿病早期症状不典型，患者常因对其后果缺乏认识而不严格限制饮食。这时应帮助患者了解糖尿病的发生、发展和预后，引起患者重视。随着病程的延长、血糖控制不佳和并发症的出现，患者逐渐对治疗失去信心，产生焦虑、抑郁的心理。护理人员应理解和关心患者，告诉患者及其家属糖尿病虽然不能根治，但通过综合治疗，患者能和正常人一样生活和长寿，帮助患者消除不良心理，树立战胜疾病的信心，积极配合治疗。

6. 健康教育　糖尿病的预后取决于治疗的效果。早期治疗和长期、良好的血糖、血压和血脂的控制可明显延缓和防止慢性并发症的发生和发展，降低致残率。糖尿病健康教育是糖尿病治疗手段之一，其治疗效果很大程度上取决于患者是否主动配合，因此要加强对患者及其家属的教育指导，包括：

(1)向患者及家属介绍糖尿病的有关知识，正确对待糖尿病。

(2)教育患者自觉长期执行饮食计划，适当运动。生活要有规律，戒烟酒，注意个人卫生，每日做好足的护理，预防各种感染。

(3)教会患者各种药物的服用方法、胰岛素的注射方法，知道药物的作用、不良反应及使用注意事项。

(4)指导患者自我监测，教会患者使用班氏试纸做尿糖定性检查，使用便携式血糖测定仪者向患者说明并演示血糖仪的使用方法，准确判断尿糖、血糖的检查结果。

(5)有并发症发生时应及时识别、处理或送医院。使用胰岛素者要随身携带急救卡。

(6)定期复查，一般每3～6个月门诊复查1次，每年全身检查1次，尽早防治慢性并发症。

附：

糖尿病的治疗目标是控制血糖使其尽量接近正常，进而减少糖尿病各种急、慢性并发症的发生和发展，提高患者的生活质量，而达到这一目标的必要前提就是良好的病情监测。病情监测在糖尿病患者的生活中有着重要的地位，只有通过良好的病情监测才能为调整饮食、调整运动、改变胰岛素治疗提供正确的参考。每位患者都应有自己的血糖自我监测日记，并养成每天记录的良好习惯。血糖自我监测的日记内容包括：

1. 测血糖、尿糖或糖化血红蛋白的日期、时间，与吃饭的关系，即饭前还是饭后，血糖或尿糖的结果。

2. 任何影响血糖的因素，如进食的食物种类及数量、运动量、生病情况等。

3. 注射胰岛素或服口服降糖药的时间、种类和剂量。

4. 低血糖症状出现的时间、与药物、进食或运动的关系、症状的体验等。

5. 每次去医院看病时应带好你的血糖监测日记，与医生讨论如何调整治疗。

第四节 高脂血症患者的护理

血脂主要是指血浆中胆固醇、甘油三酯、磷脂和非酯化脂肪酸 4 部分。高脂血症(hyperlipemia)是指血中一种或多种血脂成分的含量超过正常。临床上高脂血症有 3 种类型:高胆固醇血症、高甘油三酯血症和它们的混合型。脂质不溶于水,由于血中的脂质是与血浆蛋白结合而运转、代谢,故血浆中某种脂质升高,常反映为某种血浆脂蛋白升高,也就是说,高脂血症实际是指高脂蛋白血症。

(一) 病因和发病机制

临床上通常根据高脂血症的原因将其分为原发性高脂血症和继发性高脂血症。原发性高脂血症是由于遗传基因缺陷所致,遗传倾向明显,多有家族聚集性。而继发性高脂血症主要由获得性因素和系统疾病所致。获得性因素包括:①高脂肪饮食:饮食中的脂肪含量过高是高脂血症的常见原因。每日饮食中胆固醇从 200mg 增加至 400mg 时,可使总胆固醇水平上升 0.13mmol/L。如果饱和脂肪酸的供热量达到饮食总量的 14%,总胆固醇水平升高 0.52mmol/L。②体重增加:单纯性肥胖和以肥胖及胰岛素抵抗为特征的代谢综合征是血浆总胆固醇和甘油三酯升高的常见原因。③增龄:血浆总胆固醇水平随年龄的增加而增高。老年人低密度脂蛋白受体活性下降,机体分解代谢减慢。此外,体重也随年龄增长而增加。但排除体重原因后,增龄本身也可使血浆胆固醇升高。④雌激素缺乏:临床观察到,女性绝经后血浆胆固醇水平超过男性。⑤药物:长期应用糖皮质激素、噻嗪类利尿剂和 β 受体阻滞剂,也是导致高血脂的原因。⑥不良生活习惯:长期高糖膳食、饮酒、吸烟、运动减少等都是高脂血症的重要环境因素。系统性疾病如糖尿病、甲状腺功能减退症、肾病综合征、胆道阻塞、系统性红斑狼疮等疾病,可通过不同途径影响血脂代谢而使血脂升高。

(二) 临床特点

1. 多数高脂血症无明显症状,不少人由于其他原因进行血液生化检查时才发现有高脂血症。

2. 高脂血症常导致动脉粥样硬化,引起急性脑血管病、冠心病、高血压等老年人常见疾病,是老年高血压、冠心病的危险因素。降低血脂可预防动脉粥样硬化的发生,对已经发生动脉粥样硬化的患者可延缓病情发展,甚至有可能使病变消退。

3. 高脂血症有显著的人群差异。一般而言,其发病率城市高于农村、老年人高于年轻人,女性高于男性,脑力劳动者高于体力劳动者,肥胖者高于正常人群,荤食为主者高于素食为主者,吸烟、饮酒者高于不吸烟、饮酒者,长期高度紧张者高于一般人群,有家族史者高于无家族史者等。以上本病的流行特点说明,后天的环境因素在本病的发生中至关重要。

(三) 实验室及其他检查

高脂血症的诊断主要依靠实验室检查,其中最主要的是测定血浆总胆固醇(TC)和甘油三酯(TG)的浓度,一般认为,血浆总胆固醇大于 5.2mmol/L 可确定为高胆固醇血症,血浆甘油三酯大于 1.7mmol/L 为高甘油三酯血症。

(四) 治疗要点

1. 合理饮食、健康的生活方式是最经济、最安全和可靠的调脂方法,这也是各种调脂措施的基础,必须长期坚持。

2. 应用降脂药物 在调整饮食、健康生活方式的基础上,根据病情、危险因素、血脂水平决定是否或何时开始用降血脂药物。老年人常用降血脂药物：①降低胆固醇为主的药物：考来烯胺等；②降胆固醇为主、降甘油三酯为辅的药物：洛伐他汀、普伐他汀、辛伐他汀等；③降甘油三酯为主、降胆固醇为辅的药物：烟酸、烟酸肌醇、非诺贝特、吉非贝齐等；④降甘油三酯为主的药：多烯康等。

3. 对继发性高脂血症应积极治疗原发病。

【护理评估】

1. 健康史 了解患者的饮食习惯，是否喜高脂饮食、甜食，是否大量饮酒，是否长期吸烟。了解平时生活自理能力情况、活动习惯、运动方式、运动量等。询问是否有高血压、冠心病、脑卒中、糖尿病、甲状腺功能减退症、肾病综合征、肾功能不全等与脂代谢异常密切相关疾病的临床表现。是否有脂代谢异常、糖尿病、心脏病、肥胖等家族史。

2. 身体状况 注意有无黄色瘤、角膜色素环及眼底的改变。

3. 实验室及其他检查 了解血脂、血糖、肝肾功能检查结果。

4. 心理-社会状况 了解老年人如何评价自己目前状况，是否有忧虑情绪。家属对老年人病情的重视程度。

【常见护理诊断及合作性问题】

1. 营养失调：高于机体需要量 与遗传、摄入过多、活动量少、内分泌紊乱有关。

2. 知识缺乏 缺乏本病的有关知识。

3. 潜在并发症 冠心病、脑血管疾病。

【护理目标】

1. 营养平衡，血脂恢复正常。

2. 获取本病的有关知识，对疾病有正确认识。

3. 无并发症发生。

【护理措施】

1. 适当活动 活动对降低血脂具有重要的意义，尤其是对于肥胖患者。鼓励患者多参加体力劳动和体育活动，增加能量消耗。老年人活动形式应因人而异，运动量要循序渐进，由小到大，以身体微汗、运动后身体轻松、不感到疲劳为度。一般每天活动 1 小时左右，每周活动不少于 5 天，持之以恒。

2. 饮食护理 ①老年人应限制总热量摄入，避免暴饮暴食，少吃甜食；②坚持低脂饮食：脂肪摄入量每日不超过 30 克，并应以含不饱和脂肪酸较多的植物油为主，避免食用高胆固醇食物，如动物内脏、蛋黄等；③食物中的纤维素有降低胆固醇的作用，故应适当摄入含纤维素较多食物如粗杂粮、豆类、海带、蔬菜等；④高蛋白饮食：为防止老年人营养不良，应注意提供足够的蛋白质；⑤戒烟限酒：长期吸烟酗酒，可干扰脂质代谢，使血脂升高。

3. 用药护理 ①经饮食调整、运动锻炼未能奏效时，遵医嘱应用降血脂药物。用药要注意个体化，根据老年人血脂异常程度、工作生活方式、有无并发症、药物不良反应等情况选择药物。②从小剂量开始：由于老年人器官功能衰退程度不同，对药物的敏感性也不同，应用降血脂药物从小剂量开始，逐渐增量。③坚持长期用药：老年人脂代谢异常往往需要长期治疗，甚至终身用药才能达到治疗的目的，中途停药往往导致疾病复发。所以，要向老年人讲清楚长期用药的意义，指导他们按医嘱坚持用药，不可操之过急。④观察药物不良反应：因多数老年人肝、肾功能减退，且调节脂质代谢的药物对肝、肾功能影响较大，所以用药期间，要特别注意有无黄疸出现及尿量变化，定期检查肝、肾功能，如发现异常应及时向医生反映。⑤尽量避免使用干扰脂质代谢的药物，如利尿剂、类固醇激素等。

4. 心理护理　情绪激动、失眠、过度劳累、生活无规律、焦虑、抑郁等都可导致脂代谢紊乱。要指导老年人自我调节，心理放松，避免紧张，生活规律，劳逸结合。

5. 健康教育

(1)加强对老年人进行宣传教育，使老年人了解高脂血症的原因、危害及防治方法。

(2)指导患者建立合理的膳食结构，即低热量、低脂肪、低胆固醇、低糖、高纤维膳食。

(3)建立良好的生活方式，坚持运动，戒烟限酒，避免精神紧张等。

(4)教育超重和肥胖的老年人要减轻体重。合理饮食和加强运动是减轻体重的科学方法。

知识链接

体重指数

卫生部 2009 年 4 月发布了由卫生部疾病预防控制局审定的《保持健康体重知识要点》。这是新中国成立以来卫生部第一次向社会及媒体发布如何保持健康体重的权威信息。知识要点提出，健康体重是根据体重指数计算出来的。18 岁以上的成年人，体重指数在18.5~23.9 属于正常；低于 18.5 属体重不足；24~27.9 属于超重；大于 28 为肥胖。体重指数是世界公认的评定肥胖程度的分级方法，计算公式为：体重指数=体重(kg)/身高(m)^2。

(5)积极治疗影响血脂代谢的有关疾病，如糖尿病、甲状腺功能减退症等。

(6)不论有无症状，均提倡老年人每年至少检查血脂 1 次。

第五节　痛风患者的护理

痛风(gout)是慢性嘌呤代谢障碍所致的一组疾病。多见于中老年人。其临床特点为高尿酸血症、反复发作的痛风性急性关节炎、痛风石、间质性肾炎，常伴酸性尿路结石。

(一) 病因和发病机制

痛风可分为原发性痛风和继发性痛风。前者主要与遗传有关；后者与某些疾病如白血病、高嘌呤饮食、长期酗酒、肥胖、服用某些药物及铅中毒等因素有关。

(二) 临床特点

原发性痛风多见于中、老年人，男性占 95%，女性多见于更年期后发病，常有家族史。临床分为 4 期：①无症状期：仅有尿酸持续或波动性增高，而无症状，称为高尿酸血症。从尿酸增高到出现症状可长达数年至数十年。部分患者终生不出现症状，只有伴慢性关节炎时才称痛风。②急性痛风性关节炎期：是原发性痛风最常见的首发症状。常突然发病，最初侵犯单一关节，跗跖关节多见，其次为踝、膝、腕、指、肘等关节。受累关节红、肿、热、痛、功能障碍，可因受寒、劳累、感染、创伤、手术、饮食过量、饮酒而诱发。③间歇期：急性期缓解后，间隔 6 个月至 2 年可复发。也有间隔 5～10 年复发甚至终身只发作一次不再复发者。④慢性关节炎期：持续尿酸增高使尿酸盐沉积在软骨、滑囊、肌腱和软组织，形成痛风石，是本病的特征性表现。痛风石黄白色、大小不一。多见于耳廓、跖趾、指间、掌指、肘关节等关节部位。痛风石在骨关节及其周围组织引起损伤，导致关节疼痛加剧、时间延长、间歇期缩短，关节畸形，称为痛风性慢性关节炎。⑤肾脏病变：主要表现有痛风性肾病和尿路结石。前者早期表现为蛋白尿，进一步可发展为肾衰竭。后者见于10%～25%的患者，尿中有尿酸盐结晶，泥沙样结石随尿排出无症状。较大结石可引起肾绞痛、血尿等症状。

（三）实验室及其他检查

血尿酸盐增高，关节腔滑囊可有双折光的针形尿酸盐结晶。

（四）治疗要点

一般治疗包括调整饮食，不进高嘌呤饮食（动物心、肝、肾、脑等）；严格戒烟；多饮水以促进尿酸排出等。急性发作期首选秋水仙碱，多在服药后6～12小时症状减轻，24～48小时内缓解。也可以用非甾体类药物如吲哚美辛等。间歇期和慢性关节炎期可使用抑制尿酸合成和促进尿酸排泄的药物，如别嘌呤醇、丙磺舒等。

【护理评估】

1. 健康史 了解是否有脂代谢异常、高血压、糖尿病等病史。了解发病前嘌呤及蛋白质摄入情况；是否有吸烟、饮酒、咖啡、浓茶等嗜好。了解平时生活自理情况、活动范围、活动量等。询问是否有关节炎症状及关节疼痛程度；是否有痛风并发症表现。询问老年人活动受限情况及对生活自理能力的影响。是否用过使尿酸排出减少的药物，如呋塞米、阿司匹林、乙胺丁醇等。了解是否有家族性痛风史。

2. 身体状况 检查有无关节红、肿、热、痛、畸形、活动受限；有无痛风石。

3. 实验室及其他检查 了解血、尿尿酸情况；检查关节腔穿刺液或结节溃破物及穿刺结节内容物有无尿酸盐结晶；了解肾功能及受累关节X线检查有无异常。

4. 心理-社会状况 了解老年人如何评价自己目前状况，是否有忧虑、悲观情绪，家属对老年人的关心程度。

【常见护理诊断及合作性问题】

1. 疼痛：关节痛 与嘌呤代谢有关。

2. 知识缺乏 缺乏本病的有关知识。

【护理目标】

1. 疼痛消失。

2. 了解痛风的有关知识，预防急性发作和出现并发症。

【护理措施】

1. 一般护理 痛风患者急性期要绝对卧床休息，抬高患肢，避免受累关节负重。休息至关节疼痛缓解72小时后恢复活动，避免劳累。注意观察患者关节受累情况及相关疾病临床表现。

2. 饮食护理 ①控制嘌呤的摄入：告诉患者少吃高嘌呤食物，可列出嘌呤含量不同的食物，供患者选择。含嘌呤极高的食物有动物肝、肾、脑和沙丁鱼、鱼子等。含嘌呤较高的食物有其他鱼类、肉类、禽类。含嘌呤较少的食物有奶类、蛋类、谷类（如馒头、面条、米饭）以及花生、蔬菜、水果等。②低蛋白、低脂肪、低盐饮食：蛋白质可增加尿酸的生成，要适当限制蛋白质饮食。③低糖饮食：碳水化合物可增强机体对嘌呤的敏感性，应减少碳水化合物的摄入。④多饮水：鼓励患者多饮水，每日尿量应在2000ml以上。⑤避免刺激性食物，禁饮浓茶、咖啡、酒，戒烟。

知识链接

低蛋白　少痛风

有富贵病之称的痛风是中老年男性的常见病。美国波士顿麻州医院联合哈佛大学医学院等研究人员在跟踪了47 150名健康男性的饮食习惯12年后，除确定红肉及海鲜中的嘌呤会导致痛风外，亦发现多吃蔬果对预防痛风有帮助。嘌呤是食物中的一种物质，主要存在于高蛋白食物中，如红肉、海鲜、菇类及豆类等。不过今次研究中发现，即使多吃含高嘌呤的植物如豆类、菠菜、花椰菜等，亦不会导致痛风，但这只是对未患过痛风的人而言。

3. 用药护理　遵医嘱使用治疗痛风的药物。饭后服药，以减轻胃肠道反应；用药后需密切观察肝、肾功能及血象情况。慎用呋塞米、氢氯噻嗪、水杨酸等诱发痛风的药物。

4. 健康教育

(1)避免诱因：让老年痛风患者了解有关痛风的病因、诱因及预防方法。指导老年痛风患者注意保暖、防止感染、避免过饱，以防诱发痛风。

(2)坚持低嘌呤、低蛋白质、低碳水化合物饮食，避免过饱。鼓励大量饮水，保持每日尿量在2000ml以上。禁食刺激性饮食，禁饮刺激性饮料。禁止吸烟。

(3)按医嘱用药，定期复查。

第六节　更年期综合征患者的护理

更年期是指人体由中年向老年过渡的时期，女性一般在45～55岁，男性一般在55～65岁。在这一时期由于卵巢和睾丸逐渐萎缩，功能减退，导致神经、内分泌功能失调，心理、体质发生变化，出现一系列症状，临床上称之为更年期综合征(climacteric syndrome)。这些症状轻者患者可耐受，重者影响患者的健康和生活质量。因此，重视这一时期的保健，对提高更年期老年人的生活质量，有着非常重要的意义。

(一) 临床特点

1. 月经改变　是女性更年期最早的表现，绝经前约半数妇女出现月经紊乱，多表现为月经不规则，持续时间长及月经量增加；绝经期后妇女出现异常出血，一定要警惕子宫内膜癌、宫颈癌等的发生，应行活组织检查。

2. 自主神经功能障碍的表现　发生率为75%～85%。常见有潮热、出汗、头痛、耳鸣、心悸等症状，程度轻重不同，典型阵发性潮热表现为突然发生的上半身发热，由胸部冲到头部，或伴头胀、眩晕和无力，持续数秒至30分钟不等。

3. 精神、神经症状　表现为抑郁、焦虑、多疑、自信心降低、易激动、失眠及记忆力减退等。

4. 泌尿、生殖器官萎缩　尿道萎缩变短、管腔变宽、括约肌松弛，常有尿失禁、反复发作的膀胱炎。生殖器官萎缩，黏膜变薄，盆底肌肉松弛，有时可致子宫脱垂。

5. 其他　更年期高脂血症、高血压、冠心病的发病率增高。常发生骨质疏松，导致骨折。

随着老年学研究的深入，男性更年期的概念逐渐被大家认识和接受。男性由中年向老年过渡这一时期，睾丸等发生退行性变、机体代谢减慢、雄激素分泌减少、内分泌失去平衡，引起中枢神经、躯体神经和自主神经功能失调，性功能障碍，也会发生更年期综合征。主要表现为：烦躁、易怒、头晕、失眠、烦热多汗、腰酸背痛、倦怠无力以及焦虑、多疑、抑郁等，还会出现性功能减退、阳痿、早泄等症状。

（二）治疗要点

1. 一般治疗 包括心理治疗和适当应用调节自主神经功能的药物及镇静药物。

2. 激素替代疗法 性激素治疗中以雌激素最为关键，合理应用雌激素可控制更年期症状及疾病。可根据不同个体卵巢功能衰退的状况，性激素缺乏的程度及由此而引起的不同临床表现，有针对性地进行生理性补充，以期缓解症状、延缓退行性疾病的发生，提高生活质量，而不引起严重的不良反应。

知识链接

更年期服用雌激素安全吗？

为治疗更年期的不适及预防更年期后出现的疾病，部分妇女会服用雌激素。不过美国国家卫生研究院赞助的一项研究发现，长期服用雌激素和黄体素，可能有损健康。该项以更年期妇女为对象的研究发现，每1万名同时服用雌激素及黄体素的妇女中，一年后患上乳腺癌的较没有服用的妇女多8人；患心脏病的多7人。若只服用雌激素，则未清楚有何影响。由于研究显示有此副作用的比率很低，而这类补充剂确可缓解更年期症状，所以学者建议，有需要者可继续使用，但需将服用期尽量缩短，若有选择的话，最好使用其他药物帮助预防更年期后出现的骨质疏松症等问题。

【护理评估】

1. 健康史 询问患者的月经情况，有无月经不规则，持续时间长及月经量增加；是否闭经、闭经时间。有无潮热、出汗、头痛、耳鸣、心悸等症状，有无抑郁、焦虑、易激动等情绪改变。

2. 身体状况 检查有无生殖器官萎缩等。

3. 心理-社会状况 了解患者和家属对本病的认识，患者有无自卑心理，家属对患者的表现是否理解。

【常见护理诊断及合作性问题】

1. 舒适的改变 与性腺功能减退，导致神经、内分泌功能失调。

2. 知识缺乏 缺乏有关更年期的知识。

【护理目标】

1. 症状消失，身心愉快。

2. 对本病有正确认识，平安度过更年期。

【护理措施】

1. 心理护理 为了让患者平安度过更年期，要特别注意患者的精神护理和心理调适。处于更年期的患者易产生苦闷、忧虑和自悲的情绪，常常表现为烦躁易怒、血压不稳，稍遇烦恼就可能发怒，血压迅速升高，发生眩晕。对这类患者，应对其关心体贴，给予安慰、开导和鼓励，以消除他们的不良心理因素；向他们介绍一些病友战胜疾病的实例，帮助患者树立信心和勇气；同时，可以向他们讲授一些老年人的保健常识，使患者能以科学的态度和平和的心态来对待自己的这一心理过程。要引导和组织患者参加一些他们喜欢的娱乐活动，例如下棋、练气功、打太极拳、读书报、看电视等。帮助解决各种心理矛盾和冲突，值得注意的是，对这类患者的护理，其家庭的配合极为重要，家属、亲人应针对患者的具体思想情况，多安慰，多解释，帮助患者消除疑虑。

2. 饮食护理 患者的饮食一要避免偏食；二要以清淡为主；三要注意营养平衡。适当增加鱼类、奶类、豆浆等高蛋白食物。多吃新鲜蔬菜、水果。适当的摄取含钙质和维生素D较多的食物，以防止激素降低所致的骨质疏松。不吃刺激性食物，忌暴饮暴食，做到饮食有节，营养达到平衡。

3. 生活护理 更年期综合征的表现因人的体质情况、生活条件、工作环境的不同，临床表现各有差异，但都要保持正常的生活规律。保持大便通畅。要按时起居，养成早睡早起的习惯，做到有劳有逸，才能气血平和。

值得指出的是，在更年期阶段，性功能可有不同程度的减退，出现性欲淡漠、阳痿、早泄等，但性医学研究证明：男女在60岁以上仍保持性的功能，故应当有适当的性生活。夫妻间性生活和谐，对抗衰延年，防止生理功能衰退及脏腑功能失调，防止性早衰，是有益的。

4. 用药护理 更年期综合征女患者使用雌激素时，应根据医生的指导，在服药过程中要定期随访和复查。在服药过程中潮热及出汗消失，但停药后第3～5日又再出现者，说明所补充的剂量合适；每天服药中，症状仍持续不减时，说明剂量不足；服药期间每天有出血者，可能有子宫器质性疾病，应注意作进一步诊治。子宫颈黏液明显增加，乳房显著胀痛，则说明雌激素过量，应及时按医嘱增减用药量。

5. 健康教育

(1)对患者要讲明更年期是人生必须经历的生理阶段，这一时期的全身内分泌失调经过一段时间后，内分泌环境会逐渐建立新的平衡，症状自然就会消失。使其了解更年期的生理卫生，消除顾虑，稳定情绪，配合治疗，树立信心。同时家庭成员也应知道一些更年期生理性变化的知识，对更年期综合征的患者给予理解、同情、安慰与鼓励。

(2)妥善安排患者的膳食结构，选择低脂、低胆固醇饮食，适当增加蛋白质摄入，少吃碳水化合物食物及甜食，控制热量摄入。多吃含钙食物，如乳制品、虾米等。不嗜烟酒。

(3)注意调节生活起居，保持正常的生活规律。要引导患者参加一些他们喜欢的娱乐活动，适当进行体育锻炼，如下棋、打太极拳、散步等适宜老年人的运动。要重视个人卫生，注意劳逸结合和充足的睡眠，保持乐观情绪，应有和谐的家庭生活。

（罗悦性 张小燕）

思考题

1. 老年甲亢患者一般护理应注意哪些方面？

2. 糖尿病患者发生低血糖时应如何处理？

3. 高脂血症患者的生活护理应注意哪些？

4. 患者女性，62岁。3年前健康体检时诊断为糖尿病，不规律口服降糖药，血糖波动在10mmol左右，尿糖(＋)～(＋＋)，血压150/100mmHg。近来家务劳动较重，感胸闷、头晕、乏力，心电图示心肌下壁缺血。患者思想压力较大，担心病情进一步发展。

请问：(1)评估病情，提出护理诊断。

(2)确定护理目标和护理措施。

(3)如何对患者进行健康教育？

第十四章　老年神经系统常见疾病患者的护理

学习目标

1. 掌握老年人神经系统常见疾病患者护理措施。
2. 熟悉老年人神经系统常见疾病的临床特点。
3. 了解老年人神经系统的生理性变化；老年人神经系统的病因与发病机制。
4. 会对急性脑血管病患者恢复期进行康复训练指导。
5. 熟练掌握对老年人神经系统常见疾病患者的护理评估方法，实施整体护理。

神经系统是从整体上对机体各器官系统进行调节，维持它们之间的协调性。随着机体的老化，神经系统的结构和功能也发生一系列变化，并易转化为病理性改变，从而出现一系列的神经精神疾病，如脑血管疾病、帕金森病、老年痴呆等，严重威胁老年人的健康，甚至生命。因此，护理人员不仅要了解神经系统的老化改变，还要熟悉常见病症的表现，以便准确评估，制定全面的护理计划。

第一节　老年人神经系统的生理变化

（一）脑细胞减少与脑萎缩

老年人脑体积逐渐缩小，重量逐渐减轻，出现脑萎缩，主要表现为脑室扩大、脑沟增宽变深、脑回变窄，以额、颞叶明显，因此老年人常出现记忆力减退、思维判断能力下降等变化。老年痴呆患者的脑重量减轻及脑萎缩更明显。神经元变性，突起减少，轴索萎缩，神经兴奋性差，对外界反应慢，动作协调性差，步态不稳再加上肌肉萎缩，故老年人容易发生跌倒。

（二）脑老化及神经递质变化

老年人脑中可见神经纤维缠结、脂褐质、马氏小体和类淀粉物沉积等改变，是脑老化的重要标志。老年人脑内蛋白质、核酸、脂类物质逐渐减少，合成多种神经递质的能力下降，递质间失去原有平衡，引起神经系统的衰老。如乙酰胆碱减少可引起老年人记忆力减退，尤其近期记忆力减退；黑质-纹状体多巴胺含量减少，导致肌肉运动障碍，动作缓慢及运动震颤麻痹等。

（三）脑血管

随着年龄增长，脑血管发生动脉粥样硬化，导致脑血液循环阻力增大，血流量减少，脑供血不足，影响脑代谢。血-脑脊液屏障功能减弱，容易发生神经系统感染性疾病。

（四）其他

老年人神经反射易受抑制，表现为腹壁反射、腱反射减弱或消失。丘脑-垂体系统也发生改变，对内环境控制能力降低。

第二节　老年急性脑血管病患者的护理

脑血管疾病（cerebrovascular disease，CVD）是由多种原因引起脑血管病变导致脑功能障碍的临床综合征。急性脑血管病是指急性起病的脑血管循环障碍导致局限性或弥漫性脑功能缺损的一组疾病，又称脑血管意外、脑卒中或脑中风。按病理性质可分为缺血性卒中和出血性卒中两大类。前者包括短暂性脑缺血发作（TIA）、脑血栓形成、腔隙性梗死、脑栓塞。后者包括脑出血和蛛网膜下腔出血。

本病是神经系统的常见病，多发生于老年期，具有发病率高、致残率高、复发率高和死亡率高的特点，是老年人三大死亡原因之一。我国脑卒中死亡率居世界第 2 位，约有 75%的老年患者会留下不同程度的脑功能障碍后遗症。

本节主要讲述脑血栓形成和脑出血。

（一）脑血栓形成

脑血栓形成（cerebral thrombosis，CT）是指由于脑动脉粥样硬化或其他因素造成管腔狭窄或闭塞，导致相应区域脑组织因急性供血不足或血流中断而发生缺血、缺氧或坏死，是脑梗死的一种，在急性脑血管病中最常见。本病好发于 60 岁以上的老年人，男性多于女性。

1. 病因和发病机制

（1）脑动脉粥样硬化：是老年人脑血栓形成的最常见的病因，其危险因素有长期高血压、高脂血症、糖尿病、吸烟、嗜酒、高热量饮食等。

（2）血液成分和血流动力学改变：如高脂血症、高黏血症、红细胞增多症、血压过低等。

（3）少数由脑动脉炎引起。

动脉粥样硬化或动脉炎等引起血管内皮损伤，血液成分和血流动力学改变导致血流缓慢、血液黏滞度增加，使局部血小板及纤维素等黏附、聚集形成血栓，阻塞血管，相应区域脑组织因急性供血不足或血流中断而发生缺血、缺氧或软化坏死。

2. 临床特点

（1）多见于有动脉粥样硬化的老年人，且多半有高血压、糖尿病、冠心病。部分患者于发病前有 TIA 史。

（2）常在安静休息或睡眠状态下发病。大多数患者意识清楚或仅有轻度意识障碍，但老年人意识障碍较多见且较重。

（3）局灶性神经功能缺失症状主要取决于血管闭塞的部位，可表现为偏瘫、感觉障碍、语言障碍等，多在发病后数小时或 2～3 天内达高峰。

3. 实验室及其他检查

（1）影像学检查：头颅 CT 多数于 24～48 小时后显示低密度梗死灶及脑水肿情况。脑磁共振（MRI）比脑 CT 发现梗死灶早些，特别是临床疑为脑干及小脑梗死时，应首选 MRI。颅脑血管造影可显示血管狭窄和闭塞部位，并可同时进行治疗。

（2）脑脊液检查：脑脊液多正常，清澈，压力不高。大面积梗死伴脑水肿者，可有脑脊液压力增高。

4. 治疗要点 急性期卧床休息，加强病情监测，调整血压，及时消除脑水肿、降低颅内压。掌握溶栓治疗的适应证，采取超早期溶栓治疗，防止继发性脑出血。恢复期控制危险因素，尽早开始康复治疗，以增进神经功能的恢复，提高生活质量。

（二）脑出血

脑出血（intracerebral hemorrhage，ICH）指非外伤性脑实质内的出血，是急性脑血管病中病死率最高的疾病，且随年龄增长而增高，急性期病死率达30%～40%，存活者相当一部分留有偏瘫、失语、智力障碍等后遗症，严重威胁老年人的健康和生命。

老年人脑叶出血较多见，特别是淀粉样变性或抗凝治疗引起的脑出血多位于脑叶。脑叶出血以顶叶最多，其次为颞叶、枕叶、额叶等，也可有多发脑叶出血。

1. 病因和发病机制

（1）高血压：高血压及高血压合并脑动脉硬化是脑出血的最常见病因。由于长期高血压导致小动脉硬化，常在脑动脉的分叉或转弯处形成微动脉瘤，在遇到某些诱因如寒冷、情绪激动、用力时，血压骤然升高，导致微动脉瘤破裂出血。

（2）脑淀粉样血管病：老年人的脑血管中淀粉样物沉积，常引起脑叶出血，尤其是顶叶和枕叶的皮质出血。

（3）其他：各种性质的动脉炎、脑肿瘤、血液病、缺血性脑卒中继发出血、抗凝和（或）溶栓治疗不当等。

脑出血后形成血肿，压迫脑组织，引起周围脑水肿，颅内压增高，导致脑移位、脑疝或继发脑干出血、坏死，危及患者生命。

2. 临床特点

临床表现取决于出血的原因、出血的部位、大小、扩展方向、进展速度及全身情况。

（1）高血压性脑出血50～70岁者多见，男性稍多于女性，冬春季节易发。发病前多无先兆，少数患者有头晕、头痛、肢体麻木和口齿模糊等前驱症状。

（2）常在体力活动或情绪激动时发病，突然起病，病情进展迅速。因出血部位和出血量的不同而表现出不同的临床症状，可出现剧烈头痛、呕吐及意识障碍。老年人由于脑萎缩，脑室容量相对增大，因此颅压增高症状如头痛、呕吐可不明显，但意识障碍程度重，持续时间长。肢体瘫痪、失语等神经功能缺失表现严重，且不易恢复。如原有冠心病，脑出血后心血管功能异常较为多见。

（3）神经系统局灶症状依出血部位而定：①基底节出血最常见，表现为出血对侧“三偏症”，即偏瘫、偏盲、偏身感觉障碍，优势半球可有失语；②老年人脑叶出血较多见，常出现头痛、呕吐、失语、视野异常、癫痫发作及脑膜刺激征等，顶叶出血还可有偏身感觉障碍、空间构象障碍；③其他如脑干、小脑、脑室皆可发生出血而出相应症状。

（4）老年人多脏器功能减退，故脑出血发生后并发症较多且严重，病情复杂，死亡率高。可并发应激性溃疡、吸入性肺炎、肺栓塞、肺水肿及各种感染（肺部感染、泌尿系感染）等。

3. 实验室及其他检查

（1）影像学检查：CT对早期脑出血诊断明确。临床怀疑幕下出血，首选MRI。

（2）脑脊液检查：脑出血破入脑室时脑脊液压力增高，出现血性脑脊液。颅内压增高时应慎做腰穿，以免诱发脑疝。

4. 治疗要点 急性期加强病情观察，做好护理，调整血压，消除脑水肿，降低颅内压，维持生命功能，防止并发症。有手术适应证者宜在超早期(发病后 6 小时内)进行手术，可挽救重症患者的生命，促进神经功能恢复。恢复期加强功能锻炼，促进脑功能恢复，提高生存质量。采取预防性干预措施控制脑卒中危险因素。

【护理评估】

1. 健康史 询问起病时间、方式，是白天活动时还是安静睡眠时发病，有无明显诱因，如用力、情绪激动等。有无头痛、头晕、语言障碍、肢体麻木无力等前驱症状及伴发症状；发病时有无剧烈头痛、呕吐、意识障碍等全脑症状。询问急救及用药情况；了解患者有无高血压、动脉硬化、高脂血症及短暂性脑缺血发作病史；了解患者的生活习惯、饮食结构、烟酒嗜好等。

2. 身体状况 评估患者的意识状态、生命体征的变化；评估患者有无偏瘫、失语等神经功能缺失情况；评估患者有无并发症出现及其严重程度。

3. 实验室及其他检查 通过影像学检查了解急性脑血管疾病的类型、程度、范围及预后。脑脊液有无异常。

4. 心理-社会状况 评估患者对慢性疾病高血压、糖尿病等的重视程度。由于起病急，患者突然偏瘫、失语，生活不能自理，需要他人照顾，患者易产生紧张、焦虑、恐惧等不良心理，评估时应予注意。患者住院治疗家庭生活带来影响，同时也带来经济负担，应了解老年人的社会支持系统及有无可利用的社会资源。

【常见护理诊断及合作性问题】

1. 躯体移动障碍 与偏瘫或平衡能力降低有关。

2. 意识障碍 与脑出血、脑水肿或大面积梗死有关。

3. 语言沟通障碍 与脑出血或脑梗死引起语言中枢受损有关。

4. 生活自理缺陷 与偏瘫或长期卧床体力不支有关。

5. 焦虑 与生活自理缺陷和担心预后有关。

6. 潜在并发症 感染、消化道出血、心衰等。

【护理目标】

1. 患者意识恢复且肢体及语言功能恢复。

2. 日常生活能自理或部分自理。

3. 患者情绪稳定，能配合医生治疗。

4. 不发生并发症。

【护理措施】

1. 一般护理

(1)监测病情：①密切观察生命体征、意识状态、瞳孔、肢体活动、肌力及吞咽功能的变化，如患者出现剧烈头痛、呕吐、躁动不安、血压升高、瞳孔大小不等、意识障碍加重等提示有脑疝可能，及时通知医生并配合抢救；②加强血压监测，保持血压平稳，勿过高或过低；③加强血气分析，防止低氧血症；④加强心电图监测，注意有无心律失常；⑤观察肢体瘫痪进展程度，保持肢体功能位并尽早进行肢体功能锻炼防止废退性萎缩。

(2)休息与安全：急性期绝对卧床休息，保持环境安静，对意识模糊的患者应加床档，适当约束，保证安全。脑血栓形成患者宜取平卧位，脑出血者头部可略抬高。脑出血急性期如有脑水肿可置冰袋于头部，控制中枢性高热或降低体温，减少组织代谢，缓解脑水肿。脑血栓形成患者则严禁头部冷敷。

(3)饮食护理:急性脑出血患者发病24小时内应禁食,24小时后根据病情给予高蛋白、高维生素、清淡易消化食物,吞咽困难者给予流食或半流食,必要时给予鼻饲。每次鼻饲前要抽吸胃液,如患者有呃逆、腹部饱胀、咖啡色胃液或黑便应立即通知医生紧急处理。

2. 加强基础护理,预防并发症 做好口腔护理防止吸入性肺炎,做好皮肤护理预防压疮,做好大小便护理防止泌尿系感染,尽早实施康复训练防止关节挛缩、肌肉萎缩、骨质疏松等并发症。

3. 用药护理 遵医嘱正确及时用药,应了解各类药物的疗效、不良反应及使用注意事项。脑血栓形成患者使用溶栓、抗凝药时注意有无出血倾向,使用甘露醇时,选择健侧粗大血管,保证药效。

4. 心理护理 由于对预后的无法预知,肢体功能及语言功能障碍造成自理能力下降,治疗效果不佳等因素给老年人增加了精神负担,患者易产生焦虑、恐惧、绝望等心理问题。护士应同情、理解、关心老年人,耐心、主动照顾老年人,做好安慰、解释工作,增强老年人战胜疾病的信心。

5. 康复训练 脑血管疾病后功能的恢复是一个长期的过程,采取以功能训练为主的各种综合措施,预防残疾的发生和减轻残疾的影响,使患者的功能不断恢复和提高。根据病情分为急性期、恢复期的康复训练。

(1)急性期康复训练:急性期生命体征平稳可进行被动运动,主要目的是预防废退性并发症,保持适当体位并适时变换体位,以防止肢体挛缩、长期卧床导致的压疮和肺部感染等;重视饮食管理,防止意识障碍及吞咽困难患者发生吸入性肺炎;注意二便管理,预防泌尿系感染和便秘发生;加强呼吸管理防治呼吸系统并发症。

(2)恢复期康复训练:在患者意识清楚且生命体征平稳的情况下进行。和患者一起制定详细的康复计划,进行较好的训练。①运动功能训练:运动功能训练要循序渐进,康复早期即开始做关节的被动运动,病情允许时及早床上翻身、床上坐起,以及练习坐位与卧位的转换,但要注意预防直立性低血压。同时进行肢体主动锻炼如举臂、抬腿,进行伸、屈等活动锻炼肌力。以后应尽早协助患者下床活动,可借助平衡木练习站立、转身,逐渐借助拐杖或助行器练习行走。行走前用三角巾或头巾吊挂患手于胸前,防止手臂肿胀或塌肩。行走时先健肢后患肢向前移动,逐渐增加活动量与时间,同时注意安全。②语言功能训练:护理人员应耐心倾听,善于询问,尽量为患者提供述说机会,鼓励患者倾诉内心感受,并指导家人多与患者交流。③协调能力训练:主要是训练肢体活动的协调性,先近端肌肉后远端肌肉控制力训练,注意保证患者的安全。肢体感觉有力时进行生活动作训练,如用健手带患侧手做洗脸、梳头、更衣等锻炼,少或不依赖他人帮助,从而充分发挥残存功能。

6. 健康教育 告知脑血管疾病的康复知识与自我护理方法,控制危险因素,积极防治高血压、糖尿病、高脂血症等。建立健康的生活方式,合理膳食,保持大便通畅、适量运动、睡眠充足。避免过度劳累,保持情绪稳定。合理用药。如出现言语不利、眩晕、步态不稳、肢体麻木无力等及时就诊。

第三节 帕金森病患者的护理

帕金森病(Parkinson disease,PD)又称震颤麻痹(paralysis agitans),是常见于中老年人的神经系统变性疾病。临床以静止性震颤、肌肉强直、运动缓慢并减少、姿势步态异常为主要特征。按照病因不同,帕金森病可分为原发性(帕金森病)和继发性(帕金森综合征)两大类。前者病因不明,但有特殊病理改变,后者是由于高血压脑动脉硬化、脑炎、中毒、外伤、基底核附近肿瘤以及吩噻嗪类药物等所产生的震颤、强直等症状。

(一)病因和发病机制

本病的病因不明,发病机制复杂,可能与下列因素有关:

1. 脑神经核团老化　随着年龄增长,多巴胺能神经元减少,导致多巴胺分泌量减少。

2. 环境因素　流行病学调查显示,长期接触工农业毒素如杀虫剂、除草剂或某些工业化学品可能与本病有关。

3. 遗传因素　帕金森病在一些家族中呈聚集现象,约有10%帕金森病患者有家族史。

(二)临床特点

PD起病缓慢,患者常不能回忆发病的确切时间。主要表现为:

1. 震颤(tremor)　早期呈静止性震颤,安静或休息时明显,随意运动时减轻或消失,紧张或情绪激动时加重,睡眠时消失。震颤多从一侧上肢远端开始,逐渐扩展到同侧及对侧上下肢,手部震颤类似搓丸样。严重时头部也可出现震颤,且合并运动性震颤。

2. 肌强直(rigidity)　肌强直表现为主动肌和拮抗肌张力增加,被动运动时始终存在,故称为"弯铅管样强直"。如同时合并震颤,肢体被动运动常有齿轮运动感,又称为"齿轮样强直"。多数患者上肢肌张力增高较下肢显著。

3. 运动减少(hypokinesia)**和运动迟缓**(bradykinesia)　表现为主动运动减少,各种动作均变慢。面肌运动减少,眨眼少,表情动作减少,面容呆板呈现"面具脸"。运动迟缓主要表现为启动困难和速度减慢。随着病程进展,出现运动变换困难,运动中出现数秒的停顿,称为凝固现象。始动犹豫和步态凝固是帕金森病的特征,常因障碍物、门框及变换方向而诱发跌倒。

4. 姿势步态异常　除四肢外,头颈部、躯干肌张力也增高,患者因此呈现特殊姿势,头部前倾、躯干前屈、双手放在身前、前臂内收、肘腕关节微屈、拇指对掌、指间关节伸直、下肢髋膝关节微屈,以增加稳定感。起步困难,步行慢,步子越走越小,前冲,不易停下,临床上称为"慌张步态"。

5. 其他表现　由于迷走神经背核受损,常有自主神经系统症状如多汗、便秘、尿频、油脂分泌增多等。因口、咽部运动障碍致唾液不能自然咽下而引起流涎。部分患者可伴有忧郁或焦虑,晚期可有认知功能障碍表现为痴呆。

(三)实验室及其他检查

1. 血、脑脊液常规检测及头部CT、MRI检查均无明显异常。

2. 脑脊液及尿液中多巴胺及其代谢产物高香草酸(HVA)含量降低。

3. 单光子发射断层扫描(SPECT)或正电子发射断层扫描(PET)及基因检测可做进一步诊断。

4. 临床也可采用量表测定如Webster修订记分法或统一帕金森评定量表(unified Parkinson disease rating scale,UPDRS)进行测查。

(四)治疗要点

目前,PD无法治愈,应用理疗、医疗体育治疗、康复训练等手段可改善症状,维持日常生活能力。也可应用药物和(或)手术治疗,但应尽量推迟药物治疗和手术治疗时间。

【护理评估】

1. 健康史 了解患者年龄、起病方式、病程；询问患者的职业、工作、生活环境；了解患者既往有无脑动脉粥样硬化、脑炎、外伤史，询问药物使用情况，有无家族史。

2. 身体状况 评估患者生活自理能力，有无PD症状及体征，如有无震颤、肌强直、运动减少和迟缓及姿势步态情况及程度；评估患者有无自主神经系统症状。

3. 实验室及其他检查 了解脑脊液及尿液检查结果，结合临床症状分析病情。

4. 心理-社会状况 评估患者对疾病的反应，是否因动作迟缓、行走困难等影响日常生活而产生自卑、忧郁、焦虑心理。了解家属对患者患病的态度、心理支持、照顾程度及家庭经济状况，并了解照顾方法是否得当。

【常见护理诊断及合作性问题】

1. 躯体活动障碍 与震颤、肌强直、步行障碍有关。

2. 自尊低下 与震颤、流涎、面肌强直等身体形象改变，生活依赖他人有关。

3. 营养失调:低于机体需要量 与吞咽困难、饮食减少和肌强直、震颤所致机体消耗量增加有关。

4. 个人应对无效 与丧失功能能力和自理能力有关。

5. 自卑、焦虑 与动作迟缓、行走困难等影响日常生活有关。

6. 知识缺乏 缺乏本病相关知识与药物治疗知识。

【护理目标】

1. 患者能自行或在他人协助下完成日常生活活动。
2. 患者自信心提高。
3. 患者能科学选择食物并自行进食，营养状况改善。
4. 患者能在医护人员指导下坚持进行康复训练并能正确用药。
5. 患者躯体功能改善同时自卑、焦虑心理减轻。
6. 患者能应对日常生活。

【护理措施】

1. 一般护理

(1)病情观察:注意患者震颤的变化，步伐移动情况，生活自理能力的变化等。建议患者或家属坚持写病情治疗与康复记录，以便及时发现病情变化。

(2)环境设置:室内光线明亮、温暖、湿润，地面平整、干燥、防滑、宽敞无障碍物，以防患者慌张躲避而跌倒。床铺宽大或加防护栏，以防坠床。

(3)饮食护理:①由于患者肌张力增高，肢体震颤，能量消耗相对增加，应保证足够的营养供给。②服用多巴胺治疗者，宜限制蛋白质摄入量，因为蛋白质消化过程中产生大量中性氨基酸，与左旋多巴竞争入脑，降低左旋多巴的疗效。蛋白质摄入量限制在每日0.8g/kg以下，全日总量40～50g，尽量选择优质蛋白如乳、蛋、鱼类等。多吃新鲜蔬菜、水果，多食含酪氨酸的食物如瓜子、杏仁、芝麻等，可促进脑内多巴胺的合成。适当控制脂肪的摄入。③对咀嚼、吞咽功能障碍者，为避免进食过快引起的呛咳、坠积性肺炎，指导患者进食时宜缓慢，集中注意力。④对于流涎过多的患者，可使用吸管，必要时鼻饲流食，保证营养的供给。对于出汗较多的患者，注意补充水分。

2. 功能锻炼 与患者和家属共同制定切实可行的锻炼计划，可防止和推迟关节强直与肢体挛缩。

(1)早期鼓励患者参加有益的社交活动,坚持适当的运动锻炼,注意保持身体和各关节的活动强度及范围。

(2)中期对已出现的某些功能障碍要有计划、有目的的锻炼,如指导患者进行面部表情、语言、头颈部、躯干、四肢肌肉的协调训练,恢复语言及肢体功能。

(3)晚期患者出现显著的运动障碍而卧床不起,应帮助患者采取舒适体位,被动活动关节,按摩四肢肌肉,注意动作轻柔,勿造成患者疼痛或骨折。

3. 用药指导 应用药物治疗控制症状,从最小剂量开始,不求全效但求有效,品种不宜多,也不宜突然停药或随意更换药品。护理人员要详细交代服药的时间、剂量及不良反应,如左旋多巴可引起腹痛、直立性低血压、精神错乱等,要注意观察。药物累加可引发中毒,一旦出现,及时复诊。

4. 心理护理 细心观察患者的心理反应,鼓励患者并注意倾听他们的心理感受。护理人员和家属要共同配合,做好知识宣传,让患者了解病情,主动配合治疗和护理。生活上避免不良刺激,尽量满足患者需求。鼓励患者自我护理,增加其独立性及自信心。要为患者提供良好的家庭支持,使患者保持良好的情绪,以利于疾病康复。

5. 预防并发症 环境设置合理预防跌倒及坠床。做好饮食护理,选择合适的体位,卧床患者餐后及时清洁口腔,预防误吸。鼓励患者经常变换体位和轻拍背部,促进痰液排出预防肺部感染。长期卧床者经常变换体位预防压疮。适当活动锻炼身体预防便秘。

6. 健康教育

(1)康复训练:康复训练贯穿在疾病的整个治疗过程中,指导患者坚持主动运动和功能锻炼,多做皱眉、鼓腮、露齿和吹哨等动作;加强日常生活动作训练,进食、洗漱、穿脱衣服尽量自理;病情较重者指导其进行姿势及步态训练;卧床者指导其做被动肢体活动和肌肉、关节按摩。

(2)安全指导:患者动作缓慢、笨拙,用餐时应防止呛咳或烫伤。要注意移开环境中的障碍物,路面及厕所要防滑,走路时持拐杖助行,外出活动或沐浴时应有人陪护防止跌倒及受伤。嘱患者避免登高、避免单独使用危险器具和易碎的器皿防止意外受伤。

(3)定期复查:定期门诊复查,了解病情变化及用药情况,及时调整用药剂量及用药方案。

第四节 老年性痴呆患者的护理

老年期痴呆(dementia in the elderly)是指老年期由于多种病因所致的以痴呆为主要临床表现的一组疾病。老年期痴呆主要包括老年性痴呆(又称阿尔茨海默病,Alzheimer's disease,AD)、血管性痴呆(vascular dementia,VD)、混合性痴呆(mixed dementia,MD)和其他类型如脑外伤、颅内血肿等引起的痴呆。临床以 AD 和 VD 多见,约占老年期痴呆的70%~80%。本病是老年人特别是高龄老年人易患的智力致残性疾病,不但造成老年人生活质量下降,而且巨额的医护费用也给家庭及社会带来沉重的经济负担。

本节主要讲述阿尔茨海默病。

(一) 病因和发病机制

阿尔茨海默病是一种中枢神经系统原发性退行性疾病,病因至今不明,一般认为与下列因素有关:

1. 高龄 是脑组织退行性病变唯一的明确的危险因素。

2. 遗传因素 从家系及孪生子的调查以及遗传流行病学的调查资料表明，AD有家族聚集性，大约10%的病例有阳性家族史，并发现多项基因，如载脂蛋白E-4（ApoE-4）、前体蛋白（SPP）、早老素-1（SP-1）、早老素-2（SP-2）、巨球蛋白等与阿尔茨海默病有关。

3. 神经生化改变 神经递质如乙酰胆碱、去甲肾上腺素等减少，影响记忆和认知功能。

4. 脑血管疾病 有研究表明老年性痴呆与脑血管供血不好能量差有关，脑血管病可直接造成血管性痴呆，也可导致老年性痴呆。

5. 脑外伤 较重的脑外伤病史。

6. 其他 ①叶酸和维生素B_{12}的缺乏，可导致认知功能减退；②内分泌疾病如甲状腺功能减退可导致认知功能障碍；③酒精中毒、一氧化碳中毒、金属铝中毒对脑功能都有一定的损害和影响；④心理-社会因素：丧偶、文化水平低下、独居、经济窘迫者患本病机会较多。

（二）临床特点

本病多于老年期潜隐起病，病程缓慢且不可逆，主要表现为痴呆综合征。

1. 记忆力障碍 为早期最突出的症状，患者进行性智能减退，尤其是记忆障碍最为显著，表现为近记忆下降，不能记住和学习新事物、新知识，以后远期记忆也受损。

2. 定向力障碍 地点、人物、时间定向均可受损。最常见的是地点定向障碍，主要表现为经常迷路、走失。随着疾病的发展，人物定向也出现问题，开始是自己不熟悉的人记不住，以后家人甚至子女都不认识。疾病再发展会出现时间定向障碍，不知何年何月何日，分不清春夏秋冬。

3. 认知障碍 抽象思维受损，理解、判断能力下降，不能系统思考问题，不能对一件事情做相应的判断。计算力障碍表现为不会计算，不会付钱等。注意力涣散，丧失工作甚至是生活能力。

4. 语言障碍 部分患者表现为语言障碍，主要表现为找词困难，可以理解他人语言但不知如何回答。说话词不达意、刻板、冗赘，也可表现为命名障碍。

5. 情感障碍 部分老年痴呆患者是以情感障碍起病。情感障碍表现为2个方面：有的表现为兴奋，原来很内向的人，得病后变得夸夸其谈，爱管闲事，惹是生非等；也有的表现为抑制，少言寡语，不愿意参加社会活动等。

6. 行为及人格障碍 表现为行为不检点、不讲卫生、不修边幅、不知羞耻、当众便溺等，和患者的身份及受教育程度不相符。

7. 精神障碍 妄想常见，主要以被窃妄想和嫉妒妄想为主。

临床上常按上述症状出现的情况及程度，将AD分为3期：①遗忘期：主要表现为近期记忆轻微受损，空间定向障碍，词汇减少，情感淡漠，活动减少，生活尚能自理，此期1～3年；②混乱期：表现为近、远期记忆均受损，空间定向障碍加重，出现失语、失计算等，部分日常生活需人照料，此期约为2～10年；③极度痴呆期：表现为完全缄默，运动障碍明显，卧床或坐轮椅，大小便失禁，生活需人照料。常因压疮、骨折、肺炎、营养不良等继发躯体疾病或衰竭而死亡，此期约为8～12年。

（三）实验室及其他检查

1. 认知量表检查 简易智力状态检查（MMSE）（附录二量表8）、长谷川痴呆量表可用于筛查痴呆；记忆障碍测量用韦氏记忆量表和临床记忆量表；智力测查用韦氏成人智能量表。通过量表检查可判断是否痴呆、痴呆程度以及痴呆类型。

2. 影像学检查 计算机断层摄像（CT）或磁共振（MRI）可显示脑萎缩，脑室扩大，脑回变窄，脑沟变宽变深。还有助于发现有脑血管病变、腔隙性脑梗死、脑肿瘤等。

3. 其他 T_3、T_4检查可了解甲状腺功能，因老年人甲状腺功能减退可引起认知功能下降。

（四）治疗要点

目前无特效治疗方法，重点在于预防和护理。早期干预、采取综合治疗和护理办法可以延缓疾病的进程，使患者脑功能得到最大限度的保留。要重视个别症状的药物治疗，对早期中期患者，目前临床常用乙酰胆碱酯酶抑制剂，如盐酸多奈哌齐等，长期服用可以延缓病程的发展。对于中晚期患者特别是有精神症状如亢奋及破坏性行为的患者，可使用兴奋性氨基酸拮抗剂，如美金刚等。此外，应积极治疗脑血管病，服用改善血液循环的药物，对改善认知功能、延缓疾病进展有一定作用。

【护理评估】

1. 健康史 评估患者的认知功能，如记忆、思维、理解能力及注意力、应答力、分析综合能力等有无改变。有无行为、人格改变。了解老年人有无AD发病的可能因素，如脑外伤、心脑血管疾病、糖尿病、吸烟、酗酒以及一氧化碳、铝元素接触史等。家族中有无类似患者。

2. 身体状况 评估患者的营养状况，有无高血压及脑血管疾病的体征。区分老年性痴呆与血管性痴呆（表14-1）。

表14-1 AD与VD的鉴别

	AD	VD
起病	隐匿	较急，呈发作性，有高血压病史
病程	缓慢，持续不可逆性进展	波动或呈阶梯式进展
早期症状	近记忆力障碍 全面性痴呆	脑衰弱综合征 以记忆障碍为主的局限性痴呆
精神症状	判断力、自知力丧失 早期有人格改变 情感欣快或淡漠	判断力、自知力较好 人格相对完好 情感脆弱
神经系统	早期多无局限性体征	有局限性症状和体征
脑影像学	弥漫性脑萎缩	多发脑梗死或脑软化灶

3. 实验室及其他检查 通过认知量表评估痴呆程度。影像学检查了解有无脑萎缩及程度并排除其他疾病。

4. 心理-社会状况 一方面，老年期痴呆患者大多数时间被限制在家里，因而常感到孤独、寂寞、抑郁、消极厌世，甚至有自杀行为；另一方面，因老年人患病时间长、自理缺陷、人格障碍等，需要家人付出大量时间和精力进行照顾，常给家庭带来很大烦恼，也增加了社会负担，因而有些家属会失去信心，甚至冷落、嫌弃老人。评估时应注意老年人的情绪、自理能力及家属对老年人的照顾情况。

【常见护理诊断及合作性问题】

1. 记忆受损 与记忆进行性减退有关。

2. 自理缺陷 与认知、行为障碍有关。

3. 思维过程紊乱 与认知、记忆缺陷和对环境理解不正确有关。

4. 语言沟通障碍 与认知障碍有关。

5. 照顾者角色紧张 与病情严重和病程不可预测及照顾者知识欠缺、身心疲惫有关。

6. 有受伤的危险 与使用镇静药物不当有关。

7. 潜在并发症 肺炎、骨折等。

【护理目标】

1. 能最大限度地保持记忆力。

2. 自理能力提高,能较好地发挥残存功能,生活质量提高。

3. 思维能力改善。

4. 沟通能力改善。

5. 家庭照顾者能应对患者的各种变化,提供良好的照顾。

6. 能遵医嘱合理服药物。

7. 不发生并发症。

【护理措施】

1. 一般护理

(1)老年痴呆患者的日常生活护理及照顾:指导患者穿衣、进食、如厕、合理的睡眠。

(2)自我照顾的训练:对不同疾病阶段的老年人采取不同的训练方式,早期痴呆患者,尽量鼓励患者参加社会活动,中期患者鼓励其做力所能及的事情,保留尚存功能,防止废用,晚期做好生活护理,注意翻身和营养的补充,防止感染等并发症的发生。

2. 心理护理

(1)维护老年人的自尊:尊重与爱护老年人,老年痴呆患者自尊心保留时间较长,如果你不尊重他,他会用另外一种方式如违拗、不听话来反抗。护理照顾时会遇到困难,不能反复采取规劝的态度,走进患者的世界,换位思考进行疏导。多鼓励、赞赏老年人在自理和适应方面的成绩。避免和患者争执,遇事可采取分散、转移患者注意力的方法。

(2)照顾者的支持指导:教会照顾者自我放松方法,合理休息同时寻求社会支持。组织有痴呆患者的家庭进行交流,相互学习支持。

(3)鼓励老年人参加有益的文娱活动和力所能及的社会、家庭活动。

3. 用药护理 遵医嘱指导老年痴呆患者服药,应注意:

(1)全程陪伴:痴呆老年人常有忘记服药、服错药或拒绝服药的情况,因此服药时必须有人陪伴,耐心说服,解释,必要时将药研碎拌在饭里吃下。重症患者最好将药溶于水中,昏迷患者由胃管注入药物。

(2)密切观察药物不良反应:痴呆患者服药后常不能诉说不适,要细心观察及时报告医生,调整给药方案。

(3)尽量减少镇静用药:对于兴奋躁动的患者,使用镇静剂可导致患者因肌肉松弛致跌倒骨折,卧床,病程延长,病情加重,脑功能退变加速。此外使用镇静剂会导致患者咳痰能力下降,合并肺炎。

(4)药品管理:对伴有抑郁症、幻觉和自杀倾向的患者,要把药品管理好,防止意外。

4. 安全护理

(1)提供相对安全固定的生活环境:尽可能避免搬家,家里的摆设尽量简洁,少放镜子,以防患者打破发生意外。家里尽量摆放一些老年人熟悉的老物件、老照片等,增加老年人的安全感。

(2)佩戴标志：患者外出最好有人陪伴或佩戴写有患者姓名及家庭地址或联系方式的卡片(手镯)。

(3)防意外发生：老年痴呆患者常发生跌倒、走失、烧伤、煤气中毒、烫伤、误服等意外。照顾者应注意防止这些意外事件的发生。

5. 健康教育

(1)及早发现痴呆：开展科普宣传，普及老年期痴呆的相关知识。重视对痴呆症状的早期发现，鼓励有记忆明显减退的老年人及早就医，定期做体格检查。

(2)早期预防痴呆：积极防治心脑血管疾病、糖尿病、甲状腺疾病等慢性病。注意脑部营养供给，适当补充B族维生素及维生素E，适当食用健脑益智的坚果类食物及海产品。科学用脑，劳逸结合。改变不良嗜好戒烟、限酒，培养广泛的兴趣爱好及维护社交能力。尽量不用铝制品。合理用药，尽量减少镇静剂及抗抑郁药等的使用。

(3)智能康复训练：记忆训练，通过动作、语言、声音、图像等信息刺激，提高记忆力。智力锻炼，进行由易到难的数字计算、拼图等训练。创造机会训练老年人的社交及理解和表达能力。

（程东阳）

思考题

1. 重症老年性痴呆患者的护理应注意哪些问题？

2. 患者男性，60岁，4年前出现头痛、头晕，健忘等症状，血压160/95mmHg，服用降压药后自觉上述症状缓解，2天前出现剧烈头痛、视物模糊，呕吐及右侧面神经麻痹及左侧上、下肢瘫痪，急性病容，血压160/100mmHg，双下肢水肿，颈静脉怒张，尿蛋白(+)。

请问：(1)请写出临床诊断。

(2)此种患者最容易出现的并发症有哪些？列出相应的护理措施。

第十五章　老年运动系统常见疾病患者的护理

学习目标

1. 掌握老年人运动系统常见疾病患者的护理措施。
2. 熟悉老年人运动系统常见疾病的临床特点。
3. 了解老年人运动系统的生理性变化;老年人运动系统常见疾病的病因与发病机制。
4. 学会对老年人运动系统常见疾病患者的护理评估方法,实施整体护理。

运动系统主要由骨骼、骨骼肌、关节组成,在神经系统的调节和其他系统的配合下,对人体起着支持、保护和运动的作用。随着年龄的增长,老年人运动系统出现不同程度的退行性变化,以承重大的脊柱、膝、髋关节最为明显,直接影响老年人的生活质量。因此,护理人员不仅要了解老年运动系统的正常生理性变化,还应对老年人运动系统的健康问题做出正确的评估,实施整体护理,保持老年人良好的运动状态和身心健康,提高老年人的生活质量。

第一节　老年人运动系统的生理变化

(一) 骨骼

骨骼有支撑身体、保护脏器的作用。进入中老年阶段后,骨骼逐渐发生退行性变,表现为成骨与破骨失去原有平衡,钙质出现负平衡,骨钙逐渐减少,骨开始发生萎缩。骨的大小和外形无明显变化,但骨皮质变薄,骨小梁减少、变细、断裂,使单位容积中的骨量(骨密度)下降,导致骨质疏松,脆性增加,容易发生骨折。这些退行性改变女性比男性明显,长骨比扁骨明显。骨骼的退行性变与性激素分泌减少,钙质、维生素 D、蛋白质、矿物质摄取减少、吸收不良等因素有关。另外,老年人活动量小、运动减少,血液循环减慢、营养不良或长期使用类固醇药物等均可引起骨骼的改变。

(二) 骨骼肌

全身骨骼肌成年时重量约占体重的 40%～50%,老年时骨骼肌重量可减少到仅占体重的 25%。因为随年龄增长,肌纤维减少、变性、体积变小和萎缩,使肌群体积缩小,重量减轻。肌肉内肌浆球蛋白、ATP 酶的活力下降,使老年人的肌肉变硬,弹性减退,加上神经系统的衰退等因素,导致骨骼肌收缩功能减弱,肌肉容易疲劳。这种变化以腰、腿部为明显,所以老年人常出现腰腿痛,动作迟缓,体力减退、活动量减少等。引起老年人肌肉老化的原因很多，常与蛋白质、热量、维生素及钙、镁、锌等摄入不足有关。

（三）关节

关节位于骨与骨之间，是由骨端、关节囊和关节软骨构成。正常软骨柔软而富有弹性，在关节受力和运动时有保护关节、缓冲骨与骨之间的冲击的作用。随着年龄的增长，软骨弹性和韧性减退，硬度、脆性和不透明性增加。由于长期的磨损，负重关节面的透明软骨变薄，表面变得粗糙不平，部分软骨出现破裂，甚至露出骨面。位于破坏软骨下的骨质受到牵拉、磨损，出现骨质增生形成骨刺。关节囊的纤维结缔组织增生，韧带的韧性和弹性降低。这些改变使关节的完整性和稳定性受到破坏，关节发生全面退行性变化，出现疼痛、活动受限或功能障碍。关节的滑膜随年龄增长也发生退行性变，主要表现为滑膜萎缩、变薄，表面皱裂和绒毛增多，滑膜的细胞减少，纤维增多，毛细血管减少，不同程度的血液循环障碍使代谢降低，从而导致滑膜和关节囊充血、肥厚增生，促使关节软骨变性，进一步影响关节的功能。

（四）椎间盘

椎间盘连接相邻的两个椎体，是由髓核和其周围的纤维环组成。颈椎、腰椎椎间盘前半部分厚后半部分薄，由于长期负重及承受各种冲击力的作用，使纤维环中的纤维变粗，弹性减退。随着年龄的增长，富于弹性的髓核物质逐渐被纤维组织和软骨细胞取代，椎间盘水分明显减少，弹性下降变硬，最终演变为一软骨实体。椎间盘周围韧带松弛，使椎体活动时出现错动不稳。韧带松弛还刺激和牵拉椎体骨质，出现骨质增生，形成骨刺或骨赘。椎间盘的退行性变使脊椎负重时缺乏缓冲弹力，纤维环向侧后方膨出导致椎间隙变窄。这些因素刺激、压迫脊髓、神经根、动脉，引起老年人出现相应颈、腰椎病的症状和体征。

第二节 老年性骨关节炎患者的护理

老年性骨性关节炎又称骨性关节炎（osteoarthritis）、退行性关节炎（degenerative osteoarthritis）、肥大性关节炎、增生性关节炎或骨关节病等，是由于关节退行性变，关节软骨破坏所致的慢性关节炎。好发于负重较大的关节，如髋关节、膝关节、颈椎、下腰椎以及手指，分别称为髋关节骨性关节炎、膝关节骨性关节炎、颈椎骨性关节炎（包括颈椎病）等。临床主要表现为关节疼痛、活动受限、关节变形等，是老年人致残的主要原因之一，给老年人晚年的生活质量带来很大影响。

（一）病因和发病机制

本病临床上分为2类：原发性骨关节炎和继发性骨关节炎。两者之病理、症状和治疗虽然相同，但发病年龄、好发部位、发病机制却不尽一样。本节重点介绍最常见的原发性骨关节炎。

原发性骨关节炎多见于老年人，是一种老年人骨关节生理性的退行性变的表现。病因尚不清楚，被认为与年龄及肥胖有密切关系，其发生往往受体质的影响。体重超重的老人下肢承重关节特别是膝关节易得此病。老年性关节组织变化，再加上长期慢性创伤，过多承重和牵拉是重要发病因素。

（二）临床特点

本病50岁以上多见。60岁以上的人群中，80%以上患有本病。女性多于男性。

1. 关节疼痛 是本病的典型症状。早期表现为关节酸痛，多在活动或劳累后出现，休息可减轻或缓解。随着病情的发展，疼痛程度加重，尤其是膝关节在上下楼梯或久坐、下蹲后起身时疼痛更为明显，部分患者休息时也感疼痛，关节活动受限。

2. 关节活动受限 患者感觉关节活动不灵活，休息后不能立即活动，清晨起床后或在关节开始活动时关节僵硬，一般活动后症状明显缓解。受累关节主动或被动活动时有不同的响声或摩擦声。检查时关节功能常有轻度或中等程度的限制，多因骨刺阻挡、滑膜肿胀、关节囊挛缩和保护性肌肉痉挛所致。

3. 合并滑膜炎时常出现肿胀，以膝关节多见。肿胀的原因与滑膜充血、水肿、肥厚和关节腔积液有关，表浅的关节肿胀明显，深在的部位肿胀多不明显。有些老年人同时伴有远端指间关节增粗。

4. 关节畸形 骨性关节炎的晚期，由于关节结构的破坏、关节囊挛缩、肌肉痉挛可造成关节畸形。髋关节可有屈曲、内收、外旋畸形；膝关节常有膝内翻、膝外翻或屈曲畸形；末端指间关节屈曲畸形等。

（三）实验室及其他检查

X 线摄片可显示受累关节间隙狭窄，关节面不规则和变形，关节边缘骨质增生，关节内可有游离骨片出现，软骨下骨硬化和囊性变。严重者关节面萎缩、变形和半脱位。CT 主要用于椎间盘病的检查，效果优于 X 线。MRI 检查不但能发现早期的软骨病变，而且能观察到半月板、韧带等关节结构的异常。

（四）治疗要点

减少关节的负重和大幅度活动，对患病关节要保护，以延缓病变的进程。急性发作疼痛严重时应休息，可用皮肤牵引或石膏托固定，以利炎症消退、减轻疼痛、防止关节挛缩畸形。理疗可减轻疼痛，缓解肌肉痉挛。药物治疗一般采用非甾体类消炎镇痛药。该类药物有消炎镇痛作用，但不能制止病理过程的发展。晚期伴有持续性疼痛、进行性畸形或严重功能障碍者，应考虑手术治疗。

【护理评估】

1. 健康史 询问老年人有无关节不适、疼痛及关节活动障碍。关节疼痛的原因、诱因、性质、持续时间以及与气候的关系。有无关节脱位、扭伤史；是否从事过容易使关节劳损的工作（如建筑业、园艺等）。询问本次发病后的治疗及用药情况。

2. 身体状况 观察老年人是否肥胖，检查有无关节僵硬，有无摩擦音及关节腔积液，关节活动是否受限，以及受限程度。

3. 实验室及其他检查 根据影像学检查的结果，评估关节损害的程度。

4. 心理-社会状况 退行性关节炎的老年人因反复或持续的关节疼痛、活动障碍，影响正常的生活和活动，给老年人带来精神上的压力，也给家庭带来一定的负担，评估时应给予注意。

【常见护理诊断及合作性问题】

1. 疼痛：关节痛 与关节退行性变引起关节软骨破坏及骨板病变有关。

2. 躯体活动障碍 与关节疼痛、畸形引起的关节或肢体活动困难有关。

3. 活动无耐力 与关节肿痛、活动受限有关。

4. 有自理能力缺陷的危险 与疾病引起活动障碍等有关。

【护理目标】

1. 疼痛减轻或消失。

2. 关节功能有所改善，躯体活动范围增加。

3. 活动量逐步增加，活动时无不适。

4. 能独立或在帮助下完成日常的生活活动。

【护理措施】

1. 疼痛的护理 ①倾听患者对疼痛的描述，观察患者对疼痛的反应，确认患者的痛苦，评估患者疼痛的部位和程度，与患者和家属一起探讨疼痛的发生及加重的原因。②安排休息、调整体位。疾病的急性发作期或慢性活动期，关节明显疼痛时应卧床休息，但不宜长期卧床。采取适当的姿势和体位，尽量保持关节的伸展位置，必要时使用石膏托或支架，以减轻疼痛及肌肉痉挛。因病情需要使躯体长期处于仰卧或抬高下肢时，应在膝关节下垫软垫，使膝关节抬高屈曲成 10°～20°角，以保持膝关节的功能位。腰背疼痛突然发作时，应让老人缓慢地或以俯卧姿势移到床上或就地躺下，使压力暂离腰背部，然后缓慢伸腿，挺直腰背，直至疼痛缓解。指导老人睡硬板床，硬板上铺柔软被褥使老人舒适。移动患者时，动作要轻柔，且应给予适当的支托。③定时活动正常关节，以促进血液循环。④避免关节负重引起疼痛。为了减轻关节的负荷，可鼓励患者使用辅助工具，如手杖、支架等，以保护关节，减轻疼痛。⑤与患者探讨使用非药物治疗的止痛方法，如调节情绪、适当娱乐、听音乐、看电视等使情绪放松，减轻疼痛。⑥局部理疗，如蜡疗、超短波、微波，也可作热敷、温水浴、按摩肌肉，以改善血液循环，解除痉挛，减轻疼痛。⑦遵医嘱给予止痛药物。

2. 用药护理 注意观察药物的疗效和副作用。常用的非甾体药物如阿司匹林、吲哚美辛、布洛芬等，此类药物有胃部不适及出血、高血压、水钠潴留、骨髓抑制、精神抑郁等不良反应，肝、肾功能减退者慎用或禁用。糖尿病老人使用水杨酸类药物，应注意监测血糖。此类应在饭后服用，尤其不要同一类药物多种同时合用。注意防止止痛药物的成瘾。

3. 健康教育

(1)减轻体重：肥胖是老年人骨性关节炎的易患因素。因为肥胖的老年人下肢承重多，关节长时间超负荷，易加速关节的退化过程。所以，体重超重的中老年人，宜平衡饮食，适当增加水果和蔬菜，坚持体育锻炼，达到控制体重的目的。

(2)适当运动：运动可以增强肌力，稳定关节，有利于改善关节软骨的营养，协调关节活动。可指导老年人连续做数十次直腿抬高运动(图 15-1)，每天做 2～3 遍。此外还可以选择其他一些温和的方式进行锻炼，如体操、慢跑、打太极拳等。任何一项锻炼都应在愉快轻松的条件下进行，这样才能更好地发挥作用。老年人活动应遵守的原则是：①安全第一：根据老年人的健康状况，体力等个人特点，来选择适宜的锻炼项目，要量力而行；②循序渐进：要有目的、有计划、有步骤地进行科学锻炼，运动量要从小到大，要循序渐进，使机体从相对安静状态进入运动状态，这是一个逐渐变化的过程，机体运动量要不断增加，使其总是处在“不适应-适应-再适应”的过程中，以致使身体各部位功能发生质的变化，达到健康长寿的目的；③持之以恒：任何一种锻炼方式只要长期坚持，都会收到良好效果。每周锻炼 2～3 次，每次的时间约 30 分钟。

(3)保护关节：①注意保暖：天冷要加衣服，冬天可选用羽绒服，羽绒裤，即保暖又轻便，特别是关节部位要保护好。②防止过度劳累：由于年老体弱，可以选择一些力所能及的工作和家务劳动。适当的工作和家务劳动，对老年人身心、关节都有利，但防止过度疲劳，过劳易出现腰酸背痛并加速关节的老化。某一种姿势从事一项活动，无论它是重体力还是轻体力，都应该在持续 30 分钟后，改变一下姿势，哪怕是数分数秒钟对关节都是有益的。③防止关

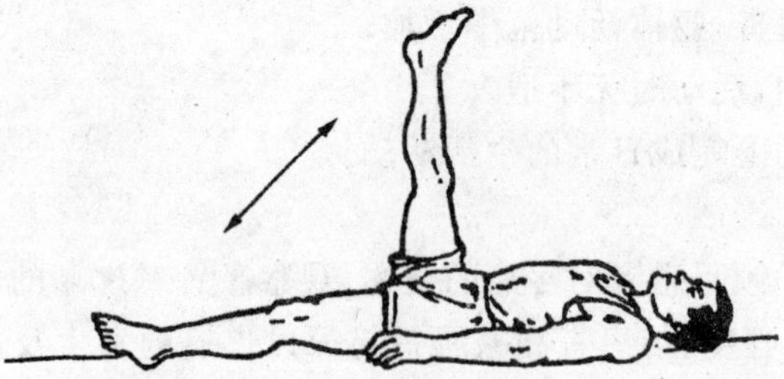

图 15-1 直腿抬高运动

节扭伤:任何一次损伤都可加速关节的退化进程。为此,无论是工作还是运动,都要随时保护好关节,如减轻负重、动作幅度不要过大、纠正不良姿势等,以免关节损伤。应防止做任何抗力性运动,包括膝的抗力伸直运动,以免加重症状。一旦有损伤,要卧床休息,必要时用石膏托固定,促进恢复。

第三节 老年骨质疏松症和老年骨折患者的护理

(一) 老年骨质疏松症

骨质疏松症(osteoporsis,OP)是指以低骨量(单位体积骨组织内骨质减少)和骨组织结构破坏(骨小梁变细、皮质变薄)为特征、导致骨脆性增加和易于骨折的全身性骨代谢疾病。本病分为原发性和继发性 2 类。继发性骨质疏松症病因明确,主要由内分泌代谢疾病或全身性疾病所致,占发病总数的 10%~15%。原发性骨质疏松症又可分为两种亚型,Ⅰ型即绝经后骨质疏松症和Ⅱ型即老年性骨质疏松症,占发病总数的 85%~90%。

本病各年龄均可发生,但多见于老年人。据统计,我国老年人骨质疏松的发生率约为 24%,65 岁以上老年人明显增高,可达 80%,男女之比约 1∶2。本病常引起骨折,不但给患者带来极大痛苦,也给家庭和社会带来沉重负担,因而越来越受到重视。

1. 病因和发病机制 老年人骨质疏松主要是骨密度改变,而不是骨结构化学成分的改变。其病因和发病机制还不十分清确。一般认为是老年人破骨细胞吸收增加,成骨细胞功能衰减,使骨代谢中骨重建处于负平衡状态所致。除此之外,老年骨质疏松症发病还与遗传、激素、营养、免疫、生活方式和药物等有关,常常是多种因素共同作用的结果。

(1)内分泌因素:内分泌因素在骨生成和维持骨量方面起着重要的作用。老年人随着年龄的增长,性腺功能减退,性激素分泌减少,导致骨吸收和骨形成过程的动态平衡关系破坏,骨钙转化成血钙速度大于骨钙向骨骼中沉积的速度,造成老年性骨质疏松。雌激素对骨骼的影响更明显,因此绝经后的女性骨质疏松比男性更多。

(2)营养因素:骨骼代谢中的重要物质如维生素 D、钙、蛋白质等主要来自食物。老年人由于牙齿脱落及消化功能降低,食量减少,导致维生素 D、钙、蛋白质等摄入不足,加之老年人肾功能减退,1,25 二羟基维生素 D_3 产生减少,影响钙吸收。钙是骨质中最基本的矿物质,血钙浓度降低,导致骨骼中的钙外流补充血钙不足,从而发生骨质疏松。

(3)生活方式因素:足够的体力活动可以刺激骨形成。老年人运动量减少,尤其是长期卧床的老年人,骨骼缺乏活动刺激,导致骨质脱钙,造成废退性骨质疏松。另外,吸烟、酗酒、大量饮用咖啡、高蛋白、高盐饮食、光照减少等均影响骨形成,都是骨质疏松的易发因素。

(4)药物因素:长期使用类固醇激素、肝素及甲状腺素等,可影响钙的吸收,尿钙排泄增加，促进骨量流失，导致骨质疏松。

(5)其他：遗传因素、免疫因素，也与骨质疏松症的发生有一定关系。

2. 临床特点

(1)骨痛：骨骼疼痛是骨质疏松最常见、最主要的症状。在骨量减少期，就可出现全身骨骼疼痛，尤以腰背痛最常见，占67%；其次为膝关节、肩背部、手指、前臂、上臂，主要是由于骨转换过快、骨吸收增加、骨小梁破坏，骨膜下皮质破坏所引起。疼痛常发生在轻微动作后，如突然弯腰、跳跃或日常负重，休息后可缓解。应与扭伤和腰肌劳损鉴别。

(2)骨折：详见老年人骨折。

(3)身长缩短：常见于椎体压缩性骨折。此外，骨质疏松使脊椎承受压力能力下降，椎体内部骨小梁变细，数量减少，受压变形，也导致椎体缩短。

(4)20%的患者可无自觉症状，偶因其他原因摄片检查而发现。

3. 实验室及其他检查

(1)X线检查：是最简单易行的检查方法，但该方法不能定量，只能定性，且不够灵敏。一般骨量丢失在30%以上时，才能在X线平片上显示出骨质疏松。

(2)其他：骨密度检测对骨质疏松症早期诊断、预测骨折危险性和评估治疗效果有重要意义；骨生化检查可作为诊断骨质疏松症的参考。

知识链接

骨质疏松程度的诊断标准

目前，国际上对骨质疏松程度的诊断标准倾向于下列4条：

1. 正常骨量　骨密度或骨矿物含量较同性别峰值减少12%以内。
2. 骨量减少　骨密度或骨矿物较同性别减少13%~24%之间。
3. 骨质疏松症　骨密度或骨矿物较同性别减少25%以上。
4. 重度骨质疏松症　骨密度或骨矿物较同性别减少37%上。

4. 治疗要点　骨质疏松的预防比治疗更重要。应积极避免和及时处理各种危险因素。对于老年人，应合理膳食，摄入足够维生素D、钙，少饮酒和咖啡、不吸烟、不滥服镇静药，适量运动，加强保护意识，预防骨质疏松和骨折。药物治疗包括使用钙剂和维生素D，剂量不宜过大或过小。绝经后女性如无禁忌证，可用少量雌激素替代治疗5～10年。不适用雌激素替代治疗的患者或男性原发性骨质疏松症可用二磷酸盐或降钙素，此两类药物可抑制骨吸收，减慢骨丢失，并有镇痛、增进活动功能。

(二) 老年人骨折

骨折是老年人常见的损伤。老年人和绝经后妇女由于全身骨量的迅速减少，骨质疏松后骨的脆性增加，轻微外伤可发生骨折。老年人骨折后由于骨折愈合差，并发症多，常危及患者生命。骨折发生的部位松质骨较骨干多见，常见的部位有椎体、股骨粗隆部、桡骨远端等。老年人骨折发生率女性高于男性。

1. 老年人骨折的特点　老年人发生骨折后出现的症状体征和年轻人一样，均有疼痛、肿胀、功能障碍、畸形、异常活动和骨摩擦音等症状。但老年人的骨折与年轻人比较有以下特点：

(1)轻微外伤可造成骨折：由于老年人骨质疏松、骨量减少、骨的脆性增加，当受到轻微外力作用时很容易发生骨折,如平地跌倒可造成髋部骨折。

(2)骨折愈合慢:老年人修复能力较年轻人明显下降,骨的血液供应也不如年轻人丰富。因此,骨折的愈合时间明显延长。如桡骨远端骨折,青壮年需5～6周愈合,而老年人则需6～8周愈合。

(3)功能恢复慢:由于老年人身体各种组织都发生了退行性改变,尤其是关节,如髋关节、膝关节、踝关节等常常有骨性关节炎改变。一旦发生骨折,由于创伤、制动而造成的骨关节功能障碍恢复较慢,甚至遗留功能障碍。

(4)并发症多:老年人由于各器官功能的退变,免疫力下降,加之已存在某些疾病,如糖尿病、原发性高血压、动脉粥样硬化、肺功能下降等,一旦骨折,可造成已病变的器官进一步损害,导致或加重骨折并发症,如脂肪栓塞、坠积性肺炎、压疮、泌尿系感染、肾衰、下肢深静脉血栓形成、关节僵硬等。

2. 老年人骨折的治疗原则 骨折的治疗目的是解除疼痛、保持复位和固定直至骨折愈合,恢复肢体功能,使患者能独立生活,提高生存质量。

(1)老年人对创伤的耐受性下降,骨折后身体的反应能力已降低到很低水平,治疗时若再给予较重的创伤,患者可能会发生严重并发症。因此,在选择治疗方案时,必须考虑患者的耐受能力,采用最小创伤的方法进行治疗。

(2)老年人骨折后应尽早开始肢体功能锻炼,促进骨折愈合、恢复肢体功能、预防肌肉萎缩、骨质疏松和关节僵硬等。

(3)老年人骨折后,应设法使其尽早离床活动,以恢复其伤前的生活习惯。早期离床活动对防止骨折并发症也具有重要意义。

(4)必须重视并发症的治疗。由于老年人伤后并发症发生率比年轻人要高,因此,在治疗老年人骨折时,必须把防治骨折并发症放在与治疗骨折同等重要的位置。同时,还应积极治疗患者原有的疾病,如糖尿病、骨质疏松、肺部感染和肾功能不全等。

【护理评估】

1. 健康史 询问有无活动过少或活动过度、钙和维生素D摄入不足、吸烟、酗酒、长期卧床、光照不足、雌激素减少、应用糖皮质激素等导致骨质疏松的危险因素。骨折的原因如跌倒、撞击、压砸等情况,骨痛的部位、程度。

2. 身体评估 有无体型改变。骨折处疼痛、肿胀、瘀斑和伤肢的功能障碍,有无畸形、骨擦音等。

3. X线检查 骨质疏松的情况,骨折的类型。

4. 心理-社会状况 骨质疏松、骨折致骨痛和活动受限,常给患者带来精神压力,经济困难,加之治疗周期长,以使患者产生焦虑、烦躁、悲观失望等心理问题,评估时应予以重视。

【常见护理诊断及合作问题】

1. 慢性疼痛 与骨质疏松、骨折、手术康复锻炼等有关。

2. 自理缺陷 与疼痛、手术及肢体固定有关。

3. 焦虑 与骨痛或骨折限制活动有关。

4. 知识缺乏 缺乏疾病的有关知识。

【护理目标】

1. 疼痛减轻或消失。

2. 生活自理逐步恢复。

3. 患者情绪稳定，主动配合治疗。

4. 患者及家属了解有关骨折和骨质疏松防治知识，积极避免和及时处理各种危险因素，骨折发生的可能性减少。

【护理措施】

1. 饮食护理　调整饮食结构，增加含钙高的食物的摄入。老年人每天钙的摄入量不少于800～1000mg，维生素D摄入量不少于400U。含钙高的食物有牛奶及奶制品、鱼类、豆制品、海带、芝麻等，富含维生素D的食品有动物肝脏、蛋黄及鱼类等。注意烹调方法，以帮助食物中钙的溶解，促进吸收，如煮骨头汤时可加适量醋。豆腐不能与菠菜同时烹饪，以免钙与草酸结合形成不溶性草酸钙而影响其吸收。此外应注意摄入足够蛋白质和维生素。戒烟限酒，少喝咖啡。因为吸烟不利于维持钙平衡，并增加老年人发生骨折的危险；饮酒后会影响正常进食，长期如此会引起营养不良，钙吸收差；咖啡也会影响小肠对钙的吸收，助长骨质疏松的发展。

2. 安全护理　为老人提供安全的生活环境，防止跌倒和损伤。移开或放平高低不平的地毯，地面应保持平整干燥，避免光滑或潮湿，无障碍物。房间光线要充足，但要避免耀眼的强光或闪烁的光线。卫生间、厕所和楼道安装扶手。浴池地面应铺防滑垫，浴盆不宜过高，盆底防滑。洗浴时不插门，以备急救。指导老人选择前方宽大、内衬材料质地柔软的平底鞋，鞋应宽松，鞋底防滑。裙子或裤子避免过长，以免上下楼梯绊脚摔倒。要求老人配戴眼镜改善视力，必要时使用步行器或轮椅。使用有床档的低矮床，以便站立时可支撑。床边要有电灯开关。日常生活用品如水杯、手杖、呼叫器、夜间使用的便器等放在易取易放之处。(详见第六章)。

3. 骨折的护理　详见专科护理。

4. 疼痛护理　与患者和家属讨论时疼痛加重的因素。骨质疏松引起的骨痛疼痛常发生在突然动作后，休息后可缓解，因此患者动作宜缓慢，疼痛时注意休息。其余见骨关节炎护理。

5. 用药护理　①补充钙剂，可改善骨吸收和骨形成的平衡。钙剂分无机钙和有机钙两类。无机钙有：氯化钙、碳酸钙等，含钙高，作用快，但对胃肠道刺激大。有机钙有：葡萄糖酸钙、乳酸钙、活性钙等，含量低，吸收较好，刺激性较小。注意钙剂不要和绿叶蔬菜一起服用，防止因钙螯合物形成降低钙的吸收。服用过程中要多饮水，使尿量增加，减少泌尿系统结石形成的机会，并防止便秘。血清钙过高可导致泌尿系统损害，对患结石、肉芽肿或高血钙者应限制钙剂的使用。②如果采用雌激素替代疗法治疗骨质疏松症，应首先了解家族史中有无肿瘤、心血管疾病史。每半年进行一次妇科检查，严密监测子宫内膜的增生变化，指导老年女性观察阴道出血和乳房自我检查。慎用激素类药物。

6. 心理护理　了解老年人的心理，做好疏导工作。老年人常有不服老或不愿麻烦他人的心理，尤其日常生活中愿意自己动手，故要多做卫生宣传，使其了解自己的健康状况和活动能力，做力所能及的事，以免造成骨骼、关节与肌肉损伤。骨折长时间卧床会使患者产生消极、悲观情绪，要经常安慰患者，鼓励患者树立战胜疾病的信心。

7. 健康教育

(1)骨质疏松的预防比治疗更重要。应积极避免导致骨质疏松的各种因素。教育老年人摄入足够维生素D、钙，戒烟、少饮酒和咖啡，坚持经常适量运动，加强保护意识，预防骨质疏松和骨折。

(2)指导患者正确服药。使用钙剂和维生素D,剂量不宜过大或过小。钙制剂要嚼碎,以促进吸收。如用雌激素治疗骨质疏松,应严密监测子宫内膜增值变化,指导患者注意阴道出血情况,定期做乳房检查,防止肿瘤发生。

(3)向患者及家属讲解有关骨折防治知识,做好安全防护,减少骨折发生的可能性。

(4)教会患者使用牵引、夹板、石膏固定等治疗时的自我保健及生活自理方法。

(5)鼓励患者最大限度的完成日常活动,保持良好的心态,增强康复的信心。

(李佳敏)

思考题

1. 简述退行性关节炎保护关节的护理措施。

2. 说出骨质疏松症的健康教育内容。

3. 简述老年人骨折的临床特点。

4. 患者女性,70岁,小学文化,体重约80kg,因膝关节疼痛约10年,加重1周而来院就诊。10年来,时感膝关节疼痛,清晨起床后关节僵硬,慢慢活动后僵硬缓解,活动时有摩擦声,自认为老年人正常老化现象未予重视。近1周上下楼时关节痛加重,未做任何治疗。

请问:

(1)该老人可能的医疗诊断是什么?

(2)请提出主要护理诊断。

(3)应给予老人哪些健康指导?

5. 患者男性,72岁,已婚,退休工人。因左侧髋关节肿胀、疼痛、活动受限3小时急诊入院。患者于3小时前下楼梯时不慎摔倒,左髋着地,诉左髋部疼痛,不能站立或行走,被家人急诊送入院。局部检查:患肢短缩约2cm,足呈45°～60°外旋畸形,左髋部肿胀、局部压痛,移动患肢疼痛更明显,关节活动受限,叩击足跟部时髋部疼痛。末梢血液循环、感觉正常,足背动脉搏动可触及。

请问:

(1)该老人可能的医疗诊断是什么?

(2)确诊需要做何种检查?

(3)请提出主要护理诊断,并说出相应的护理措施。

第十六章　老年人的临终关怀与护理

学习目标

1. 掌握临终关怀的概念、原则、护士职责、临终老年人的生理、心理变化。

2. 熟悉临终关怀的特征及观念、组织形式、老年人对待死亡的心理类型、老年人的死亡教育。

3. 了解临终关怀发展史。

4. 学会对临终老年人及家属的护理。

生老病死是人类自然发展的客观规律，每个人都不可避免地走向死亡。虽然每位临终老年人的身体状态、心理需求不尽相同，但临终老年人面对死亡都渴望得到精神上的支持，躯体上的抚慰，期望能够舒适地、有尊严地离开人世。

第一节　老年人的临终关怀

一、临终关怀的历史与发展

（一）临终关怀的历史

古罗马时代，出现了临终关怀的雏形，那时，Fubila 为了照顾旅客以及临终患者开设了一家驿站。在欧洲中世纪，为了给朝圣者或旅行者提供中途休息、重新补足体力，欧洲修道院附设了安宁院，当时称为"Hospice"，后来"Hospice"逐渐发展成为"为那些濒临死亡的人提供帮助的地方"。

现代临终关怀的主要创始人是英国的桑德斯博士（Dr. Dame Cicely Saunders），桑德斯 33 岁进入医学院学习，经过 7 年的医疗专业训练，取得了博士学位。1958～1965 年，她与几位医生研究出许多减轻病痛的新药。1967 年创立了圣克里斯多弗临终关怀院，成为专门照顾癌症末期患者的地方。桑德斯开创了全球第一家有特殊照顾服务方案的临终关怀机构，以医护团队合作方式照顾晚期癌症患者，让他们无痛苦、无遗憾地走完生命的最后旅程，同时还对其家属进行心理慰藉，帮助他们渡过哀恸期。此后，临终关怀得到迅速的发展，在世界各地陆续建立起类似的机构。

（二）临终关怀的发展

1. 国外临终关怀的发展　自 20 世纪 70 年代起，美国、加拿大、日本、澳大利亚、法国、荷兰、挪威、以色列、南非等许多国家相继开展了临终关怀工作，曾一度形成了临终关怀运动，有关的服务机构和临终与死亡问题的研究机构逐渐增多起来。据估计，目前世界上的100多个国家共有7000～8000个临终关怀和舒缓治疗机构。此外，有关的学术组织、学术交流活动和专业书刊杂志也在不断地增加，研究的内容日益广泛，不仅注重对临终患者整体照顾的研究，而且还涉及基础理论、医学伦理、立法、经济等社会支持系统的研究。

2. 国内临终关怀的发展 1988年临终关怀正式引入中国，同年天津医科大学成立了临终关怀研究中心，该中心是中国第一家临终关怀研究机构。它的建立标志着我国已跻身于世界临终关怀事业的行列。随后上海也诞生了临终关怀医院——南汇护理院。1992年北京市的朝阳门医院成立了第二病区作为临终关怀服务机构，为临终患者提供医疗、护理、心理、社会支援等领域的服务。目前，除西藏外，各地都纷纷因地制宜创办了临终关怀服务机构，在政府和公民的理解、支持下，我国的临终关怀事业正在健康有序的发展。

二、临终关怀的概念及特征

(一) 临终关怀的概念

临终关怀(hospice care)，又称为“善终服务”、“临终照顾”、“舒缓疗护”，是由医生、护士、心理学家、社会工作者、宗教人员和志愿者等多学科、多方面人员所组成的团队，对晚期患者及其家属所提供的照顾。其宗旨是使晚期患者的生命质量得到提高，能够无痛苦、舒适地、安详地和有尊严地走完人生的最后旅程；同时，使晚期患者家属的身心健康得到保护和增强。

(二) 临终关怀的特征

1. 服务对象包括晚期患者、晚期患者家属 晚期患者的确定一般是指在现有的医疗技术条件下，所患疾病已经没有被治愈的希望，而且不断恶化、濒临死亡者，目前关于临终期的时间范围尚无统一的界定，一般指生命最后的数月至半年。

2. 服务范围更全面、更广泛 临终关怀不仅包括医疗、护理服务，同时包括心理咨询辅导、健康教育、死亡教育、精神和社会支援、居丧照护等多学科、多方面的综合性服务。临终关怀的服务范围通常包括：①疼痛和其他症状的控制；②心理和精神关怀；③社会支援；④居丧照护。

3. 服务方式的多样化 临终关怀服务机构最常见的有：①独立的临终关怀服务机构；②隶属医院或其他医疗保健机构的临终关怀病房或单元；③家庭临终关怀服务机构。现在我国大多数在综合性医院、专科医院的专设病区或病房中开展临终关怀工作。

三、临终关怀的观念

临终关怀是一种新兴的医疗保健服务项目，它包含以下几个方面的社会价值观念：

1. 接纳死亡 在现实生活中，由于对死亡采取否认、不接纳的态度，当有人处于临终阶段时，往往不认为是生命发展的必然阶段，而看做是医疗护理的失败。现代临终关怀观念认为：死亡是生命发展的最后阶段，对死亡和濒死应采取接纳的态度，应将临终和死亡视为生命发展必不可少的阶段和生命发展的必然趋势和结果。

2. 尊重生命 晚期患者的生命与健康人的生命没有本质上的区别，晚期患者的生命不应被忽视，而应备受尊重；也不应该因为生命活动的殆尽而降低应受到的尊严和关怀。

3. 生命的质量重于生命的数量 临终关怀对晚期患者照顾的重点不再是如何延长生

命，也不是用人工的方法结束患者的生命，而是着力提高晚期患者的生存价值和生命质量，为他们提供一个安适、有意义、有尊严、有希望的生活，让晚期患者在有限的生命时间和空间里，享受生命所赋予他们的幸福与快乐。

四、临终关怀的原则

（一）护理为主

对于临终老年人临床治疗已不重要，重要的是全面的整体护理，以提高老年人临终阶段的生命质量，使临终老年人在躯体和心理方面得到最大程度的舒适。

（二）适度治疗

临终老年人的基本需求为保存生命、解除痛苦、无痛苦的离开人世。从我国的国情和传统习惯出发，对临终老年人进行适度的治疗是必要的，适度治疗有些属于安慰性治疗，这对于疾病折磨和痛苦的老年人可减轻痛苦，同时对临终老年人的家属也是一种心理的满足和安慰。

（三）注重心理护理

临终关怀不仅要注重患者躯体的不适，还要关心患者情感和精神的需要。临终关怀的首要任务是减轻患者的痛苦，但患者的疼痛有时产生于躯体和精神的相互影响，如果持续的精神紧张和恐惧不能解决，单靠药物或姑息治疗来缓解疼痛和不适是很难做到的。若临终关怀同时注重了心理护理，使临终老年人精神平和、愉快，则药物或姑息治疗的效果就会非常的明显。

（四）整体服务

主要对临终老年人的生理、心理、社会等方面给予关心与照顾；为临终老年人提供不间断医疗、护理和生活照料；既关心临终老年人自身，又关心家属；既为临终老年人生前提供服务，又为其死后提供居丧服务等。

（五）安乐死问题

安乐死问题涉及到社会经济、伦理道德、传统习俗、哲学法律、宗教信仰、人的价值观等一系列问题。社会上有很大的争议，我国尚未立法。

知识链接

安 乐 死

安乐死指对无法救治的病人停止治疗或使用药物，让病人无痛苦地死去。“安乐死”一词源于希腊文，意思是“幸福”的死亡。它包括两层含义：一是安乐的无痛苦死亡；二是无痛致死术。我国的定义指患不治之症的病人在垂危状态下，由于精神和躯体的极端痛苦，在病人和其亲友的要求下，经医生认可，用人道方法使病人在无痛苦状态中结束生命过程。

五、临终关怀的组织形式

（一）独立的临终关怀院

指不隶属于任何医疗、护理或其他医疗保健服务机构的临终关怀服务机构。独立的临终关怀院可承担社区内多种形式的临终关怀服务项目，包括“住院临终关怀服务”、“日间临终关怀服务”和“家庭临终关怀服务”等。

（二）附设的临终关怀机构

指在医院、护理院、养老院、社区保健站、家庭卫生保健服务中心等机构内设置的“临终关怀病区”、“临终关怀病房”、“临终关怀单元（病室或病床）”、或“附属临终关怀院”，是最常见的一种临终关怀服务机构类型。

（三）家庭临终关怀机构

是临终关怀基本服务方式之一，指晚期患者住在自己家中由家属提供基本的日常照护，由家庭临终关怀机构常规地提供晚期患者和家属所需要的各种临终关怀服务。

六、临终关怀护士的职责

1. 在临终关怀病房医生和护士长的指导下开展工作。
2. 负责临终关怀病房的日常护理工作及参与护理管理。
3. 按照临终关怀病房工作程序中的有关护理工作要求和护理技术常规要求进行操作。
4. 开展对晚期患者的基础护理，如患者的清洁卫生工作等。
5. 参与临终关怀医生的查房。
6. 整理并核对医嘱，执行有关的临终关怀医嘱。
7. 做好心理护理并做好相应的记录。
8. 对临终老年人进行入院、住院期间、死亡等阶段的护理评估。
9. 向临终老年人及家属开展死亡教育。
10. 做好临终关怀病房的各项统计与记录工作。
11. 负责临终关怀病房有关工作人员的岗前培训工作。
12. 负责对临终关怀志愿者的协调与管理工作。
13. 做好临终老年人的家属在患者去世后的居丧照护工作。

第二节　老年人的死亡教育

死亡教育是有关死亡知识的社会化、大众化的过程。死亡教育不仅是针对临终老年人及其家属进行的教育，更重要的是针对活着的人和整个社会。通过死亡教育来帮助人们正确的面对自我之死和他人之死，理解生与死是人类生命历程的必然组成部分，从而树立科学、健康的死亡观。

一、老年人对待死亡的心理类型

老年人对待死亡的态度受到许多因素（如文化程度、社会地位、宗教信仰、年龄、性格、身体状况、经济情况等）的影响。老年人对待死亡的心理类型主要有以下几种表现：

1. 理智型　老年人当意识到死亡即将来临时，能从容地面对死亡，并在临终前安排好自己的工作、家庭事务及后事。这类老年人一般文化程度比较高，心理成熟程度也比较高。他们能比较镇定地对待死亡，能意识到死亡对配偶、孩子和朋友是最大的生活事件，因而总尽量避免自己的死亡给亲友带来太多的痛苦和影响。这类老年人往往在精神还好时，就已经认真地写好了遗嘱，交待自己死后的财产分配、遗体的处理等事宜。

2. 积极应对型　老年人有强烈的生存意识，他们能从人的自然属性来认识死亡首先取决于生物学因素，但也能意识到意志对死亡的作用。因此能用顽强的意志与病魔作斗争，如忍受着病痛的折磨和诊治带来的痛苦，寻找各种治疗方法以赢得生机。这类老年人大多属低龄老人，还有很强的斗志和毅力。

3. 恐惧型　老年人极端害怕死亡，十分留恋人生。这类老年人一般都有较好的社会地位、经济条件和良好的家庭关系。他们指望着能在老年享受天伦之乐，看到儿女成家立业、兴旺发达。表现往往会不惜代价，冥思苦想，寻找起死回生的药方，全神贯注于自己的机体功能。

4. 接受型　这类老年人分为2种表现：一种是无可奈何地接受死亡的事实，如有些地区，老人到60岁，就开始准备后事，如做寿衣等；另一种老年人把此事看得很正常，多数是属于信仰某一种宗教的，认为死亡是到天国去，是到另一个世界去，坦然地对待死亡。

5. 解脱型　这类老年人大多有着极大的生理、心理问题。可能是家境穷困，或者受尽子女虐待，或者身患绝症、病魔缠身极度痛苦。他们对生活已毫无兴趣，觉得活着是一种痛苦，因而希望早些了结人生。

二、老年人的死亡教育

使老年人从心理上接受死亡、战胜死亡，并不是件容易的事。对老年人进行死亡教育的重点是了解他们对死亡有什么看法，面对死亡时，最恐惧、最担心、最忧虑的是什么？根据他们的具体情况，运用生死学的知识，帮助老年人解决对死亡的焦虑、恐惧和各种思想负担，使其能坦然面对可能的死亡。

（一）死亡教育的作用

1. 帮助人们树立科学的唯物主义生死观，促进社会精神文明和人口素质的提高。

2. 通过死亡教育，可以消除老年人对死亡的恐惧、焦虑心理，教育人们坦然地面对死亡。通过学习死亡的心理过程以及死亡对人们的心理影响，可以掌握有关死亡知识，为处理自我之死和他人之死做好心理准备。

3. 通过死亡教育，可使人们勇敢地正视生、老、病、死的问题，加深人们对死亡的认识，并将这种认识转化为珍惜生命、珍惜健康的强大动力，从而提升自己的生命和生活质量。

4. 临终关怀人员接受死亡教育，在提高自身对死亡科学认识的同时，还能提高对临终者及家属实施身心整体照护的能力，帮助临终者有尊严地、安详地离开人世，也可帮助丧亲者度过最困难的哀伤阶段。

5. 死亡教育可有效地减少和防止自杀。

（二）死亡教育的基本内容

1. 死亡的本质及意义。

2. 对死亡及濒死的态度。

3. 与死亡有关的伦理、道德、宗教、法律的相关知识。

4. 对死亡及濒死的处理及调适。

5. 与死亡相关的特殊问题。

（三）死亡教育的形式和方法

1. 形式　可根据不同情况采取：①文字材料；②集体讲解；③个人指导；④电化教育等。

2. 方法　可根据具体阶段的不同因人选择：①随机教育法；②欣赏与讨论法；③模拟想象法；④阅读指导法；⑤情景教育法等。

死亡教育要根据老年人不同的年龄、性格、职业、家庭背景等因人而异地开展，逐步培养老年人成熟、健康的心理品质。

第三节 老年人的临终护理

一、临终老年人的心理变化和护理

(一) 临终老年人的心理变化

美国精神病学家伊丽莎白·库布勒·罗斯(Elisabeth Kubler Ross)认为，临终老年人一般都要经过5个心理阶段。

1. 第一阶段——否认期 当患者知道自己病情严重时，都会感到震惊和否认。“不，不是我，不可能是真的，”难以接受既成的事实，往往四处求医或抱着侥幸心理希望是误诊。随着病情的逐渐加重，患者已不再否认。为了避免家属过度悲伤，表面上保持乐观的精神，假装不知道，但在真正了解他的人面前会诉说真情、哭泣，以减轻内心痛苦。多数患者心理还期望着有新的治疗或奇迹的出现。

2. 第二阶段——愤怒期 当病情危重时，否认难以维持，患者将因失去生命而恼怒。“为什么是我？是我？”他们往往把情绪发泄到护士或家属身上，甚至拒绝一切治疗。

3. 第三阶段——协议期 “是的，是我但……，”这时患者发怒暂停，为了延长生命，认为许愿或做善事也许能扭转死亡的命运。这个时期对患者是有益的，因为患者正在尽量用合作和友好的态度来推迟死亡的命运。

4. 第四阶段——忧郁期 患者看到自己向死亡走近，毫无疑问地承认“是啊……是我，”表现明显的忧郁、深沉的悲哀，并时常哭泣。

5. 第五阶段——接受期 此期患者对自己即将面临的死亡已有所准备，恐惧、焦虑和最大的心理痛苦已经消失，机体极度衰弱，常处于嗜睡状态。

(二) 护理措施

1. 否认期 否认是抵御严重精神创伤的一种自我保护，护士不要揭穿临终老年人的防卫，但也不要对他撒谎，和他谈话时要尽量用他的语言，保持一种坦率、诚实、关心的态度，仔细地听患者讲他们所知道的情况，要热心、支持和理解，使之维持适当的希望感。对于癌症等预后不良的疾病，是否将其真实情况告诉本人，要看其心理适应能力。对于意志坚强，能够正确对待死亡的人，将其真实情况告诉本人反而会激发他的斗志，有利于更好地配合医务人员进行治疗，有利于延长寿命，同时与他们公开谈论病情，有利于交流感情，给予心理支持。

2. 愤怒期 此期应尽可能创造条件达到患者最大满足。不要把患者的攻击看成是对某个人，也不要用愤怒的表现去反击他，不要告诉患者“不应该这样做，”“不应该那样说，”让患者发泄他的愤怒和倾泻他的感情。当看着患者发脾气时，同情地劝解，可以说：“我要是你也会发脾气的，那就全部发出来吧！”在适当的时候尽量多陪伴着患者。

3. 协议期 此时应主动地关心体贴患者，认真观察病情，加强护理措施的实施，如及时补充营养和体液，做好基础护理，严防感染及压疮，尽量满足患者的要求，如请技术高明的医生会诊，用特效药治疗等。

4. 忧郁期 忧郁和悲伤对于临终患者是正常的，应允许他们根据自己的需要表达这些感情，同时护士尽量满足老年人的合理要求。

5. 接受期　患者面临死亡，医护人员应尊重患者的信仰，允许患者安静地接受死亡的现实，不要勉强与之交谈，过多的打扰患者。听觉是最后消失的感觉功能，和临终患者讲话时，必须注意语言亲切、清晰，不要耳语，避免在患者面前议论不利于患者心情的话。

二、临终老年人的生理变化和护理

（一）临终老年人的生理变化

1. 循环系统改变　表现为皮肤苍白、湿冷，指甲呈灰白色或青紫色，四肢发绀。脉搏细速、不规则，甚至测不到。心音低弱，血压下降直至测不到。

2. 呼吸系统改变　表现为呼吸频率变快或变慢，呼吸深浅度改变，出现鼻翼翕动、潮式呼吸等症状。呼吸道可出现分泌物堆积，可有痰鸣音及鼾声呼吸。

3. 消化与泌尿系统改变　表现为恶心、呕吐、食欲减退、腹胀、口干、严重者出现脱水，还可发生大小便失禁、便秘或尿潴留等症状。

4. 肌张力改变　表现为肌肉失去张力，软弱无力，无法维持良好、舒适的功能体位，身体活动消失，面部可出现希氏面容（面部消瘦，呈铅灰色，眼眶凹陷，下颌下垂，双眼半睁呆滞，嘴微张）。

5. 感知觉、意识改变　表现为视力模糊，眼睛干燥，分泌物增多。听觉是最后消失的感觉。若疼痛明显，可有痛苦病容。意识可有嗜睡、意识模糊、昏睡或昏迷等改变。

（二）护理措施

1. 疼痛的控制　疼痛是临终者常难以忍受的恶性刺激，疼痛常由躯体疾病引起，但心理因素也可诱发和加重患者的疼痛。临终者使用止痛剂应遵循：①切勿使用安慰剂来代替止痛剂，以免加重患者的挫折感和不信任感；②对慢性剧烈疼痛者尽可能定时、昼夜使用镇痛剂，可有效止痛和防止疼痛复发；③必要时应使用麻醉性止痛剂；④尽量口服给药减轻对患者的刺激。护士在使用镇痛药时，应严密观察病情变化及时发现和处理不适症状，预防并发症的发生。

• 知识链接 •

癌痛治疗的三阶梯方法

第一阶梯用药：对于轻中度癌症疼痛首选非阿片类止痛药（如阿司匹林、对乙酰氨基酚），按病情给或不给辅助用药。

第二阶梯用药：对于中度癌症疼痛给予弱阿片类止痛药物（如可待因、二氢可待因、曲马多），可联合应用非阿片类止痛药增加疗效，按病情给或不给辅助用药。

第三阶梯用药：重度癌痛或第二阶梯治疗无效者，选用强阿片类止痛药物（如吗啡、芬太尼），可联合应用非阿片类止痛药物增加疗效，按病情给或不给辅助用药。

2. 改善血液循环　注意观察体温、脉搏、呼吸、血压、皮肤色泽、温度等，老年人四肢冰冷不适时应注意保暖，必要时给予热水袋保暖。

3. 改善呼吸功能　昏迷者分泌物较多时，应采取仰卧位头偏向一侧或侧卧位，有利于呼吸道分泌物的流出，必要时吸痰，以保持呼吸道的通畅，呼吸困难者可给予氧气吸入。

4. 增进食欲、加强营养　鼓励患者与家人共同进餐，在饮食上护士与家属应精心照料，尽量让患者吃一些高蛋白、低脂肪、色香味俱佳的饮食，最好少食多餐。必要时采取鼻饲法或完全胃肠外营养(TPN)，以保证老年人的营养。

5. 做好口腔及皮肤护理 每日做好口腔护理，口唇干裂者可涂液状石蜡，有义齿若感觉不适可取出。大小便失禁者应注意会阴、肛门周围皮肤的清洁干燥，必要时留置导尿管。床单保持清洁平整，维持舒适的体位，防止压疮的发生。

6. 改善居室环境 临终老年人的环境应安静、舒适和温暖，室内光线应柔和，空气新鲜。室内布置尽可能简朴、整洁，尽可能移去那些不必要、对临终者不愉快的用物，而对临终者喜爱的、有意义的东西放在他们能看到和接触到的地方，让他们能看到喜爱的画面和听到悦耳的音乐，以便使老年人在有限的时间内安详地、舒适地走完最后的人生旅程。

三、居丧照护与护理

居丧照护是向临终患者家属在患者去世前后提供的一种社会支援。面对亲人的死亡应该说是最痛苦的一种经历，特别是自己心爱的人去世，轻者痛不欲生，重者会轻生自杀。心理学家派克斯(Parkes,1972)对此曾进行了研究，认为人的悲伤可划分成麻木、渴望、颓丧和复原4个不同的阶段。

(一) 派克斯提出的悲伤反应4阶段理论

1. 麻木阶段 这是丧失亲人后的第一个反应，无论死者的病程长短都会经历此过程。只是病程短或突发意外死亡，家人震惊、麻木的程度会更重，会出现发呆几小时甚至几天，而不能发泄自己的悲伤。极个别的家属因经受不住这种打击而自杀。

2. 渴望阶段 麻木反应之后是内心的悲痛，并常表现为渴望见到已逝去的亲人，真切的希望死去的人能够回来。虽然知道寻找死去的人是无用的事，但他们仍然反复思考死者去世前发生的事情，这样做似乎可以发现以前有什么地方出了错，现在可以纠正过来。有时家属会强烈感觉到死者的存在，经常看到死者的影子，或听到死者的声音。

3. 颓丧阶段 随着时间的延长，理智的承认既成的事实，但由于亲者逝去所带来常规生活的改变，伴随着无所适从的感觉，孤独、颓丧，对一切事物没有兴趣，对人产生淡漠、空虚之情。

4. 复原阶段 渐渐的悲伤降低到了可以被接受的程度，并开始积极地探索可以面对的世界。这时家属往往意识到只有放弃原有的状态，放弃不现实的希望，才能有新的开始，生活才能充满希望。

以上4个阶段是循序渐进的，每个阶段间的转换是逐渐推进的，中间没有明显的界限。

(二) 居丧照护的内容和方法

居丧照护通常是从晚期患者进入濒死期，即开始协助晚期患者家属做好后事准备，在晚期患者去世后，协助办理丧葬事宜，并重点做好家属的居丧辅导工作。

1. 陪伴与聆听 对于患者家属的悲痛心情应予以理解和同情，通过了解亲属的感受，给他们以心理支持，并适时地引导家属说出他们内心的悲伤与痛苦。

2. 协助办理后事 应帮助家属接受“死者已逝”这一事实，使家属在办理后事的过程中，给予家属表达内心悲痛的机会，使其内心的悲痛得以宣泄。

3. 协助家属表达内心的悲痛情绪 护士应劝慰节哀，适当安排发泄内心悲痛的场所。哭泣是一种缓解内心悲伤情绪的有效办法，应协助家属适时地、自由地、痛快地哭出来，使其内心的悲痛得以宣泄。

4. 协助家属适应新生活　应协助家属建立新的人际关系，并积极参与社交活动。

（胡　晓）

思考题

1. 临终关怀的根本目的是

A. 提高临终患者的生存质量　　B. 减轻家庭的经济负担

C. 加速患者死亡　　D. 防止患者自杀

E. 节约卫生资源

2. 患者胡某，晚期肝癌，治疗效果不佳。肝区剧烈疼痛，腹水，呼吸困难，患者感到痛苦、悲哀，有轻生念头，此心理反应属于

A. 否认期　　B. 愤怒期　　C. 协议期　　D. 忧郁期　　E. 接受期

3. 濒死期循环衰竭的临床表现不包括

A. 心音低而无力　　B. 皮肤淤血斑点　　C. 脉搏弱而不规则

D. 口唇指甲青紫　　E. 血压上升，脉压增大

4. 王某，大学教授，胃癌晚期，当得知自己的病情后极端害怕死亡，十分留恋人生。不惜代价到处求医，冥思苦想寻找起死回生的药方，此老年人对待死亡的心理类型为

A. 理智型　　B. 积极应对型　　C. 恐惧型

D. 接受型　　E. 解脱型

5. 李大爷，79 岁，肝硬化晚期，因肝硬化消化道大出血入院已 3 周，护理人员晨间护理时发现床单上面有柏油样污染物，便询问夜间情况，李大爷却大发雷霆。

请问：李大爷临终的心理变化属于哪一期？护士应如何做好心理护理？

附录一　美国的老年护理执业标准

1. 老年护理服务的组织　所有的老年护理服务必须是有计划、有组织且是由护理人员执行管理。执行者必须具有学士以上学历且有老年护理及老年长期照料或急性救护机构的工作经验。

2. 理论　护理人员参与理论的发展和研究，护理人员以理论的研究及测试作为临床的基础，用理论指导有效的老年护理活动。

3. 收集资料　老年人的健康状态必须定期、完整、详尽、正确且有系统的评估。在健康评估中所获得的资料可以和健康照护小组的成员分享，包括老人和其家属。

4. 护理诊断　护理人员使用健康评估资料以决定其护理诊断。

5. 护理计划及持续护理　护理人员与老年人和适当人选共同制定护理计划。计划包括共同的目标、优先顺序、护理方式以及评价方法，以满足老年人治疗性、预防性、恢复性和康复性需要。护理计划可协助老年人达到及维持最高程度的健康、安宁、生活质量和平静的死亡，并帮助老年人得到持续的照顾，即使老年人转到不同境地也能获得持续照顾，且在必要时修改。

6. 护理措施　护理人员依据护理计划的指引提供护理措施，以恢复老年人的功能性能力并且预防并发症和残疾的发生。护理措施源自护理诊断且以老年护理理论为基础。

7. 评价　护理人员持续的评价老年人和家属对护理措施的反应，以决定目标完成的进度，并根据评价结果修正护理诊断和护理计划。

8. 医疗团队合作　护理人员和健康保健小组成员合作，在各种不同的情况下给予老年人照顾服务。小组成员定期开会以评价对老年人及家属护理计划的有效性，并依需要的改变调整护理计划。

9. 研究　护理人员参与研究设计以发展有组织的老年护理知识宣传，并在临床运用。

10. 伦理　护理人员依据“护理人员手册”作为伦理抉择的指标。

11. 专业成长　护理人员不仅对护理专业的发展负有责任，而且应该对健康保健人员的专业成长作出贡献。

附录二 常用评估量表

量表 1 Katz 日常生活功能指数评价量表

生活能力	项目	分值
进食	进食自理无需帮助	2
	需帮助备餐，能自己进食	1
	进食或经静脉给营养时需要帮助	0
更衣 （取衣、穿衣、扣扣、系带）	完全独立完成	2
	仅需要帮助系鞋带	1
	取衣、穿衣需要帮助	0
沐浴 （擦浴、盆浴或淋浴）	独立完成	2
	近期需要部分帮助（如背部）	1
	需要帮助（不能自行沐浴）	0
移动 （起床、卧床、从椅子上站立或坐下）	自如（可以使用手杖等辅助器具）	2
	需要帮助	1
	不能起床	0
如厕 （如厕大小便自如，便后能自洁及整理衣裤）	无需帮助，或能借助辅助器具进出厕所	2
	需帮助进出厕所、便后清洁或整理衣裤	1
	不能自行进出厕所完成排泄过程	0
控制大小便	能完全控制	2
	偶尔大小便失控	1
	排尿、排便需别人帮助，需用导尿管或大小便失禁	0

注：

1. 此量表由 Kate 等人设计制定，主要用于评定被测试者的日常生活能力，也可用于预测某些疾病的发展。
2. 量表的结构和内容 量表主要分为进食、更衣、沐浴、移动、如厕和控制大小便 6 个方面。
3. 评定方法 此表项目细致、简明易懂，通过与被测者、护理人员交谈或被测者自填问卷，确定各项评分，计算总分值。
4. 结果解释 总分值的范围是 0～12 分，分值越高，则提示被测者的日常生活能力越高。

量表 2 Lawton 功能性日常生活能力量表

生活能力	项目	分值
你能自己做饭吗	无需帮助	2
	需要一些帮助	1
	完全不能自己做饭	0

续表

生活能力	项目	分值
你能自己做家务或勤杂工作吗	无需帮助	2
	需要一些帮助	1
	完全不能自己做家务	0
你能自己服药吗	无需帮助(能准时服药,剂量准确)	2
	需要一些帮助[别人帮助备药,和(或)提醒服药]	1
	没有帮助完全不能自己服药	0
你能去超过步行距离的地方吗	无需帮助	2
	需要一些帮助	1
	除非做特别安排,否则完全不能旅行	0
你能去购物吗	无需帮助	2
	需要一些帮助	1
	完全不能自己出去购物	0
你能打电话吗	无需帮助	2
	需要一些帮助	1
	完全不能自己打电话	0
你能自己理财吗	无需帮助	2
	需要一些帮助	1
	完全不能自己理财	0

注:

1. 此量表是美国的 Lawton 等人设计制定。
2. 量表的结构和功能　量表主要用于评定被测者的功能性日常生活能力,主要分为 7 个方面。
3. 评定方法　通过与被测者、家属或护理人员等知情人的交谈或被测者自填问卷,确定各项评分,计算总分值。
4. 结果解释　总分值的范围是 0～14,分值越高,则提示被测者功能性日常生活能力越高。

量表 3　老年人居家环境安全评估要素

部位	评估要素
一般居室	
● 温度	是否适宜?
● 光线	光线是否充足?
● 家具	放置是否稳固?
● 床	高度是否在老年人膝盖下并与其小腿长基本相等?
● 电线	安置如何,是否远离火源、热源?
● 取暖设备	设置是否妥善?
● 电话	紧急电话号码是否放在易见、易取的地方?
● 地面	是否平整、干燥、无障碍物?
● 地毯	是否平整、不滑动?

续表

部位	评估要素
厨房	
● 地板	有无防滑措施？
● 燃气	“开”、“关”的按钮标志是否醒目？
浴室	
● 浴室门	门锁是否内外均可打开？
● 地板	有无防滑措施？
● 浴盆	高度是否合适？盆底是否垫防滑胶垫？
● 便器	高低是否合适，有无设扶手？
楼梯	
● 台阶	是否平整无破损，高度是否合适，台阶之间色彩差异是否明显？
● 扶手	有无扶手？
● 光线	光线是否充足？

量表 4 APGAR 家庭功能评估表

项目	经常	有时	很少
1. 当我遇到困难时，可以从家人处得到满意的帮助			
补充说明			
2. 我很满意家人与我讨论各种事情以及分担问题的方式			
补充说明			
3. 当我希望从事新的活动或发展时，家人能接受并给予支持			
补充说明			
4. 我很满意家人对我表达情感时的方式以及对我愤怒、悲伤等情绪的反应			
补充说明			
5. 我很满意家人与我共度美好时光的方式			
补充说明			

注：

1. “经常”得 2 分；“有时”得 1 分；“很少”得 0 分。
2. 总分在 7～10 分为家庭功能无障碍；4～6 分为家庭功能中度障碍；0～3 分为重度家庭功能不足。

量表 5 生活满意度指数 A

指导语：下面的一些陈述涉及人们对生活的不同感受。请阅读下列每一个问题的陈述，如果你同意该观点，就请在“同意”下面画“√”；如果你不同意该观点，请在“不同意”下面画“√”；如果无法肯定是否同意，则在“?”下面画“√”。请务必回答每一个问题。

项目	同意	不同意	?
1. 当我老了以后发现事情似乎要比原先想象得好			
*2. 与我所认识的多数人相比，我更好地把握了生活中的机遇			
3. 现在是我一生中最沉闷的时期			

续表

项目	同意	不同意	?
*4. 我现在和年轻时一样幸福			
5. 我的生活原本应该是更好的时光			
*6. 现在是我一生中最美好的时光			
7. 我所做的事情多半是令人厌烦和单调乏味的			
8. 我估计最近能遇到一些有趣的令人愉快的事			
*9. 我现在做的事和以前做的事一样有趣			
10. 我感到老了、有些累了			
11. 我感到自己确实上了年纪,但我并不为此而烦恼			
12. 回首往事,我特别满足			
*13. 即使能改变自己的过去,我也不愿有所改变			
14. 与其他同龄人相比,我曾做出较多的愚蠢的决定			
15. 与其他同龄人相比,我外表较年轻			
*16. 我已经为一个月甚至一年后该做的事制订了计划			
*17. 回首往事,我有许多想得到的东西均未得到			
18. 与其他人相比,我惨遭失败的次数太多了			
*19. 我在生活中得到了特别多我所期望的东西			
20. 不管人们怎样说,许多普通人是越过越糟,而不是越过越好了			

注:

1."同意"得2分;"?"得1分;"不同意"得0分。

2. 得分从0分(满意度最低)到20分(满意度最高)。

3. 有"*"为反序计分项目。

量表6 纽芬兰纪念大学幸福度量表

指导语:我们想问一些关于你的日子过得怎么样的问题,如果符合你的情况,请回答"是";如果不符合你的情况,请回答"否"。最近几个月里,你感到:

项目	是	否	不知道	备注
1. 满意到极点				PA
2. 情绪很好				PA
3. 对你的生活特别满意				PA
4. 很幸运				PA
5. 烦恼				NA
6. 非常孤独或与人疏远				NA
7. 忧虑或非常不愉快				NA
8. 担心,因为不知道将来会发生什么情况				NA
9. 感到你的生活处境变得艰苦				NA
10. 一般说来,生活处境变得使你感到满意				PA
11. 这是我一生中最难受的时期				NE
12. 我像年轻时一样高兴				PE

续表

项目	是	否	不知道	备注
13. 我所做的大多数事情都令人厌烦或单调				NE
14. 我所做的事情像以前一样使我感兴趣				PE
15. 当我回顾我的一生时,我感到特别满意				PE
16. 随着年龄的增加,一切事情更加糟糕				NE
17. 你感到孤独的程度如何				NE
18. 今年一些事情使我烦恼				NE
19. 如果你能到你想去的地方去,你愿意到那儿去住吗				PE
20. 有时我感到活着没意思				NE
21. 我现在像我年轻时一样高兴				PE
22. 大多数时候我感到生活是艰苦的				NE
23. 你对你当前的生活满意吗				PE
24. 我的健康状况和我的同龄人相同甚者还好些				PE

注:

1. 对每项目回答"是",记 2 分;答"不知道",记 1 分;答"否",记 0 分。第 19 项答"现在住地",记 2 分;"别的住地",记 0 分。第 23 项答"满意",记分 2 分;"不满意",记 0 分。

2. PA:正性情感;NA:负性情感;PE:一般正性体验;NE:一般负性体验。

3. 总分=PA-NA+PE-NE,得分范围-24~+24。为了便于计算,加上常数 24,记分范围 0~48。

量表 7 老年人生活质量评定表

项目	得分
身体健康:	
1. 疾病症状	
(1)无明显病痛	(3 分)
(2)间或有病痛	(2 分)
(3)经常有病痛	(1 分)
2. 慢性疾病	
(1)无重要慢性病	(3 分)
(2)有,但不影响生活	(2 分)
(3)有,影响生活	(1 分)
3. 畸形残疾	
(1)无	(3 分)
(2)有(轻、中度驼背)不影响生活	(2 分)
(3)畸形或因病致残,部分丧失生活能力	(1 分)

续表

项目	得分
4. 日常生活能力	
(1)能适当劳动,爬山、参加体育活动,生活完全自理	(3分)
(2)做饭、管理钱财、料理家务、上楼、外出坐车等有时需人帮助	(2分)
(3)丧失独立生活能力	(1分)
本项共计得分:	( )
心理健康:	
5. 情绪、性格	
(1)情绪稳定,性格开朗,生活满足	(3分)
(2)有时易激动、紧张、忧郁	(2分)
(3)经常忧郁、焦虑、压抑、情绪消沉	(1分)
6. 智力	
(1)思维能力、注意力、记忆力都较好	(3分)
(2)智力有些下降,注意力不集中,遇事易忘,但不影响生活	(2分)
(3)智力明显下降,说话无重点,思路不清晰,健忘、呆板	(1分)
7. 生活满意度	
(1)夫妻、子女、生活条件、医疗保障、人际关系等都基本满意	(3分)
(2)某些方面不够满意	(2分)
(3)生活满意度差,到处看不惯,自感孤独苦闷	(1分)
本项共计得分:	( )
社会适应:	
8. 人际关系	
(1)夫妻、子女、亲戚朋友之间关系融洽	(3分)
(2)某些方面虽有矛盾,仍互相往来,相处尚可	(2分)
(3)家庭矛盾多,亲朋往来少,孤独	(1分)
9. 社会活动	
(1)积极参加社会活动,在社团中任职,关心国家集体大事	(3分)
(2)经常参加社会活动,有社会交往	(2分)
(3)不参加社会活动,生活孤独	(1分)
本项共计得分:	( )
环境适应:	
10. 生活方式	
(1)生活方式合理,无烟、酒嗜好	(3分)
(2)生活方式基本合理,已戒烟、酒不过量	(2分)

续表

项目	得分
(3)生活无规律，嗜烟、酗酒	(1分)
11. 环境条件	
(1)居住环境、经济收入、医疗保障较好、社会服务日臻完善	(3分)
(2)居住环境不尽如人意，有基本生活保障	(2分)
(3)住房、经济收入、医疗费用等造成生活困难	(1分)
本项共计得分：	(　　)

共计得分：(　　)

注：

1. ①第一项"身体健康"的判断标准：12分为优良；8～11分为良好；5～7分为较差；4分为差；②第二项"心理健康"的判断标准：9分为优良；6～8分为良好；4～5分为较差；3分为差；③第二项"社会适应"的判断标准：6分为优良；4～5分为良好；3分为较差；2分为差；④第二项"环境适应"的判断标准：6分为优良；4～5分为良好；3分为较差；2分为差。

2. 以上各项相加即为总分。

3. 总分在30～33分者，说明生活质量良好，应继续采取原有的合理的生活方式，积极防治心血管疾病和癌症，力争健康长寿；总分在20～29分者，说明生活质量中等水平，应进一步检查自己的生活方式是否合理，自我保健措施是否有力，是否做到戒烟、少酒，是否每天坚持适量的体育锻炼，是否注意情绪的调整，对慢性病是否遵医嘱坚持治疗等，及时发现问题并予以纠正和改善，不断提高生活质量；总分在11～19分者，说明生活质量差，应争取保持或恢复生活自理功能，提高生活质量，延长健康期望寿命。

量表8　简易智能量表(MMSE)

评价项目	得分
1. 时间定向	0/5
(1)今天是星期几？(2)现在是几月份？(3)今天是几号？(4)今年的年份？(5)现在是什么季节？	
2. 地点定向	0/5
(1)你能告诉我我们现在在哪里？(医院名称)(2)你住在什么城市(市或县)？(3)你住在什么街道(胡同、门牌号)？(4)我们现在在几楼？(5)你生活在哪个国家？	
3. 识记：现在我告诉您3种东西的名称，在我讲完之后，请你复述并记忆	0/3
(1)汽车　(2)国旗　(3)树木	
4. 注意与计算：请您计算一下100－7是多少？再向下连着减7(共5次) (不能用笔算，若错了，但下一个答案是对的，只记一次错误)	0/5
5. 回忆：请您说出刚才我让您记住的是哪3种东西 (汽车、国旗、树木，每说出一种得1分)	0/3
6. 命名：请受试者认物品	0/2
(1)(检查者出示自己的手表)请问这是什么？	
(2)(检查者出示自己的铅笔)请问这是什么？	
7. 语言表达：请你跟着我说"四十四只石狮子"	0/1
(只许说一遍。正确、咬字清楚记1分)	
8. 阅读理解：请您念一念这句话并照卡片上的要求做(请"闭上你的眼睛")	0/1

续表

评价项目	得分
9. 执行连续命令：我给您一张纸，请按照我说的话去做 (1)用右手拿纸　(2)把这张纸对折起来　(3)将纸放在您的左腿上	0/3
10. 请您说出一个完整的句子(必须要有主语、谓语、且有意义)	0/1
11. 构图能力：(出示图案)请您照着这个图画下来	0/1

注：评定计分标准

1. 每次回答或操作正确记1分；错误或不知道记0分；拒绝回答或不理解按0分计算。MMSE的满分为30分。

2. 本测试应在10～15分钟内完成。

3. 国际标准：界限值取24分，18～24分为轻度痴呆；16～17分为中度痴呆；≤15分为重度痴呆。

4. 国内标准：分界值：26～30分为正常；21～25分为轻度痴呆；11～20分为中度痴呆；0～10分为重度痴呆。界限值范围因文化水平不同而有区别：文盲组17分；小学组20分；中学组22分；大学组23分。

量表9　简易操作智力状态问卷(SPMSQ)

问题	注意事项	对或错
1. 今天是几号？	年、月、日都对才算正确	
2. 今天是星期几？	星期对才算正确	
3. 这是什么地方？	对所在地有任何的描述都算正确；说“我的家”或正确说出城镇、医院、机构的名称都可接受	
4-1. 你的电话号码是多少？	经确认号码后证实无误即算正确；或在会谈时，能在2次间隔较长时间内重复相同的号码即算正确	
4-2. 你住在什么地方？	如没有电话才问此问题	
5. 你几岁了？	年龄与出生年月日符合才算正确	
6. 你的出生年月日？	年、月、日都对才算正确	
7. 现任的国家主席是谁？	姓氏正确	
8. 前任的国家主席是谁？	姓氏正确	
9. 你的孩子叫什么名字？	不需要特别证实，只需说出一个与他不同的名字	
10. 从20减3开始算，一直减3减下去	期间如有出现任何错误或无法继续进行即算错误	

注：

1. 须结合被测试者的教育背景作出判断。

2. 错0～2题为心智功能完整；错3～4题为轻度心智功能障碍；错5～7题为中度心智功能障碍；错8～10题为重度心智功能障碍。

量表10　汉密顿焦虑量表(HAMA)

项目	主要症状
1. 焦虑心境	担心、担忧，最坏的事情将要发生，容易激惹
2. 紧张	紧张感、易疲劳、不能放松，情绪反应，易哭、颤抖、感到不安
3. 害怕	害怕黑暗、陌生人、一人独处、动物、乘车或旅游、到公共场合

续表

项目	主要症状
4. 失眠	难以入睡、易醒、睡眠浅、多梦、夜惊、醒后感觉疲倦
5. 认知功能	注意力不能集中、注意障碍、记忆力差
6. 抑郁心境	丧失兴趣、抑郁、对以往爱好缺乏快感
7. 躯体性焦虑(肌肉系统)	肌肉酸痛、活动不灵活、肌肉和肢体抽动、牙齿颤、声音发抖
8. 躯体性焦虑(感觉系统)	视物模糊、发冷发热、软弱无力感、浑身刺痛
9. 心血管系统症状	心动过速、心悸、胸痛、血管跳动感、昏倒感、心搏脱漏
10. 呼吸系统症状	胸闷、窒息感、叹息、呼吸困难
11. 胃肠道症状	吞咽困难、嗳气、消化不良(进食后腹痛、腹胀、恶心、胃部饱胀感)、肠鸣、腹泻、体重减轻、便秘
12. 生殖泌尿系统症状	尿频、尿急、停经、性冷淡、早泄、阳痿
13. 自主神经系统症状	口干、潮红、苍白、易出汗、紧张性头痛、毛发竖起
14. 会谈时行为表现	①一般表现:紧张、不能松弛、忐忑不安、咬手指、紧握拳、面肌动、手发抖、皱眉、表情僵硬、肌张力高、叹息样呼吸、面色苍白 ②生理表现:吞咽、呃逆、安静时心率快、呼吸快、腱反射亢进、震颤、瞳孔放大、眼睑跳动、易出汗、眼球突出

注:

1. 0=无症状;1=轻度;2=中度,有肯定的症状,但不影响生活和劳动;3=重度,症状重,已影响生产和劳动,需要行处理;4=极重,症状极重,严重影响生活。

2. 总分>29分为严重焦虑;总分>21分为明显焦虑;总分>14分为有肯定的焦虑;总分>7分为可能有焦虑;<6分没有焦虑。

3. 因子分计算 精神性焦虑因子,第1～6项与第14项分数之和,除以7;躯体性焦虑因子分,7～13项分数之和,除以7。

量表11 汉密顿抑郁量表(HAMD)

项目	主要表现	评分
1. 抑郁情绪	①只在问到时才诉述;②在访谈中自发地表达;③不用言语也可以从表情、姿势、声音或欲哭中流露出这种情绪;④病人的自发言语和非语言表情、动作几乎完全表现为这种情绪	
2. 有罪	①责备自己,感到自己已连累他人;②认为自己犯了罪,或反复思考以往的过失和错误;③认为目前的疾病,是对自己错误的惩罚,或有罪恶妄想;④罪恶妄想伴有指责或威胁性幻觉	
3. 自杀	①觉得活着没有意义;②希望自己已经死去,或常想到与死有关的事;③消极观念(自杀念头);④有严重自杀行为	
4. 入睡困难(初段失眠)	①主诉有入睡困难,上床半小时后仍不能入睡(要注意平时病人入睡的时间);②主诉每晚均有入睡困难	
5. 睡眠不深(中段失眠)	①睡眠浅,多噩梦;②半夜晚12点钟以前曾醒来(不包括上厕所)	

续表

项目	主要表现	评分
6. 早醒(末段失眠)	①有早醒,比平时早醒1小时,但能重新入睡(应排除平时的习惯);②早醒后无法重新入睡	
7. 工作和兴趣	①提问时才诉述;②自发地直接或间接表达对活动、工作或学习失去兴趣,如感到无精打采,犹豫不决,不能坚持或需强迫自己去工作或活动;③活动时间减少或成效下降,住院病人每天参加病房劳动或娱乐小于3小时;④因目前的疾病而停止工作,住院者不参加任何活动或者没有他人帮助便不能完成病室日常事务(注意不能凡住院就打4分)	
8. 阻滞(指思维和言语缓慢,注意力难以集中,主动性减退)	①精神检查中发现轻度阻滞;②精神检查中发现明显阻滞;③精神检查进行困难;④完全不能回答问题(木僵)	
9. 激越	①检查时有些心神不定;②明显心神不定或小动作多;③不能静坐,检查中曾起立;④搓手、咬手指、扯头发、咬嘴唇	
10. 精神性焦虑	①问及时诉述;②自发地表达;③表情和言谈流露出明显忧虑;④明显惊恐	
11. 躯体性焦虑	①轻度;②中度,有肯定的上述症状;③重度,上述症状严重,影响生活或需要处理;④严重影响生活和活动	
12. 胃肠道症状	①食欲减退,但不需他人鼓励便自行进食;②进食需他人催促或请求和需要应用泻药或助消化药	
13. 全身症状	①四肢、背部或颈部沉重感,背痛、头痛、肌肉疼痛,全身乏力或疲倦;②症状明显	
14. 性症状(指性欲减退,月经紊乱)	①轻度;②重度;③不能肯定,或该项对被评者不适合(不计入总分)	
15. 疑病	①对身体过分关注;②反复考虑健康问题;③有疑病妄想;④伴幻觉的疑病妄想	
16. 体重减轻	①患者诉述可能有体重减轻;②肯定体重减轻。按体重记录评定:①1周内体重减轻超过0.5kg;②1周内体重减轻超过1kg	
17. 自知力	①知道自己有病,表现为抑郁;②知道自己有病,但归咎伙食太差,环境问题,工作过忙,病毒感染或需要休息;③完全否认有病	
18. 日夜变化	①轻度变化:晨1分、晚1分;②重度变化:晨2分、晚2分	
19. 人格解体	①问及时才诉述;②自然诉述;③有虚无妄想;④伴幻觉的虚无妄想	
20. 偏执症状	①有猜疑;②有牵连观念;③有关系妄想或被害妄想;④伴有幻觉的关系妄想或被害妄想	
21. 强迫症状	①问及时才诉述;②自发诉述	
22. 能力减退感	①仅于提问时方引出主观体验;②病人主动表示有能力减退感;③需鼓励、指导和安慰才能完成病室日常事务或个人卫生;④穿衣、梳洗、进食、铺床或个人卫生均需他人协助	

续表

项目	主要表现	评分
23. 绝望感	①有时怀疑“情况是否会好转”,但解释后能接受;②持续感到“没有希望”,但解释后能接受;③对未来感到灰心、悲观和失望,解释后不能解除;④自动地反复诉述“我的病好不了啦”诸如此类的情况	
24. 自卑感	①仅在询问时诉述有自卑感;②自动地诉述有自卑感;③病人主动诉述:“我一无是处”或“低人一等”,与评2分者只是程度上的差别;④自卑感达妄想的程度,例如“我是废物”或类似情况	

注:序号与分数是相对应的,如选择序号②的主要表现则评为2分。如个体没有序号中描述的表现,则评为0分。大部分项目采用0~4级的5级评分法标准:0分为无;1分为轻度;2分为中度;3分为重度;4分为极重度。少数项目采用0~2分的3级评分法标准:0分为无;1分为轻~中度;2分为重度。

量表12　流行病学调查用抑郁自评量表(CES-D)

评定项目	非常少/没有(＜1d)	很少(1~2d)	常有(3~4d)	几乎一直(5~7d)	评分
1. 我因一些小事而烦恼	1	2	3	4	
2. 不太想吃东西,我的胃口不好	1	2	3	4	
3. 即使家属朋友想帮我,我仍然无法摆脱心中的苦闷	1	2	3	4	
4. 我觉得和一般人一样好	4	3	2	1	
5. 我在做事时无法集中自己的注意力	1	2	3	4	
6. 我觉得意志消沉	1	2	3	4	
7. 我感到做任何事都很费力	1	2	3	4	
8. 我觉得前途是有希望的	4	3	2	1	
9. 我觉得我的生活是失败的	1	2	3	4	
10. 我感到害怕	1	2	3	4	
11. 我睡眠情况不好	1	2	3	4	
12. 我感到高兴	4	3	2	1	
13. 我比平时说话要少	1	2	3	4	
14. 我感到孤单	1	2	3	4	
15. 我觉得别人不友善	1	2	3	4	
16. 我觉得生活得很有意思	4	3	2	1	
17. 我曾哭泣	1	2	3	4	
18. 我感到忧虑	1	2	3	4	
19. 我觉得人们不喜欢我	1	2	3	4	
20. 我觉得无法继续我的日常工作	1	2	3	4	

注:

1. 该量表分为0~3分4级:1=0分;2=1分;3=2分;4=3分。其中,第4、8、12、16题为反向评分。

2. 结果分析　总分范围为0~60分。总分≤15分为无抑郁症状;总分为16~19分为可能有抑郁症状;总分≥20分为肯定有抑郁症状。

3. 所有问题指被测者现在或过去1周的情况。

量表13 老年人抑郁量表(GDS)

主要表现	回答"是"或"否"
1. 你对生活基本上满意吗？	【 】
2. 你是否已放弃了许多活动与兴趣？	【 】
3. 你是否觉得生活空虚？	【 】
4. 你是否感到厌倦？	【 】
5. 你觉得未来有希望吗？	【 】
6. 你是否因为脑子里一些想法摆脱不掉而烦恼？	【 】
7. 你是否大部分时间精力充沛？	【 】
8. 你是否害怕会有不幸的事落到你头上？	【 】
9. 你是否大部分时间感到幸福？	【 】
10. 你是否常感到孤立无援？	【 】
11. 你是否经常坐立不安，心烦意乱？	【 】
12. 你是否愿意待在家里而不愿去做些新鲜事？	【 】
13. 你是否常常担心将来？	【 】
14. 你是否觉得记忆力比以前差？	【 】
15. 你觉得现在活着很惬意吗？	【 】
16. 你是否常感到心情沉重、郁闷？	【 】
17. 你是否觉得像现在这样活着毫无意义？	【 】
18. 你是否总为过去的事忧愁？	【 】
19. 你觉得生活很令人兴奋吗？	【 】
20. 你开始一件新的工作很困难吗？	【 】
21. 你觉得生活充满活力吗？	【 】
22. 你是否觉得你的处境已毫无希望？	【 】
23. 你是否觉得大多数人比你强得多？	【 】
24. 你是否常为些小事伤心？	【 】
25. 你是否常觉得想哭？	【 】
26. 你集中精力有困难吗？	【 】
27. 你早晨起来很快活吗？	【 】
28. 你希望避开聚会吗？	【 】
29. 你做决定很容易吗？	【 】
30. 你的头脑像往常一样清晰吗？	【 】

注：

1. 每个条目要求被测者回答"是"或"否"，其中第1、5、7、9、15、19、21、27、29、30条用反序计分(回答"否"表示抑郁存在)。每项表示抑郁的回答得1分。

2. 总分0～10分为正常；11～20分为轻度抑郁；21～30分为中重度抑郁。

量表 14　日常生活能力评估量表(ADL)

序号	项目	分数			
1	穿衣:取衣、穿衣、扣纽扣、系带	1	2	3	4
2	梳洗:梳头、刷牙、剃须等	1	2	3	4
3	进食	1	2	3	4
4	如厕	1	2	3	4
5	室内行走(可用助行器)	1	2	3	4
6	变换坐位与卧位	1	2	3	4
7	上下楼梯	1	2	3	4
8	步行外出	1	2	3	4
9	沐浴:擦浴、盆浴或淋浴	1	2	3	4
10	打电话:拨打、接听	1	2	3	4
11	做家务	1	2	3	4
12	备餐	1	2	3	4
13	吃饭	1	2	3	4
14	洗衣	1	2	3	4
15	购物:购买所需物品、准确支付、找零	1	2	3	4
16	使用交通工具:乘公交车、出租车	1	2	3	4
17	服药:主动、按时、准确	1	2	3	4
18	经济理财:有计划地储蓄与消费	1	2	3	4

注:

1. 评分标准如下:1 分——自己完全可以做;2 分——自己可以做但有些困难;3 分——需要他人帮助才能做;4 分——自己根本无法做。

2. 评定分总分评定和单项评定:总分 18 分为正常,大于 18 分为不同程度的功能下降;单项 1 分为正常,2～4 分为该项功能下降。

3. ADL 受多种因素影响,年龄、视、听或运动功能障碍,躯体疾病,情绪低落等,均影响日常生活功能。对 ADL 结果的解释应谨慎。

实践指导

实践一　老年人躯体健康的评估

【实践目的】

1. 掌握老年人健康评估的内容、方法和技巧。

2. 学会运用相关常用评估量表对社区老年人进行评估。

3. 培养学生尊老、敬老、爱老、助老的良好职业道德。

【实践内容与方法】

1. 准备

(1)用物准备:笔、床、床头柜、衣裤、水壶、水杯、药瓶、电话、便器等日常生活用具,老年人躯体健康一般状态评估表(第五章表3-1)、Katz日常生活功能指数评价量表(附录二量表1)、Lawton功能性日常生活能力量表(附录二量表2)、APGAR家庭功能评估表(附录二量表4)、生活满意度指数表(附录二量表5)、老年人生活质量评定表(附录二量表7)等。

(2)老年人准备:有针对性地在社区、养老院、托老所、老年公寓选取一定数量的老人,向老人说明本次实践的方法和意义,取得老人配合。有条件的可邀请老年人到学校参与实践。

(3)护生准备:复习与老人沟通、躯体健康评估和社会健康等评估的基本方法及注意事项,使他们能熟练掌握并能灵活运用。

2. 方法和过程

(1)在实验室内由老师或同学代表模拟布置老年人的居室,包括卧室、厨房、卫生间等,请不同的老年人或扮演老人的学生在居室内模拟老人日常生活活动,然后由其他学生观察老年人状况,按照老年人躯体健康一般状态评估表、Katz日常生活功能指数评价量表及Lawton功能性日常生活能力量表的内容了解老年人躯体健康状况,是否影响老年人的生活,并指导改进的方法。

(2)有条件的学校可直接将老年人的家庭、养老院、托老所、老年公寓、社区服务站等老人聚集的地方设为实习点。让学生实地观察老年人的躯体健康状况,日常生活功能状况,了解老人日常生活是否存在安全隐患,并现场指导老人或家庭成员改进的方法。

(3)先由带教老师示范,对某位老人的躯体健康状况进行评估、指出老年人在生活自理、营养与排泄、活动、疾病状况、日常生活能力等方面存在的问题并加以指导。

(4)分组进行,每组以3～6人为宜。分别对老年人进行评估,并认真填写表格。

(5)每组护生对本组收集到的资料进行讨论,整理、统计,书写评估报告。

如实践“老年人社会健康”评估(包括家庭评估、生活满意度的评估、生活质量的综合评估等),程序同躯体健康评估,评估内容则参见 APGAR 家庭功能评估表(附录二量表 4)、生活满意度指数表(附录二量表 5)、老年人生活质量评定表(附录二量表 7)等。

【实践总结与评价】

实践结束时,老师对学生对老年人健康评估的内容、方法和技巧、使用评估量表情况、工作学习态度进行评价与总结,也可请被评老年人参与评价。

(窦丽丽)

实践二　老年人心理健康的评估

【实践目的】

1. 掌握老年人心理健康的标准。

2. 掌握老年人常见心理问题与护理、心理评估的方法,并能对老年人及其照顾者正确实施心理健康教育。

【实践内容与方法】

1. 准备同实践一。

2. 方法与过程

(1)先由带教老师示范对老年人的心理健康状况进行评估。

(2)学生分成若干组,给老年人发放认知、焦虑、抑郁评定量表(附录二量表 8、9、10、11、12、13),协助老年人完成心理健康的评估,带教老师巡查并指导,针对老年人心理问题的类型提出护理诊断,制定护理措施。对有心理问题的老年人进行心理健康指导。

(3)由带教老师集中给老年人及其家属讲解老年人心理健康的重要性,讲解老年人心理健康的标准及常见的心理问题及对策,进而增强老年人心理健康的意识。

(4)认真填写表格。对本组收集到的资料进行讨论,整理、统计,完成评估报告。

(5)无条件者,可准备护理病例资料,组织学生讨论、评估、分析病例中老年人的心理问题的类型并提出护理诊断,制定护理措施。

附:案例:

1. 张先生,干部,今年刚从机关退休。退休后好长时间被一种莫名其妙的烦躁苦闷所困扰,一天到晚心烦气燥,吃不香,睡不好,坐立不安,情绪低落。他觉得自己特没用,找不到事情做。每天都希望儿子能过来陪着聊聊天,看什么都不顺眼,想什么都不如意,闹得家人小心翼翼,生怕惹他不高兴。

2. 王老太,72 岁,近半年来变得不爱运动,身体活动减少、缓慢,很少的家务劳动需较长时间才能完成,亦不爱主动讲话,屡问之,才以简短低弱的言语答复。面部表情变化少,有时双眼凝视,对外界动向常无动于衷。医生在接诊这位患者时提到她老伴,患者眼含泪花,反复追问才讲许多事情自己都做不了,想不起怎么做,头脑一片空白。

【实践总结与评价】

实践结束,将学生集中,每组推选 1 名学生主讲实践中的收获及体会,其他学生补充,带教老师点评、总结，最后整理、完成实验报告。要求学生每人书写 1 份老年人心理健康的护理计划。

（张小燕）

实践三 老年人日常生活方面的评估

【实践目的】

1. 学会正确评估老年人的日常生活能力和生活质量。

2. 通过沟通、观察，能及时判断出老年人生活环境中存在的安全问题并能指导其预防。

3. 初步学会与老年人沟通的技巧，并在实践中表现出对老年人的尊重、关心、爱护，取得老年人的信任。

4. 完成各类老年人评估表格的填写，并针对性地进行健康指导。

5. 与老年人建立长期的联系，为提供经常性援助性服务打下基础。

【实践内容与方法】

1. 准备

(1)用物准备：手电筒、听诊器、笔、床、床头柜、水壶、水杯、药瓶、电话、便器等日常生活用具，老年人居家环境安全评估表(附录二量表 3)、老年人日常生活能力评估量表(附录二量表 14)等。

(2)老年人准备：有针对性地在社区或养老院、托老所、老年大学、老年公寓选取几位老人，向老人说明本次实践的方法和意义，取得老人配合。有条件的可邀请老年人到学校参与实践。

(3)护生准备：复习与老人沟通、评估的基本方法及注意事项，熟练掌握并能灵活运用。

2. 方法和过程

(1)老年人日常生活安全评估：

1)在实验室内由老师或同学代表模拟布置老年人的居室，包括卧室、厨房、卫生间等，请不同的老年人或学生在居室内模拟日常生活活动，然后由其他学生观察居室布置是否存在不妥之处，是否影响老年人的安全，并指导改进的方法。

2)有条件的学校可直接让学生到老年人的家庭，实地观察老年人的居家环境安全，了解老人日常生活是否存在安全隐患，并现场指导老人或家庭成员改进的方法。

3)评估内容参见附录二量表 3。

(2)老年人日常生活能力评估：

1)选择家庭或养老院、托老所、老年公寓、社区服务站等老人聚集的地方为实习点。

2)先由带教老师示范，对某位老人的日常生活状况进行评估、指出老年人在个人卫生、营养与排泄、活动等方面存在的问题并加以指导。

3)分组进行，每组以 4～6 人为宜。分别对老年人进行评估，并认真填写表格。

4)每组护生对本组收集到的资料进行讨论，整理、统计，完成评估报告。

5)具体评估内容见附录二量表 14。

(3)病例讨论：可在教室或实验室分组进行，每组以 3～4 人，先分小组讨论，将讨论结果汇总后，班级内组间交流，教师给予适当指导及评价。

附：案例：

李先生，男，78岁，独居，傍晚时分邻居发现其跌倒在家门外，当即不能站立。老人诉左髋部疼痛异常，送往医院。有高血压史20余年，一直服用2种降压药，具体不详。有慢性青光眼病史，视力较差。双膝骨关节炎10余年。前一次跌倒是在2个月前的如厕后，当时可站立和行走，无其他不适。护理体检：体温37.1℃，脉搏80次/分，呼吸20次/分，血压140/85mmHg，全身体检未见明显异常。X线摄片检查，显示股骨颈头下型骨折，完全移位。请分组讨论：

1)李先生发生跌倒的危险因素可能有哪些？

2)李先生出院以前，护士应该从哪几个方面指导病人和家属预防再跌倒？

【实践总结与评价】

对实践过程、内容、学生表现、目标达成度等方面进行总结与评价。正确的、好的方面给予肯定、鼓励和表扬，不足和错误的地方给予指出。总结要简明、扼要，有指导性，使学生通过总结在认识上有较大的提高。

(朱杰敏)

实践四　老年人呼吸系统常见疾病患者的护理

【实践目的】

1. 掌握老年人呼吸系统常见疾病(如老年慢性阻塞性肺疾病)患者常见的健康问题及护理要点。

2. 学会收集评估对象的健康资料，发现老年病人的健康问题。制定老年患者个案护理计划，为老年人提供整体护理服务。

3. 培养良好的职业素质和行为习惯，具有尊老、敬老、爱老、助老的道德修养。

【实践内容与方法】

1. 准备

(1)选择养老院、综合医院的老年病科、老年医院等老年人聚集地为见习点。

(2)选择老年典型病例，提前向老年人或家属说明本次实践的方法、意义、所需时间、取得老年人及家人的支持和配合。

(3)环境准备：安全、安静、舒适、必要时使用屏风。

(4)用物准备：体温计，血压计，听诊器，检查床，记录所用纸与笔。

(5)护生准备：相关知识的预习、复习准备，护生仪表端庄，衣帽整洁。

2. 方法与过程

(1)学生每4～6人一组，组内成员分配任务，收集本组相关老年人的资料。

(2)教师指导，及时发现并纠正错误。

(3)学生对本组收集的资料进行整理、分析，确定老年人的健康问题，提出护理要点，制定护理计划(见附表)及健康教育计划。

(4)随机抽取几组学生汇报，同学教师及临床护理人员点评、教师总结。

(5)无条件者,可进行案例讨论。学生每4～6人一组,阅读并分析案例。

附:案例:

患者男性,75岁,农民。间歇性咳嗽、咳痰、气喘10年,因受凉病情加重伴发热2天入院。患者自述经常间歇性咳嗽、咳痰,天气寒冷时加重,痰量较多,经消炎、平喘、吸氧治疗后症状缓解。此次因受凉出现咳嗽加重,痰多难以咳出,自觉呼吸困难。精神差,食欲减退,全身乏力,睡眠障碍。体格检查:T:38℃,P:104次/分,R:26次/分,Bp:160/90mmHg,急性面容,口唇发绀,呼吸困难,表情痛苦,桶状胸,语颤减弱,叩诊呈过清音,双肺哮鸣音,肺底有湿啰音。WBC:11×10^9/L。

(1)根据病例提供资料分析病人目前存在的主要健康问题。

(2)列出护理要点。

(3)提出排痰的有效措施,说出吸氧方法及注意事项。

(4)以小组为单位书写护理计划(见附表)和健康教育计划。

【实践总结与评价】

实践结束时,老师对学生掌握评估的内容、方法和技巧、制定的个案护理计划、工作学习态度等方面进行评价与总结,也可请被评老年人参与评价。

(程东阳)

实践五　老年泌尿及生殖系统常见疾病患者的护理

【实践目的】

1. 熟悉老年常见泌尿患者生殖系统疾病的病因、临床特点及治疗原则。

2. 掌握老年常见泌尿患者生殖系统疾病护理评估、护理诊断、护理措施。

【实践内容与方法】

1. 选择病例　老师可在医院、养老院、老年公寓选择老年常见泌尿生殖系统疾病典型病例(尿路感染、前列腺增生症、老年性阴道炎等),与老年患者提前沟通,取得配合。

2. 老师示教　老师运用护理程序对典型患者进行护理评估,提出护理诊断,制定护理措施。

3. 分组评估　学生分成若干组,每组对1位患者进行护理评估。评估结束,每人填写1份患者入院护理评估表,制定1份护理计划。

4. 无条件者,可准备护理病历资料,组织学生讨论,然后每人填写1份患者入院护理评估表,制定1份护理计划(见附表)。

附:案例:

(1)病史:女性患者,62岁,初中文化,因阴道分泌物增多一个月,近两天出现外阴瘙痒、灼热感而来院就诊。病人于近一个月出现阴道分泌物增多,分泌物稀薄,呈淡黄色。近两天出现外阴瘙痒、灼热感而来就诊,未做任何治疗。发病来食欲、睡眠尚可。已婚,育有一子一女。配偶及子均健康,家庭关系融洽,经济状况良好,个性开朗。病人及家属对所患疾病知识了解较少。

(2)身体评估：体温 36.2℃，脉搏 76 次/分，呼吸 19 次/分，血压 130/80mmHg。身高 160cm，体重 58kg。神志清楚，精神较好，体型正常，自动体位，检查合作。皮肤、黏膜未见黄染及出血点，浅表淋巴结无肿大，心肺无异常。阴道黏膜呈老年性改变，上皮菲薄，皱襞消失，黏膜充血，有散在小出血点。

(3)实验室及其他检查：血常规：血红蛋白 110g/L，红细胞 4.5×10^{12}/L，白细胞 6.0×10^{9}/L，血小板正常。尿常规正常。取阴道分泌物镜检，见大量基底层细胞及白细胞而无滴虫及假丝酵母菌。

【实践总结与评价】

护理评估结束，将学生集中，每组推选 1 名学生讲述对患者如何进行护理评估，提出的护理诊断及护理措施，小组其他成员补充，带教老师点评、总结。要求学生每人完成一份老年常见泌尿及生殖系统疾病病例的护理计划。

(李佳敏)

实践六　老年内分泌系统及代谢性常见疾病患者的护理

【实践目的】

1. 通过本次实践，使学生熟悉老年常见内分泌疾病的病因、临床特点及治疗原则。

2. 会对老年常见内分泌疾病进行评估、提出护理诊断、掌握护理措施。

3. 培养学生与患者及家属的良好沟通能力；培养学生尊老、敬老、爱老、助老的美德。

【实践内容与方法】

1. 典型病例示教　有条件者，老师可在医院或养老院选择老年典型患者(如糖尿病、甲亢等)，运用护理程序对患者进行评估的示教，提出护理诊断或问题，制定护理措施。

2. 学生分成若干组，每组对 1 位病人进行评估。评估结束，每人填写 1 份患者入院评估表，制定 1 份护理计划。

3. 无条件者，可准备护理病历资料，组织学生讨论，然后每人填写 **1** 份患者入院评估表，制定 **1** 份护理计划。

附：案例：

1. 病史　患者男性，60 岁，高中文化，因间断上腹痛 3 年、加重 3 天而来院就诊。患者于 3 年前无明显诱因出现上腹痛，偶有反酸、嗳气，自认为消化不良未予重视。3 年来上腹痛时有发作，于进餐后加重，患者常以禁食或服用颠茄后症状缓解。3 天前因受凉后再次发作上腹胀痛，伴反酸、嗳气而来就诊。发病来食欲差、恶心，无呕吐、发热、腹泻、呕血、黑便。睡眠尚可。既往饮食欠规律。吸烟 20 年，平均每天 20 支左右，无饮酒嗜好。已婚，育有两女。配偶及女均健康，家庭关系融洽，经济状况良好，个性开朗豁达。病人及家属对所患疾病知识了解较少。

2. 身体评估　体温 36.4℃，脉搏 80 次/分，呼吸 20 次/分，血压 130/90mmHg。身高 170cm，体重 60kg。神志清晰，精神较差，体型较瘦，自动体位，检查合作。皮肤、黏膜未见黄染及出血点，浅表淋巴结无肿大，心肺无异常。腹软，上腹正中有压痛，无反跳痛。肝脾未触及，无叩击痛，无移动性浊音，肠鸣音活跃，双下肢无水肿。

3. 实验室及其他检查 血常规：血红蛋白 92g/L，红细胞 3.5×10^{12}/L，白细胞、血小板正常。尿常规正常。大便常规：隐血试验阳性。胃镜所见：黏膜水肿，胃小弯处有一 2cm×2cm 溃疡，被覆白苔，周围黏膜柔软。活检报告：黏膜炎症，大量炎症细胞浸润，未见癌细胞。幽门螺杆菌阳性。

请制定护理计划。

【实践总结与评价】

老师对本次实践课目标的达成、学生的参与情况等方面进行评价与总结，肯定成绩，找出不足。

附：护理计划表举例

护理计划表

姓名：王×× 科别：内科 病房：5 床号：16 住院号：26573

医疗诊断：消化性溃疡 制定人：白××

日期	护理诊断	诊断依据	预期目标	护理措施
2010.9.5 9:30	1. 疼痛：腹痛 与胃酸刺激溃疡面有关	患者表情痛苦 双手捧腹	1. 能应用缓解疼痛的方法和技巧腹痛减轻或消失 2. 能描述腹痛的诱因	1. 向患者解释疼痛的原因和机制，对其进行病因教育，以减少或去除疼痛的诱因和加重的因素 2. 劝其戒烟，并与患者共同制定戒烟计划，并督促其执行 3. 遵医嘱给予奥美拉唑 400mg/d、克拉霉素 500mg/d、阿莫西林 0.2/d 三联治疗及胃黏膜保护药，注意药物的作用和不良反应 4. 增加卧床休息时间，用深呼吸、听音乐等方法放松，以减轻疼痛 5. 指导患者及家属在疼痛发作时用热水袋进行腹部热敷
	2. 营养失调：低于机体需要量 与疼痛致摄食减少、消化吸收障碍及长期慢性失血有关	因疼痛常自行禁食，体重偏低	1. 患者能叙述营养不良的原因合理的饮食结构 2. 住院期间遵循指定的饮食计划和饮食结构	1. 向患者及家属解释营养不良的原因、饮食计划和饮食结构 2. 指导患者每天进餐 4～5 次，避免餐间零食和睡前进食，饮食不宜过饱 3. 选择营养丰富，易消化食物，避免刺激性食物 4. 每天评估患者的进食情况，出院前复查血常规

续表

日期	护理诊断	诊断依据	预期目标	护理措施
	3. 潜在并发症：消化道出血	粪便隐血试验阳性	1. 出院前患者能复述出现并发症的原因 2. 出院时消化道出血停止，大便隐血阴性	1. 解释消化道出血的原因及预防措施 2. 定期复查大便常规
评价日期		评价		评价人

说明：

1. 此表专为学生临床实习时练习书写而设计的，不包括在临床病历内，是学生接触临床后，在评估的基础上，所制定的具体的实施性护理计划。

2. 为了避免学生书写时脱离实际、凭空想象提护理诊断，此表中增添了“诊断依据”一栏，要求学生必须将所评估的资料作为护理诊断依据认真书写，以培养学生实事求是的工作作风。

3. 此表中有关评价的部分放在表的最下端，作为带教老师的评价记录。

（罗悦性）

实践七　老年人的安全用药护理

【实践目的】

1. 熟悉老年人用药后常见的不良反应及其安全用药的指导。

2. 掌握指导老年人安全用药的基本知识与技能。

【实践内容与方法】

1. 实践内容

(1)口服给药。

(2)注射给药。

2. 实践方法

(1)选择养老院、托老所、老年公寓等老年人聚集地为见习点，并请工作人员予以协助，和见习基地的老年人提前取得联系，使其做好准备。

(2)先由带教老师从以下几个方面示教1例老年人安全用药护理(以口服给药为例)：①全面评估老年人用药情况；②向老年人解释所服药物的作用、用量、适宜的服药时间、服药时应禁忌的其他药物和食物、饮水量及用药后可能出现的其他情况等；③为老年人取药、配药，照顾老年人服药；④观察老年人用药后的情况并记录；⑤整理用物并再次向老年人询问用药后的感觉。

【实践总结与评价】

实践结束，将学生集中，每组推选1名学生主讲实践的收获及体会，其他学生补充，带教老师点评、总结，最后整理、完成实验报告。要求学生每人书写1份协助老年人安全用药的护理计划。

（胡　晓）

※实践指导使用说明：

1. 按教学大纲，实践教学安排10学时，可分散或集中安排。

2. 本实践指导仅供参考，实践方式和内容可根据具体情况安排。

老年护理学教学大纲

（供五年一贯制护理学专业用）

一、课程任务

老年护理学是研究老年人心身健康，并运用护理手段或措施解决老年人健康问题的一门学科。它是临床护理学的一个分支，同时又是具有跨学科、多领域，有其独特性的综合性学科。其主要内容包括绪论、老化的理论、老年人的健康评估、老年人的健康保健、老年人的心理健康、老年人的日常生活及常见健康问题的护理、老年人安全用药的护理、老年各系统常见疾病病人的护理、老年人的临终关怀与护理。本课程的任务是在生物-心理-社会医学模式和整体护理理念的指导下，以培养学生良好的职业素质为核心，通过教学，使学生运用所学知识和技能为老年人提供最佳服务，从而满足老年人的健康需要，提高其生活质量，达到健康老龄化的现代护理目标。

二、课程目标

通过本门课程的学习，使学生能够：

（一）基本知识教学目标

1. 了解老年人与老年护理的基本概念和基本内容。

2. 熟悉老年人的身心特点、常见健康问题和疾病的特点、治疗原则。

3. 掌握老年人常见健康问题和常见疾病的护理要点、康复及健康教育知识。

（二）能力培养目标

1. 学会沟通与交流的技巧，具有人际交往及健康教育的能力。

2. 能运用护理基本技能，指导和协助老年人的日常生活。

3. 具有运用护理程序，对老年人进行健康评估，提出护理诊断（问题），制定护理计划，实施整体护理的能力。

4. 熟练掌握老年护理的各种操作技能。

（三）思想教育目标

1. 树立以老年人为中心，一切为了老年人的护理观。培养学生尊敬、关心和爱护老年人的良好品德。

2. 具有勤奋学习的态度，一丝不苟的工作作风，救死扶伤、爱岗敬业的职业素质。

3. 具有高度的责任心、同情心、爱心及团结协作精神。

三、教学时间分配

教学内容	学时		
	理论	实践	总学时
1. 绪论	2		2
2. 老化的理论	1		1
3. 老年人的健康评估	2	2	4
4. 老年人的健康保健	4		4
5. 老年人的心理健康	2	2	4
6. 老年人的日常生活及常见健康问题的护理	4	2	6
7. 老年人的用药安全与护理	2		2
8. 老年感官系统常见疾病患者的护理	2		2
9. 老年呼吸系统常见疾病患者的护理	2	2	4
10. 老年循环系统常见疾病患者的护理	2	2	4
11. 老年消化系统常见疾病患者的护理	2		2
12. 老年泌尿及生殖系统常见疾病患者的护理	2		2
13. 老年内分泌系统及代谢性常见疾病患者的护理	3		3
14. 老年神经系统常见疾病患者的护理	2		2
15. 老年运动系统常见疾病患者的护理	2		2
16. 老年人的临终关怀与护理	2		2
机动	2		2
合计	38	10	48

四、教学内容和要求

单元	教学内容	教学要求	教学活动参考	参考学时	
				理论	实践
一、绪论	(一) 老化与人口老龄化		理论讲授	2	
	1. 老化	了解	多媒体演示		
	2. 人口老龄化	熟悉			
	(二) 老年护理学概述				
	1. 老年护理学及其相关学科的概念	了解			
	2. 老年护理学研究的内容	掌握			
	3. 老年护理的目标	熟悉			
	4. 老年护理的原则	熟悉			
	5. 老年护理的道德准则与执业标准	了解			
	6. 老年护理的发展	了解			

续表

单元	教学内容	教学要求	教学活动参考	参考学时 理论	参考学时 实践
二、老化的理论	（一）老化的生物学理论	了解	理论讲授	1	
	（二）老化的心理学理论	了解	多媒体演示		
	（三）老化的社会学理论	了解			
三、老年人的健康评估	（一）老年人健康评估的注意事项	熟悉	理论讲授	2	2
	（二）老年人躯体健康的评估		多媒体演示		
	1. 健康史	掌握	角色扮演		
	2. 身体评估	掌握			
	3. 实验室检查	了解			
	4. 功能状态的评估	掌握			
	（三）老年人心理健康的评估	掌握			
	（四）老年人社会健康的评估	熟悉			
	1. 角色功能的评估	了解			
	2. 环境的评估	掌握			
	3. 文化与家庭的评估	熟悉			
	（五）老年人生活质量的综合评估				
	1. 生活质量的内涵	熟悉			
	2. 生活质量的综合评估	掌握			
	3. 生活质量评估的意义	了解			
	实践1:老年人躯体健康的评估	熟练掌握	技能实践		
四、老年人的健康保健	（一）健康老龄化		理论讲授	4	
	1. 健康老年人的标准	熟悉	社区调查		
	2. 健康老龄化	熟悉	参观访问		
	3. 积极老龄化	了解			
	（二）老年保健概述				
	1. 老年保健的概念	了解			
	2. 老年保健的基本原则	掌握			
	3. 老年保健的任务	熟悉			
	4. 老年保健的策略	熟悉			
	（三）社区老年保健				
	1. 社区老年保健的服务需求	了解			
	2. 社区老年保健的服务对象	了解			

续表

单元	教学内容	教学要求	教学活动参考	参考学时 理论	参考学时 实践
	3. 社区老年保健的预防原则	熟悉			
	(四) 老年人的家庭护理				
	1. 家庭护理的必要性和可行性	了解			
	2. 家庭护理的原则	熟悉			
	3. 家庭护理的内容	熟悉			
	4. 对家庭照料者的帮助与指导	了解			
	(五) 老年自我保健				
	1. 自我保健的概念	了解			
	2. 自我保健的内容	熟悉			
	3. 自我保健的措施	掌握			
	4. 自我保健的注意事项	了解			
	(六) 国内、外老年保健的发展概况				
	1. 我国老年保健的发展概况	了解			
	2. 国外老年保健的发展概况	了解			
五、老年人的心理健康	(一) 老年人的心理特点及心理变化的影响因素		理论讲授 案例分析 讨论	2	2
	1. 老年人的心理特点	了解			
	2. 老年人心理变化的影响因素	了解			
	(二) 老年人心理健康的评估				
	1. 认知的评估	掌握			
	2. 情绪与情感的评估	掌握			
	(三) 老年人的心理健康				
	1. 心理健康的定义	了解			
	2. 老年人心理健康的标准	了解			
	3. 老年人心理健康的促进与维护	掌握			
	(四) 老年人常见的心理问题及护理				
	1. 老年焦虑症	掌握			
	2. 老年抑郁症	掌握			
	3. 老年期适应障碍	熟悉			
	实践 2:老年人心理健康的评估	熟练掌握			

续表

单元	教学内容	教学要求	教学活动参考	参考学时	
				理论	实践
六、老年人的日常生活及常见健康问题的护理	(一)老年人日常生活护理的注意事项	熟悉	理论讲授	4	2
	1. 与老年人的沟通与交流	掌握	家庭访问		
	2. 日常生活时间安排要有节律性	了解	角色扮演		
	3. 对老年人主动性关注	了解			
	4. 对老年人个别性关怀	了解			
	5. 对老年人安全的保护	掌握			
	(二)老年人的居室环境				
	1. 老年人居室环境设置原则	了解			
	2. 老年人居室环境设施要求	熟悉			
	(三)老年人的皮肤护理与衣着卫生				
	1. 老年人的皮肤清洁	掌握			
	2. 老年人的衣着卫生	了解			
	3. 老年瘙痒症的护理	熟悉			
	(四)老年人的营养与饮食护理				
	1. 老年人的营养需求	了解			
	2. 影响老年人营养摄入的因素	了解			
	3. 老年人的饮食原则	熟悉			
	4. 老年人的饮食护理	掌握			
	(五)老年人的排泄护理				
	1. 老年人如厕的护理	了解			
	2. 老年人便秘的护理	掌握			
	3. 老年人大便失禁的护理	掌握			
	4. 老年人尿失禁的护理	掌握			
	(六)老年人的休息、睡眠与活动的护理				
	1. 老年人的休息	了解			
	2. 老年人的睡眠	了解			
	3. 老年人睡眠障碍的护理	掌握			
	4. 老年人的活动	了解			
	5. 老年人跌倒的防护	掌握			
	(七)老年人的性需求和性生活卫生				
	1. 老年人的性需求	了解			
	2. 影响老年人性需求与性生活的因素	了解			

续表

单元	教学内容	教学要求	教学活动参考	参考学时 理论	实践
	3. 老年人性生活指导	了解			
	实践 3:老年人日常生活方面的评估	学会	技能实践		
七、老年人的安全用药与护理	(一) 概述		理论讲授	2	
	1. 老年人药物代谢的特点	了解			
	2. 老年人药效学的特点	了解			
	3. 老年人常见的药物不良反应	熟悉			
	(二) 老年人安全用药的护理				
	1. 老年人的用药原则	熟悉			
	2. 老年人用药的评估	掌握			
	3. 老年人的给药途径	了解			
	4. 老年人安全用药的指导	熟悉			
	(三) 老年人家庭用药的指导				
	1. 非处方药的用药指导	熟悉			
	2. 非处方药的家庭保管	熟悉			
八、老年感官系统常见疾病患者的护理	(一) 老年人感官系统的生理变化	了解	理论讲授	2	
	(二) 老年性白内障和青光眼病人的护理		多媒体演示		
	1. 疾病概要	熟悉	角色扮演		
	2. 护理评估	熟悉	临床见习		
	3. 护理诊断	了解			
	4. 护理目标	了解			
	5. 护理措施	掌握			
	(三) 老年性耳聋患者的护理				
	1. 疾病概要	熟悉			
	2. 护理评估	熟悉			
	3. 护理诊断	了解			
	4. 护理目标	了解			
	5. 护理措施	掌握			
		了解			
九、老年呼吸系统常见疾病患者的护理	(一) 老年人呼吸系统的生理变化			2	2
	(二) 老年慢性阻塞性肺病患者的护理				
	1. 疾病概要	熟悉			
	2. 护理评估	熟悉			
	3. 护理诊断	了解			

续表

单元	教学内容	教学要求	教学活动参考	参考学时 理论	参考学时 实践
	4. 护理目标	了解			
	5. 护理措施	掌握			
	（三）老年肺炎患者的护理				
	1. 疾病概要	熟悉			
	2. 护理评估	熟悉			
	3. 护理诊断	了解			
	4. 护理目标	了解			
	5. 护理措施	掌握			
	实践 4：老年呼吸系统常见疾病患者的护理	熟练掌握			
十、老年循环系统常见疾病患者的护理	（一）老年人循环系统的生理变化	了解	理论讲授	2	
	（二）老年原发性高血压患者的护理		多媒体演示		
	1. 疾病概要	熟悉	角色扮演		
	2. 护理评估	熟悉	临床见习		
	3. 护理诊断	了解			
	4. 护理目标	了解			
	5. 护理措施	掌握			
	（三）老年冠状动脉粥样硬化性心脏病患者的护理				
	1. 疾病概要	熟悉			
	2. 护理评估	熟悉			
	3. 护理诊断	了解			
	4. 护理目标	了解			
	5. 护理措施	掌握			
	（四）老年慢性心力衰竭患者的护理				
	1. 疾病概要	熟悉			
	2. 护理评估	熟悉			
	3. 护理诊断	了解			
	4. 护理目标	了解			
	5. 护理措施	掌握			
十一、老年消化系统常见疾病患者的护理	（一）老年人消化系统的生理性变化	了解	理论讲授	2	
	（二）老年慢性胃炎患者的护理		多媒体演示		
	1. 疾病概要	熟悉	角色扮演		

续表

单元	教学内容	教学要求	教学活动参考	参考学时	
				理论	实践
	2. 护理评估	熟悉	临床见习		
	3. 护理诊断	了解			
	4. 护理目标	了解			
	5. 护理措施	掌握			
	(三) 老年消化性溃疡患者的护理				
	1. 疾病概要	熟悉			
	2. 护理评估	熟悉			
	3. 护理诊断	了解			
	4. 护理目标	了解			
	5. 护理措施	掌握			
十二、老年泌尿及生殖系统常见疾病患者的护理	(一) 老年人泌尿及生殖系统的生理变化		理论讲授	2	
	(二) 老年尿路感染患者的护理	了解	多媒体演示		
	1. 疾病概要	熟悉	角色扮演		
	2. 护理评估	熟悉	临床见习		
	3. 护理诊断	了解			
	4. 护理目标	了解			
	5. 护理措施	掌握			
	(三) 老年性阴道炎患者的护理				
	1. 疾病概要	熟悉			
	2. 护理评估	熟悉			
	3. 护理诊断	了解			
	4. 护理目标	了解			
	5. 护理措施	掌握			
	(四) 前列腺增生症患者的护理				
	1. 疾病概要	熟悉			
	2. 护理评估	熟悉			
	3. 护理诊断	了解			
	4. 护理目标	了解			
	5. 护理措施	掌握			
十三、老年内分泌系统及代谢性常见疾病患者的护理	(一) 老年人内分泌系统的生理变化	了解	理论讲授	3	2
	(二) 老年甲状腺功能亢进症患者的护理		多媒体演示		
	1. 疾病概要	熟悉	角色扮演		

续表

单元	教学内容	教学要求	教学活动参考	参考学时 理论	参考学时 实践
	2. 护理评估	熟悉	临床见习		
	3. 护理诊断	了解			
	4. 护理目标	了解			
	5. 护理措施	掌握			
	(三) 老年糖尿病患者的护理				
	1. 疾病概要	熟悉			
	2. 护理评估	熟悉			
	3. 护理诊断	了解			
	4. 护理目标	了解			
	5. 护理措施	掌握			
	(四) 高脂血症患者的护理				
	1. 疾病概要	熟悉			
	2. 护理评估	熟悉			
	3. 护理诊断	了解			
	4. 护理目标	了解			
	5. 护理措施	掌握			
	(五) 痛风患者的护理				
	1. 疾病概要	熟悉			
	2. 护理评估	熟悉			
	3. 护理诊断	了解			
	4. 护理目标	了解			
	5. 护理措施	掌握			
	(六) 更年期综合征患者的护理	了解			
	实践 5:老年内分泌系统及代谢性常见疾病患者的护理	熟练掌握			
十四、老年神经系统常见疾病患者的护理	(一) 老年人神经系统的生理变化	了解	理论讲授	2	
	(二) 老年急性脑血管病患者的护理		多媒体演示		
	1. 疾病概要	熟悉	角色扮演		
	2. 护理评估	熟悉	临床见习		
	3. 护理诊断	了解			
	4. 护理目标	了解			
	5. 护理措施	掌握			

续表

单元	教学内容	教学要求	教学活动参考	参考学时 理论	参考学时 实践
	（三）帕金森病患者的护理				
	1. 疾病概要	熟悉			
	2. 护理评估	熟悉			
	3. 护理诊断	了解			
	4. 护理目标	了解			
	5. 护理措施	掌握			
	（四）老年性痴呆患者的护理				
	1. 疾病概要	熟悉			
	2. 护理评估	熟悉			
	3. 护理诊断	了解			
	4. 护理目标	了解			
	5. 护理措施	掌握			
十五、老年运动系统常见疾病患者的护理	（一）老年人运动系统的生理变化	了解	理论讲授	2	
	（二）老年性骨关节炎患者的护理		多媒体演示		
	1. 疾病概要	熟悉	角色扮演		
	2. 护理评估	熟悉	临床见习		
	3. 护理诊断	了解			
	4. 护理目标	了解			
	5. 护理措施	掌握			
	（三）老年骨质疏松症和老年骨折患者的护理				
	1. 疾病概要	熟悉			
	2. 护理评估	熟悉			
	3. 护理诊断	了解			
	4. 护理目标	了解			
	5. 护理措施	掌握			
十六、老年人的临终关怀与护理	（一）老年人的临终关怀		理论讲授	2	
	1. 临终关怀的历史与发展	了解	多媒体演示		
	2. 临终关怀的概念及特征	了解			
	3. 临终关怀的观念	了解			
	4. 临终关怀的原则	了解			
	5. 临终关怀的组织形式	了解			
	6. 临终关怀护士的职责	熟悉			

续表

单元	教学内容	教学要求	教学活动参考	参考学时 理论	参考学时 实践
	(二) 老年人的死亡教育				
	1. 老年人对待死亡的心理类型	了解			
	2. 老年人的死亡教育	了解			
	(三) 老年人的临终护理				
	1. 临终老年人的心理变化和护理	了解			
	2. 临终老年人的生理变化和护理	了解			
	3. 居丧照护与护理	了解			

五、大纲说明

(一) 本教学大纲供五年一贯制高职高专护理学专业教学使用。课程总学时为48学时,其中理论教学36学时,实践教学10学时,机动2学时。

(二) 理论授课的教学要求分为掌握、熟悉、了解三个层次。"掌握"是指学生对所学的知识能熟练运用,能综合分析和解决老年护理工作的实际问题;"熟悉"是指学生对所学的知识有比较清楚的认识,能基本掌握;"了解"是指学生对学过的知识点有一定认识和理解。实践教学要求分为学会和熟练掌握两个层次。"学会"是指能基本完成操作过程,会应用所学技能;"熟练掌握"是指学生能独立、正确、规范地完成所学的技能操作,并能熟练应用。

(三) 加强实践性教学。实践教学是教学过程中不可或缺的重要组成部分,它与理论教学相辅相成。本教材有些内容可根据学校具体情况,采用家庭访视,参观养老机构、社区调查、临床见习、案例分析等形式完成大纲要求。教材后附有"实践指导",供使用者参考,其内容和时间安排可根据具体情况而定。实践教学应充分调动学生的学习主动性积极性,培养学生的动手能力和解决问题的能力。

(四) 教学建议

1. 课堂理论教学应注意理论联系实际,积极采用现代化教学手段,多组织学生开展必要的教学讨论,以启迪学生的思维,加深对教学内容的理解和掌握。

2. 教学评价是检验教学目标达成度的重要环节,可采用观察操作、提问、考核、护理对象及其家属评价等多种方式综合评价。

中英文名词对照索引

参考文献

1. 夏晓萍.老年护理学.北京:人民卫生出版社,2004.
2. 化前珍.老年护理学.第2版.北京:人民卫生出版社,2008.
3. 范荣兰,何利.老年护理学.西安:第四军医大学出版社,2010.
4. 李源.老年病学.西安:第四军医大学出版社,2008.
5. 朱梅初,薛萍.老年病学.第2版.北京:科学出版社,2008.
6. 杨明武.老年医学.第2版.北京:科学出版社,2008.
7. 卢省花.老年护理.北京:人民卫生出版社,2006.
8. 张小燕.老年护理.第2版.北京:人民卫生出版社,2008.
9. 孙建平.老年护理.第2版.北京:人民卫生出版社,2006.
10. 黄雪英,谢万兰.老年护理学.西安:第四军医大学出版社,2007.
11. 李法琦,司良毅.老年医学.北京:科学出版社,2008.
12. 成蓓,曾尔亢.老年病学.北京:科学出版社,2009.
13. 黄金.老年护理学.第2版.北京:高等教育出版社,2009.
14. 邹继华.老年护理.第2版.北京:高等教育出版社,2009.
15. 史宝欣.老人关怀与家庭护理.重庆:重庆出版社,2009.
16. 陈长香,余昌妹.老年护理学.北京:清华大学出版社,2006.
17. 张蕴,杜卫京.老年护理学.北京:清华大学出版社,2007.
18. 殷磊.老年护理学.北京:人民卫生出版社,2000.
19. 王海霞.老年护理学.上海:同济大学出版社,2008.
20. 孙宏玉.护理伦理学.北京:北京大学医学出版社,2008.
21. 史宝欣.生命的尊严与临终护理.重庆:重庆出版社,2007.
22. 李义庭.临终关怀学.北京:中国科学技术出版社,2000.
23. 施永兴.安宁护理与缓和医学.上海:上海科学普及出版社,2002.
24. 孟宪武.优逝.杭州:浙江大学出版社,2005.
25. 李建生.老年医学概论.北京:人民卫生出版社,2003.
26. 耿得章.老年医学.北京:人民卫生出版社,2002.
27. 唐风平.老年护理学.北京:人民卫生出版社,2010.
28. 童晓云.老年护理学.郑州:河南科技出版社,2008.
29. 王珍.常见老年病诊治.青岛:青岛出版社,2001.
30. 刘卞生,张思雄.实用临床老年病学.北京:中国医药科技出版社.2001.
31. 王艳梅.老年护理学,北京:人民卫生出版社,2000.
32. 袁爱娣.老年护理.北京:中国科学技术出版社,2010.
33. 唐风平.老年护理学习指导与习题集.北京:人民卫生出版社,2010.
34. 童晓云.老年护理学.合肥:安徽科学技术出版社,2010.
35. 鲁亚平.老年护理学.上海:上海科学技术出版社,2006.
36. 刘东升.临床护理学.郑州:河南科技出版社,2002.